Dr. med. univ. Christopher Po Minar

Der Weg des Meisters

Das Geheimnis des Qigong und der Traditionellen Chinesischen Medizin

»Die Kunst, das Leben mit einem Lächeln zu meistern«

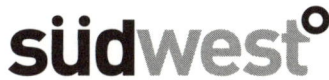

Für Wilma und Günther

Für Love und Philipp

Inhalt

Vorwort

Liebe Leserin, lieber Leser!

Fernöstliche Heil- und Lebenskunst mittels Qigong, Taiji Quan und Traditioneller Chinesischer Medizin (TCM) sind modern. An jeder Ecke sprießen Organisationen und Vereine aus dem Boden, veranstalten Qigong- und Taiji-Quan-Kurse und bieten Ausbildungen zum „Qigong-Lehrer" „Taiji-Lehrer" oder „Fünf-Elemente-Ernährungsberater" an. Ärzte der westlichen Schulmedizin arbeiten Hand in Hand mit Ärzten der Traditionellen Chinesischen Medizin, Patienten nehmen Ginseng statt Aspirin, üben Qigong und Taiji Quan statt Gymnastik und Physiotherapie.

Doch obwohl es nun eine Vielzahl an „Ausbildungen" gibt, finden sich nur wenige Lehrbücher. Was es hauptsächlich gibt, sind „Schnupperbücher" und „Qigong in fünf Minuten". Was noch fehlt, sind breitere, umfassendere Werke des Qigong, des Taiji Quans. „Der Weg des Meisters" soll ein bescheidener Versuch sein, diese Lücke zu füllen.

So eine Arbeit wird eigentlich nie fertig, man muss sie für fertig erklären, wenn man nach Zeit und Umständen das Möglichste getan hat. *Goethe*

„Der Weg des Meisters" weist in die Richtung, die in der Tat unergründliche Weite und Tiefe der traditionellen chinesischen Heil- und Lebenskunst, sowie die Lebenspflege mittels Qigong und Traditioneller Chinesischer Medizin zu erforschen und darzustellen.

„Der Weg des Meisters" ist allerdings nicht nur ein Buch über Qigong und chinesische Medizin, sondern auch ein Werk über Ernährungslehre und Feng Shui, Kultur und Philosophie, Spiritualität und moderne Wissenschaft. Es ist ein Buch über das Leben. Es ein Buch über die Kunst, das Leben mit einem Lächeln zu meistern, indem wir uns der Kräfte des Universums bewusst werden und diese für unsere Gesundheit und unser Wohlbefinden nützen.

Mein Ziel war es, die Lebenspflege mittels Qigong als Teilbereich der traditionellen chinesischen Medizin und Kultur für jeden verständlich zu machen und hierbei nicht nur zu informieren, sondern auch zu unterhalten und vielleicht sogar ein wenig zu inspirieren. Dabei ging es mir weniger um die bloße Darstellung bestimmter Bewegungsabläufe, als viel mehr um das „Wie" der Übungen. Ich wollte vermitteln, was sich hinter den bloßen Choreographien des Qigong verbirgt und welche Verbindungen es zur Traditionellen Chinesischen Medizin gibt.

Der Leser soll vor allem die Grundprinzipien und Hintergründe des Qigong kennen lernen und verstehen. „Der Weg des Meisters" ist somit reich an geheimem Wissen, welches normalerweise nur hinter verschlossenen Türen von Meister zu Schüler persönlich weitergegeben wird. Da für mich Tradition allerdings nicht die Anbetung der Asche, sondern vielmehr die Weitergabe des Feuers ist, habe ich mich bemüht, all diese wertvollen Informationen zu sammeln und so mehrere Jahrtausende an Wissen und Erfahrung zusammenzutragen. Es soll somit der Versuch sein, mit einer Prise Humor und Leichtigkeit Wissen und Fakten mit Geschichten, Weisheiten und Anekdoten zu vereinen.

Der Ursprung dieses Werkes liegt eigentlich in meinen unzähligen Aufzeichnungen und Notizen, die ich im Rahmen meiner Lehrtätigkeit, aber vor allem auch meiner Schülerschaft in der Kunst des Qigong und der Traditionellen Chinesischen Medizin im Laufe der Jahre gesammelt habe. Ursprünglich war dieses Buch primär als Ergänzung zu meinen Kursen gedacht, es war quasi „Das Buch zum Film". Nichts desto trotz habe ich die Zeilen dieses Werkes als Schüler geschrieben, nicht als Lehrer, und schon gar nicht als „Meister".

Sie mögen mir an dieser Stelle bitte verzeihen, wenn ich in diesem Buch auf eine geschlechtsneutrale Form der Ansprache verzichtet habe. Dies soll einzig und allein dem Lesefluss dienen. Dieses Buch ist natürlich gleichermaßen an Leser wie auch Leserinnen gerichtet.

Ich möchte an dieser Stelle all meinen Lehrerinnen und Lehrern für ihre Großzügigkeit, Wissen und Können weiterzugeben, zutiefst danken. Vor allem aber möchte ich ihnen für die Inspiration, die sie mir durch ihre Vorbildwirkung als Menschen gegeben haben, danken. Ihnen allein gebühren die Lorbeeren und der Ruhm, ich persönlich sehe mich nur als Übermittler der „frohen Botschaft". Auch all denen, die Qigong und TCM weiterentwickelt und der Welt und letztendlich auch mir zugänglich gemacht haben, möchte ich meinen vollen Respekt aussprechen.

Unendlicher Dank gebührt meinen Eltern. Sie haben mich durch all die Jahre auf meinem Weg stets unterstützt, und ohne sie wäre all dies nicht möglich gewesen. Meinem Vater verdanke ich die gelungenen Fotos in diesem Buch, meiner Mutter die Tatsache, dass ich nach all den Jahren noch immer mit köstlichem Essen von ihr versorgt werde.

Ebenso viel Dank gebührt meiner wunderbaren Frau und meinem Sohn, die mich in den letzten Jahren immer unterstützt und an mich geglaubt haben. Danke für Eure Geduld und Euer Verständnis, wenn ich wieder einmal viel zu viel Zeit vor dem Computer, im Training oder in der Arbeit verbracht habe.

Zu guter Letzt danke ich auch dem Verlag und vor allem Ihnen, dem Leser, dass Sie mir die Möglichkeit geben, meiner Begeisterung und Leidenschaft für diese Kunst Ausdruck zu verleihen und an Sie weitergeben zu dürfen.

Ich wünsche Ihnen viel Erfolg und vor allem Vergnügen beim Erlernen dieser so faszinierenden Lebenskunst und hoffe, Ihnen mit diesem Werk ein klein wenig Freude bereiten zu können.

Dr. Christopher Po Minar

Der Mythos
Der Meister

Seit Jahrtausenden gibt es unzählige Geschichten, Erzählungen und Anekdoten über Meister dieser Welt, über Menschen verschiedenster Abstammung, Herkunft und Kultur. Doch, was ist ihnen gemeinsam? Was macht einen Meister zum Meister? Welche Eigenschaften und welches Wissen besitzt ein Meister?

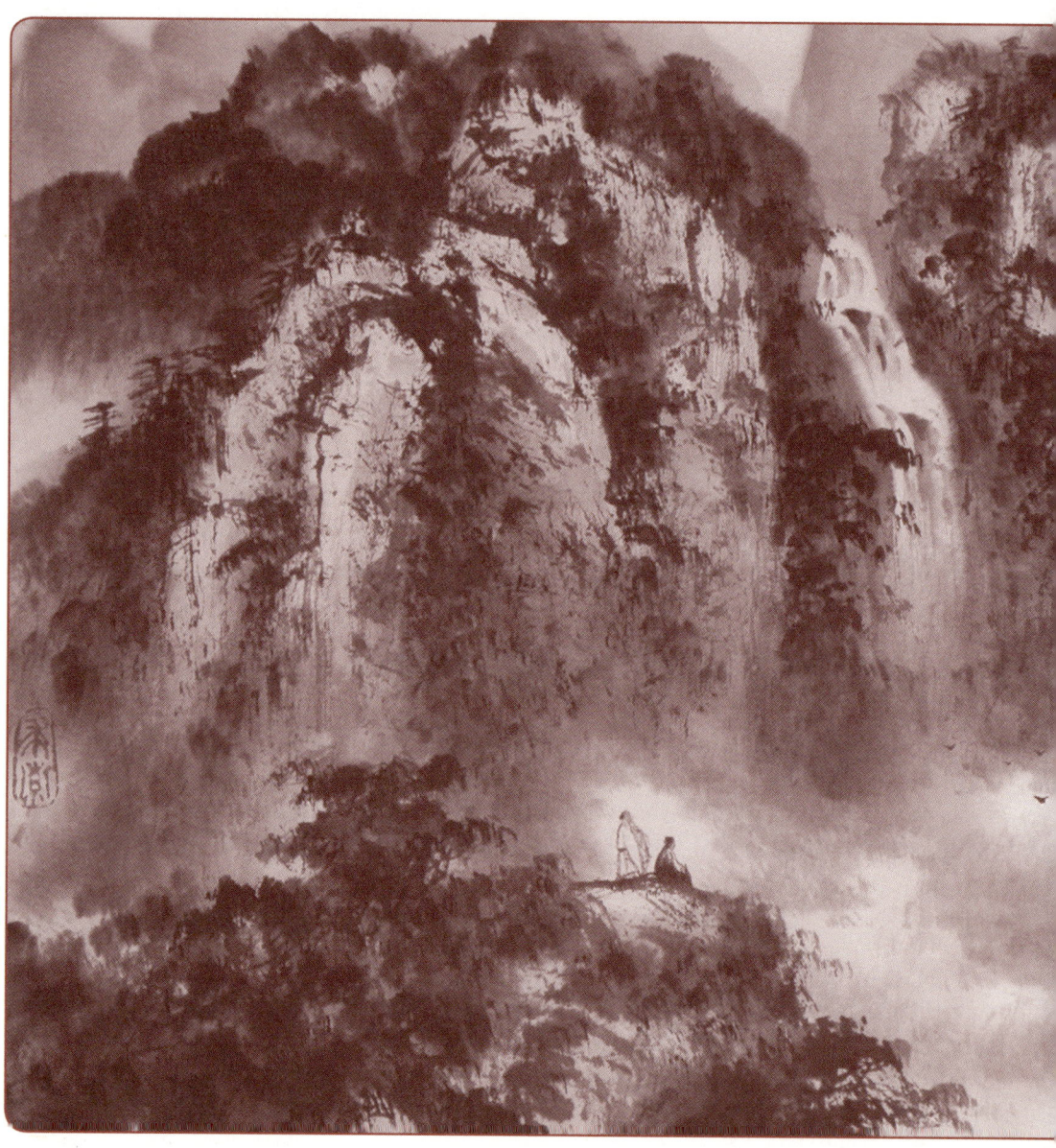

Ein Meister weiß den Wert von Gesundheit zu schätzen. Deswegen hegt und pflegt er Körper und Geist wie ein gewissenhafter Gärtner seinen Garten, denn sie sind ihm Transportmittel und Fenster in und zu dieser Welt. Er weiß über die Natur der Dinge, und er weiß vor allem, wie er sich die Energie des Himmels und der Erde zunutze machen kann. Er weiß über die Kraft der Nahrung, der Umgebung, aber vor allem auch des Körpers und des Geistes.

Vor allem aber hat der wahre Meister Gewissheit über eines: Die Kraft des Qi. Er weiß über jene alles durchdringende Macht, die unser Universum beherrscht und ohne die kein Leben möglich wäre. Und nicht nur weiß er über die Existenz und die Eigenschaften dieser universellen Kraft, er nutzt sie auch. Er nutzt sie zu seinen Gunsten und der seiner Mitmenschen. Hierzu kennt er eine Vielzahl an Möglichkeiten und Methoden.

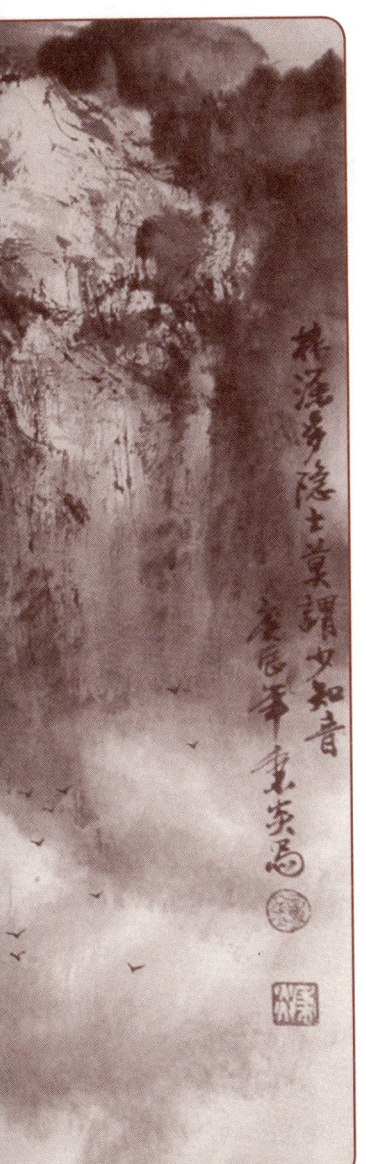

Eine davon ist das Qigong, das „Üben mit Lebensenergie". Aber auch die Ernährungslehre nach den Fünf Elementen und das traditionelle chinesische Feng Shui sind Teil seines Repertoires. Er bedient sich letztendlich einer Vielzahl an Methoden, um die Kraft des Qi zu nutzen. Die Traditionelle Chinesische Medizin liefert dem Meister eine hervorragende Grundlage für dieses Unterfangen.

Natürlich weiß der Meister auch von der Vergänglichkeit der Dinge und dass nichts von dauerhaftem Bestand ist. Trotzdem ist er voller Freude und Fröhlichkeit. Er überlässt anderen den Ruhm und ist zufrieden mit dem, was er besitzt. Er lässt die Dinge ihren natürlichen Verlauf nehmen und erfreut sich an den kleinen Annehmlichkeiten des Lebens. Er lebt in Harmonie mit dem Dao.

Und auch wenn er weiß, dass andere Kulturen ebenso gute Methoden kennen, sich die Macht und Weisheit des Universums zu nutze zu machen, so geht er doch den für ihn vorbestimmten Weg. In unserem Fall ist dies der fernöstliche, chinesische. Auf diesem Weg wollen wir ihn begleiten.

Und weil es mindestens genauso viele Meister des weiblichen Geschlechtes gibt, ist dies auch die Geschichte über: Den Weg der Meisterin.

1. Ein Vergleich

„Traditionelle Chinesische Medizin" versus „Westliche Schulmedizin"

Schon bei meinem ersten Studienaufenthalt in China war ich einem alten, graubärtigen Professor zugeteilt, den ich auf Schritt und Tritt verfolgte und natürlich in jugendlicher Neugier mit Fragen löcherte:„Was macht die Traditionelle Chinesische Medizin bei…? Wie behandelt die Traditionelle Chinesische Medizin…? Wie ist die Traditionelle Chinesische Therapie von…?" Eines Tages, sichtlich durch meine Fragen ermüdet, konterte er mit einem Gegenangriff:„Was macht denn die traditionelle westliche Medizin bei…? Und wie behandelt die traditionelle westliche Medizin…?"

> „Gesundheit ist nicht alles, aber ohne Gesundheit ist alles nichts."
> *Schopenhauer*

In diesem Augenblick wurde mir bewusst, dass es in China gar keine „Traditionelle Chinesische Medizin" gab. Was es gab, war „Chinesische Medizin". Den Begriff „Traditionell" hatten eigentlich nur wir Westler eingeführt, ganz so als ob es nur in China eine Tradition gebe und bei uns nicht. Auch der Begriff „Westliche Schulmedizin" scheint für mein Verständnis etwas verwirrend. Gehen chinesische Ärzte denn etwa nicht zur Schule? Natürlich tun sie das, und zwar mindestens fünf Jahre lang bevor sie das Studium der Chinesischen Medizin abschließen können, ganz zu schweigen von den Jahren an Training, die dem Studium folgen.

Dieses Kapitel könnte also genauso „Chinesische Schulmedizin versus Traditionelle Westliche Medizin" heißen. Nichts desto trotz blickt die chinesische Medizin auf etwa 3000 Jahre an Erfahrung zurück, das älteste medizinische Buch dürfte in etwa 2000 Jahre alt sein.

Aus praktikablen Gründen habe ich dennoch in diesem Buch immer wieder die geläufige Abkürzung „TCM" für „Traditionelle Chinesische Medizin" verwendet.

Was ist Gesundheit?

Zu Beginn möchte ich mich ein wenig dem Begriff der „Gesundheit " widmen. Laut WHO (World Health Organisation) umfasst Gesundheit nicht nur die Abwesenheit von Krankheit, sondern auch das körperliche, geistige und seelische Wohlbefinden.

In der fernöstlichen Version, hier am Beispiel der ayurvedischen Medizin, klingt dies in etwa so: „Ein Mensch ist gesund, dessen Physiologie (Doshas), Stoffwechsel (Agni), Gewebe (Dhatus) und Ausscheidung (Malas) im Gleichgewicht sind und dessen Seele (Atma), Sinne und Geist sich dauerhaft im Zustand inneren Glücks befinden" (Sushrut Samtita).

Dies trifft zwar in Grundzügen sowohl im Westen als auch im Osten zu, dennoch gibt es einige wesentliche Unterschiede, was die weitere Beschreibung von „Gesundheit" betrifft. Beginnen möchte ich im Westen.

Die westliche Vorstellung

Selbst Arzt von Beruf, wird mir jeden Tag aufs Neue vor Augen geführt, wie selbstverständlich Gesundheit für uns ist. Wenn wir krank sind, gehen wir zum Arzt. Der Arzt macht dann in gar göttlichem Stile alles wieder gut, die Krankenschwester assistiert als Engel. Folglich ist man wieder gesund, bis man erneut „aus heiterem Himmel vom Blitz getroffen wird" und erkrankt. Also wieder zur Reparatur zum Arzt…

Folglich wird bei uns Gesundheit als etwas gesehen, auf das wir selbst kaum bis gar keinen Einfluss haben, wenn wir nicht selbst Arzt von Beruf sind (was ich ja für den größten Irrtum überhaupt halte, da ich noch nie eine „kränkere" Berufsgruppe kennen gelernt habe als Ärzte). Und, was noch viel schlimmer ist, wir schieben jegliche Verantwortung zur Gesunderhaltung ab, zum Hausarzt, zu unserem Gesundheitssystem, zur Krankenkasse. Als ob Gesundheit etwas mit Glück oder Pech zu tun hätte und primär eine Angelegenheit zwischen unserem Arzt und unserer Versicherung wäre.

Leider erkennen wir in der heutigen Zeit den Wert von Gesundheit meist erst dann, wenn wir krank werden. Die lange ersehnte Weltreise wird somit erst dann angetreten, wenn die „unheilbare" Erkrankung bereits diagnostiziert wurde. Auch aus gesellschaftlicher Sicht, so scheint es zumindest, hat man heutzutage erst dann das Recht, das Leben zu genießen, wenn man todkrank ist. Offensichtlich brauchen wir manchmal den nahenden Tod, der uns wieder daran erinnert, dass wir noch am Leben sind.

> Eine alte chinesische Bauernregel besagt: „Wenn man gesund ist, kann man hart arbeiten, wenn man hart arbeiten kann, kann man viel ernten, wenn man viel ernten kann, kann man gut essen, wenn man gut essen kann, dann ist man gesund."

Die östliche Sichtweise

Im Osten (und hier meine ich immer die so genannten „traditionellen Medizinsysteme") sieht das Bild von Gesundheit schon ganz anders aus.

Man könnte es vielleicht mit einem Ball, der auf einem Hügel liegt, vergleichen. Wenn sich dieser Ball in der Mitte, sprich am Gipfel des Hügels befindet, würde dies „Gesundheit" entsprechen. Sobald wir aber beginnen „ungesund" zu leben, wird sich dieser Ball mit der Zeit nach rechts oder links bewegen. Wir kommen aus dem Gleichgewicht. Irgendwann wird dieser Ball zu rollen beginnen, schneller werden, schließlich ganz unten ankommen und wir schwer krank sein. Und einmal unten angekommen, braucht es unendlich viel Energie, diesen Ball wieder den ganzen Hügel hinaufzurollen, wenn es vielleicht sogar schon fast unmöglich ist. Auch ist es sehr schwer, einen Ball, der bereits ins Rollen gekommen ist, aufzuhalten.

Daraus folgt, dass es am Einfachsten ist, wenn wir gleich am Gipfel bleiben und uns rechtzeitig darum kümmern, nicht zu weit nach rechts oder links abzuweichen.

Gesundheitspflege statt „Reparaturmedizin"

Aus diesem Vergleich wird ersichtlich, dass für Gesundheit eine gewisse Eigenverantwortung und tägliche Pflege nötig sind. Hundertprozentige Gesundheit und Balance sind zwar anzustreben, bleiben allerdings leider nur Illusion. Was wir tun können ist, uns von Zeit zu Zeit wieder in Richtung Balance zu bewegen. Leider haben wir diese Fähigkeit im Laufe unseres Lebens sehr oft schon verloren, sodass wir sie erst wieder neu erlernen müssen. Die chinesische Medizin an sich ist somit weniger Reparaturmedizin als vielmehr Lebensstilbehandlung, der „chinesische" Patient weniger Behandelter als vielmehr Handelnder. Gerade in einer Zeit, in der häufig über Altersvorsorge und Rentenversicherung gesprochen wird, sollte man nicht vergessen, auch seine gesundheitliche Existenz abzusichern.

Ein guter Arzt ist der Krankheit immer einen Schritt voraus.

Die chinesische Medizin versucht daher schon viel früher zu „agieren", anstatt wie die westliche Medizin abzuwarten und dann zu „reagieren". Eine Krankheit erst dann zu behandeln, wenn sie bereits ausgebrochen ist, gleicht dem Unterfangen, einen Brunnen erst dann zu graben, wenn man bereits am Verdursten ist. In China wurden die Ärzte früher solange bezahlt, wie man gesund war. Wenn man krank wurde, hatte der Arzt versagt. Es gab sogar Ärzte, die sich weigerten, den Kaiser zu behandeln, als er krank wurde, denn da war es ja schon zu spät, er hätte schlicht und einfach früher auf sich achten müssen. Ich möchte hier natürlich nicht darauf eingehen, was mit diesen Ärzten in weiterer Folge wohl geschah.

Während also die westliche Medizin ihr Hauptaugenmerk auf die Erkrankung legt, so steht in der chinesischen Medizin die Gesundheit im Mittelpunkt. Auch ist es in China die nobelste Pflicht eines Arztes, selber gesund zu bleiben. Wie kann man als Arzt denn Patienten behandeln, wenn man selber krank ist? Wenn ich als Arzt mit fünfzig Jahren einem Herzinfarkt zu Opfer falle, werden alle meine Patienten zu „Waisenkindern". Gerade dieser Punkt ist bei uns im Westen völlig unbekannt.
Gesundheit bedeutet also im Gleichgewicht sein. Dies kann allerdings in einer Gesellschaft, in der man sich mittels Wecker täglich aus dem Schlaf reißen lassen muss, um dann im Winter in völliger Dunkelheit zur Arbeit zu gehen, um dann wieder in völliger Dunkelheit abends nach Hause zu kommen, manchmal etwas schwierig sein.

Gerade Ärzte, die glauben, es sei heldenhaft, wenn sie 48 Stunden und länger ohne Pause durcharbeiten, haben eigentlich überhaupt keine Ahnung von Gesundheit. Allein in Deutschland leiden 20 % der Ärzte an einem Burnout-Syndrom, 78 % sind resignativ oder unzufrieden, 33 % würden einen anderen Beruf ergreifen, wenn sie noch einmal die Möglichkeit hätten

Starkes Ich – starke Immunabwehr

Da Vieles leider nicht änderbar ist, brauchen wir allzu oft Süßigkeiten, Zigaretten, Alkohol oder Antidepressiva, um zumindest ein künstliches Gleichgewicht wieder herzustellen. Dadurch werden wir von äußeren Umständen abhängig. Je näher wir aber (wodurch auch immer) dem eigenen, echten Gleichgewicht kommen, desto schneller verlassen uns diese Hilfsmittel und „Krücken" von selbst. Warum beginnen so viele Teenager in der Pubertät zu rauchen? Weil sie unsicher sind, weil ihnen ein Gefühl der Ichhaftigkeit fehlt. Rauchen, wie so viele andere Suchtmittel auch, stabilisiert kurzfristig unser Ich, um natürlich nach kürzester Zeit wieder zu kollabieren. Und dass eine starke Identität die Voraussetzung für ein starkes Immunsystem darstellt, bezweifeln heutzutage auch nur mehr die wenigsten.

Zweifellos fühlen sich die Menschen heutzutage trotz immer besser werdender medizinischer Versorgung kränker als eh und je. Wo liegt also die Lösung des Problems?

Schlaue Worte und weise Ratschläge sind wie immer schön und gut, was jedoch fehlt ist eine Methode. Um krank zu werden, gibt es so viele wunderbare Dinge, die wir tun können, um gesund zu bleiben leider nur wenige. Wie praktisch wäre es, wenn wir also eine einfache Möglichkeit hätten, unser Gleichgewicht wieder zu finden, unsere Ichhaftigkeit wieder zu spüren, ohne an ihr festhalten zu müssen. Qigong ist eine.

> Wer keine Zeit hat, sich um seine Gesundheit zu kümmern, wird sich später Zeit nehmen müssen, krank zu sein.

Den Kranken behandeln statt die Krankheit

Auch die ewige Suche nach etwas Messbarem steht in der chinesischen Medizin nicht so sehr im Vordergrund. Während die westliche Medizin Krankheit und Mensch oft als zwei voneinander unabhängige Faktoren sieht, gibt es in der TCM keine Krankheit ohne Menschen. Der chinesische Arzt ist somit viel mehr am persönlichen Befinden des Patienten interessiert. Deswegen kann die chinesische Medizin oft schon zu einem viel früheren Zeitpunkt erfolgreich eingesetzt werden, an dem die westliche Medizin noch nicht hilft, sprich der Patient noch „zu gesund" ist, bzw. die Messwerte noch alle im Normbereich sind. Gesundheit definiert sich in der TCM somit nicht nur an Laborwerten, sondern viel mehr daran, wie es dem Patienten eigentlich geht.

> Die drei wichtigsten Grundkonzepte der TCM sind: Yin und Yang, die Fünf Elemente bzw. Wandlungsphasen und die Meridianlehre.

Ich möchte hier nicht die Wichtigkeit von Laboruntersuchungen, bildgebenden Verfahren und anderen Errungenschaften der modernen Medizin abstreiten (man denke hier z. B. an die Früherkennung von Krebserkrankungen usw.), jedoch sollte immer der Mensch therapiert werden und nicht der Laborwert. Da Befund und Befinden bekanntermaßen oft weit auseinender klaffen, sollte auch nicht die Krankheit behandelt werden, sondern der Kranke. Auf der anderen Seite muss hier auch erwähnt sein, dass diese Schwäche der westlichen

Medizin gleichzeitig auch ihre Stärke ist. Es können hier wiederum jene Krankheiten behandelt werden, die anfangs noch keine Symptome zeigen.

Der Mensch als Mikrokosmos

Wer sich erstmals etwas näher mit der chinesischen Medizin beschäftigt, wird sehr bald merken, dass sich Anatomie, Physiologie, Pathologie und natürlich auch Pharmakologie doch sehr von den uns gewohnten, westlichen Modellen unterscheiden.

Um Missverständnisse gleich von Anfang an zu vermeiden, möchte ich an dieser Stelle von vornherein klar stellen, dass die chinesische Medizin unter einem Organ nicht nur das organische Substrat, sondern viel eher eine Funktion bzw. einen Funktionskreis versteht. Genau genommen stellt das Organ an sich nur eine Ebene eines Funktionskreises dar.

> Unsere Grundkonstitution bestimmt unsere Krankheitsdisposition.

Wenn ein chinesischer Arzt beispielsweise ein Leberproblem feststellt, bedeutet dies noch lange nicht, dass tatsächlich die Leber als anatomisches Organ geschädigt ist. Es kann zwar manchmal sein, dass tatsächlich eine messbare Schädigung des Organs vorliegt, in einem großen Teil der Fälle wird allerdings nichts zu finden sein, da die „chinesische" Leber eigentlich einen viel weiteren Begriff umfasst, als nur unser „Alkoholabbauorgan". Das gleiche gilt beispielsweise auch für den in der TCM häufig verwendeten Begriff der Milz. Diese hat tatsächlich viel eher mit unserer Bauchspeicheldrüse, dem Verdauungsapparat und dem Stoffwechsel, sprich der gesamten Resorptions- und Transformationsfähigkeit des Körpers, als mit unserem westlichen „Blutabbauorgan" zu tun.

Auch das Konzept des Meridiansystems, in dem nach Ansicht der TCM Qi und Blut fließen, entspricht einer energetischen, funktionellen Anatomie. Meridiane stellen eigentlich ein Netzwerk von Blutgefäßen, Lymphgefäßen, Nervensträngen, Muskelketten, Bindegewebe und Hautzonen dar, die zur Versorgung von gewissen Körperteilen dienen und als Spiegel der Organfunktionen eine Projektion des Körperinneren nach Außen darstellen. Sie verbinden die Organe und deren Funktionskreise miteinander. Neben dem Modell der Funktionskreise steht in der TCM vor allem auch das Fließen der „Humores", also der Flüssigkeiten im Vordergrund. Hierbei wird der Fluss von Qi, Blut und Körperflüssigkeiten beurteilt. TCM ist somit auch eine „Humor- (und vielleicht auch -volle) Medizin". Auch die Tibetische Medizin kennt das Konzept der „Drei Säfte": rLung (Wind), Tripa (Galle), und Badken (Schleim).

> Wer das Wetter beurteilen möchte, sollte nicht nur den einzelnen Regentropfen analysieren.

Auch beschreibt die Physiologie der TCM eigentlich nicht nur den „Hier-und-Jetzt-Zustand" des menschlichen Körpers, sondern auch den Zustand des Körpers während der embryonalen bzw. auch urgeschichtlichen Entwicklung. Deswegen ist es beispielsweise mit Hilfe der Akupunktur möglich, den Körper auf seiner urältesten, ich möchte schon fast sagen „primitivsten" Ebene zu beeinflussen.

Ganz allgemein sieht die Traditionelle Chinesische Medizin den Menschen als einen Mikrokosmos, der nach genau denselben Regeln wie der Makrokosmos, sprich das Universum, funktioniert.

Die philosophische Basis

Auch wenn sowohl westliches wie auch chinesisches Medizinsystem eine Physiologie, Pathologie, Diagnostik, Therapie und Prophylaxe beinhalten, so besitzt nur die TCM auch eine breite Basis an Philosophie. Die Tatsache, dass die TCM so eng mit der chinesischen Philosophie verknüpft ist, stellt gleichzeitig Stärke wie auch Schwäche dieses Systems dar. Da die TCM es liebt, Analogien herzustellen, sind die Konzepte von Yin und Yang, sowie der fünf Elemente Holz, Feuer, Erde, Metall und Wasser allgegenwärtig.

Wer sich intensiver mit der Traditionellen Chinesischen Medizin beschäftigt wird bald merken, dass auch sie kein in sich geschlossenes, perfektes Gebäude ist. Vielmehr ist sie eine breite Sammlung an über Jahrhunderte gesammelten Erfahrungen, die nachträglich in einem Theoriekonzept zusammengetragen worden sind. Deshalb finden wir auch hier verschiedene Lehrmeinungen, Stile und scheinbare Widersprüche. Aber, wie Platon bereits formulierte: „Die Welt ist ohne Widersprüche nicht zu verstehen… Das Ziel der Philosophie ist die Weisheit… Die Weisheit ist die Einsicht in die Grenzen des Wissens."
Die Wahrheit ist somit immer vom Kontext abhängig. Die chinesische Medizin ist nicht nur Wissenschaft, sondern immer auch Kunst. Erfolg und Misserfolg hängen hier also noch viel mehr vom Können des Arztes oder Therapeuten ab.

Die westliche „Bumerang-Medizin"

Eine Schwäche der westlichen Medizin liegt meiner Meinung auch darin, dass sie viel zu selten nach dem „Warum?" fragt. Auch wenn wir mittlerweile Krankheitsmechanismen bis in molekulare Ebenen beschreiben können, stellt sich trotzdem immer noch die Frage des „Warum". Warum hat der eine Mensch diese und jene Erkrankung und sein Nachbar nicht? Durch die Besessenheit, jedes Detail wissenschaftlich analysieren zu müssen, vergessen wir leider viel zu oft das Gesamtbild. Wir kappen zwar mit hochtechnischer Apparatemedizin die Spitze des Eisberges weg, denken aber nicht an den riesigen Teil unter der Wasseroberfläche. Dies ist ein Grund, warum viele akute Krankheiten sich letztendlich zu chronischen verwandeln.
Ich nenne dies „Bumerang-Medizin". Der Arzt verschafft dem Patienten genügend Besserung, um wieder hinaus in die freie Luft „fliegen" zu können, dadurch, dass aber nur zu oft die eigentliche Ursache außer Acht gelassen wurde, fliegt der Patient wie ein Bumerang immer wieder zurück in die Hände des „Gottes in Weiß". Und das kostet natürlich! Wenn

ich mir vorstelle, wie viele Milliarden an Euro in die Entwicklung eines neuen Chemothera-
peutikums für die Behandlung von Lungenkrebs investiert wird, um dann nach jahrelanger
Forschung eine um 0,5 % bessere Heilungsquote zu erreichen, wundere ich mich, warum
man sich nicht viel mehr auf folgende ganz einfache und zu über 90 % erfolgreiche Therapieform konzentriert: Nicht Rauchen!

Ich möchte mit diesem Beispiel keinem Raucher zu nahe treten, es soll nur verdeutlichen,
dass die beste Therapie nun einmal die Prävention ist. Und genau darin liegt die Stärke
der chinesischen Medizin. Ein Grund hierfür besteht darin, dass die TCM, wie auch viele andere als „komplementäre" oder „alternative" abgestempelte Heilmethoden das Modell der
Grundkonstitution kennt und anwendet. Dies erklärt, warum gerade der eine diese Erkrankung bekommt und der andere, der scheinbar genauso lebt, nicht. Tatsächlich leiden wir
meist immer wieder an denselben Beschwerden, wir erkranken ja nicht einfach nach dem
Zufallsprinzip einmal so und einmal so. Im Gegenteil! Der Mensch ist den eigenen Problemen und Erkrankungen meist sehr treu.

Ganz allgemein liegt die Stärke der TCM also darin, funktionelle, reversible Ungleichge-
wichte von gestörten (und nicht zerstörten) Körperteilen zu behandeln. Sie kann somit die
Funktion der Organe regulieren, und zwar noch lange, bevor messbare Veränderungen auftreten.

Da kein Mensch dem anderen gleicht, kann individuell auf jeden Patienten eingegangen
werden. Das Kopfweh des einen wird in der chinesischen Medizin anders behandelt als das
Kopfweh des anderen. Die Therapie wird somit immer individuell dem Menschen angepasst, denn was für den einen gesund ist, kann für den anderen schon sehr schädigend sein.
Daraus folgt: Gesundheit ist individuell.

Während fast alle komplementäre Medizinsysteme die individuelle Einzigartigkeit aner-
kennen, isoliert, analysiert, reduziert und abstrahiert die westliche Medizin. Noch dazu tut
sie dies meist unter artifiziellen Standardbedingungen, die mit dem echten Leben oft nur
mehr sehr wenig zu tun haben. Durch diese Überspezialisierung hat sie leider manchmal
den Blick auf die Ganzheit des Menschen verloren.

Auch scheint sie sich so manchmal ein wenig auf der Statistik auszuruhen, falls eine Therapie einmal nicht greifen sollte. Diese sagt uns nämlich, dass statistisch gesehen ein gewisser
Prozentsatz der Bevölkerung schlicht und einfach „Pech" hat. Die in der westlichen Medizin
so häufigen Sätze wie „Damit müssen Sie leider lernen zu leben." Oder „Hierfür gibt es leider keine Therapie" sind in der TCM ethisch verboten. Es wird immer behandelt, auch wenn
die Karten schlecht stehen.

2. Die Grundlagen

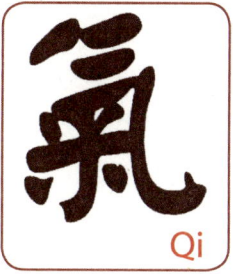

„Der Mensch lebt inmitten von Qi, und Qi erfüllt den Menschen. Angefangen bei Himmel und Erde bis zu den zehntausend Wesen braucht alles das Qi, um zu leben."
Huang Di Nei Jing – Der Klassiker des gelben Kaiser.

„Qi" – eine universelle Kraft

Qi stellt eine universelle Energie dar, die alles durchdringt und verbindet. Qi ist überall und alles ist Qi. Qi existiert in verschiedener Qualität und Quantität beziehungsweise in verschiedener stofflicher Abstufung. Wir finden es sowohl auf einer sehr verfeinerten Ebene, als auch in etwas gröberen Formen. Qi befindet sich somit im Menschen, in der Luft, im Raum, im Essen, in Pflanzen, einfach überall. Es ist der kleinste Bestandteil des Universums und stellt die treibende Kraft für alle Wandlungen und Transformationsprozesse dar. Jegliche Aktivität ist somit eine Manifestation von Qi.

In der chinesischen Version klingt das so:

Qi ist der Träger von Yin und Yang.
Wenn sich das Qi des Himmels und das Qi der Erde verbinden, entsteht der Mensch.
Wenn sich Qi konzentriert, entsteht Form, wenn sich Qi verflüchtigt, zerfällt sie.
Qi ist aber auch Information und daher meist mehr Funktion als Substanz. Man sagt, dass Qi nicht gemessen werden kann, da es nie lange genug still hält.

Interessanterweise besteht das chinesische Zeichen für Qi aus einem unteren Teil, der in seiner Übersetzung soviel wie „Reis" bzw. „Weizen" bedeutet, und einem oberen Teil, dessen Bedeutung „Luft" bzw. „Dampf" ist. Diese piktografische Darstellung bezieht sich auf die zwei Quellen, aus denen wir Qi aufnehmen können: Essen und Atmen.
Hierzu sollte man erwähnen, dass die Luft natürlich Hauptträger des Qis ist. Ein Tag ohne Nahrung kann für manchen von uns schon der Weltuntergang sein, eine Stunde ohne Sauerstoff ist allerdings auch ganz schön anstrengend!
Das alte Wort für Qi bedeutete übrigens soviel wie „kein Feuer" und sollte somit ein Symbol für die Harmonie zwischen den einzelnen Organen sein.

Qi in der Natur

• „San Cai", die drei Kräfte: Traditionell wurde zwischen dem Qi des Himmels („Tian"), des Menschen („Ren") und der Erde („Di") unterschieden.

• Qi aus der Luft, die wir atmen: Wenn Sie sich in einem geschlossenen Raum mit vielen Menschen befinden, werden Sie nach einiger Zeit merken, dass die Luft schlechter bzw. stickiger wird. Dies liegt allerdings weniger am sinkenden Sauerstoffgehalt (der bleibt nämlich fast gleich), sondern am Fehlen von frischem Qi, oder wie der Wissenschafter sagt: Die Luft ist weniger ionisiert.

• Qi aus der Nahrung, die wir essen: Vergleichen Sie einmal den Effekt von „Junkfood" mit frisch gekochtem, „normalem", hochwertigem Essen. Nach dem Burger oder Schnitzel werden Sie sich wahrscheinlich müde fühlen (ein Kollege von mir nennt dies fachmännisch „Fresslähmung"), nach hochwertigem (Qi-reichem) Essen hingegen werden Sie sich fit und energiegeladen fühlen.

• Qi aus anderen Quellen: Glücklicherweise gibt es noch andere Dinge auf dieser Welt, die uns Energie verschaffen: ein schönes Abendessen, ein nettes Gespräch, gute Musik, ein Tanz, und vieles, vieles mehr. Auch wenn wir uns nach solchen „Nettigkeiten des Lebens" tatsächlich oft energiegeladener fühlen, so liegt deren Wirkung hauptsächlich darin, dass sie gestautes Qi im Körper wieder befreien, sodass es uns dann wieder zu Verfügung steht. Oft mangelt es uns gar nicht an Qi, es befindet sich nur nicht am richtigen Ort. Wenn wir unter einer Qi-Stagnation leiden, so staut sich Qi in einem bestimmten Körperteil (meist in der Leber), sodass es für den Rest unseres Körpers nicht mehr zur Verfügung stehen kann. Dies führt dann genau so wie ein einfacher Qi-Mangel zu einem Gefühl der Müdigkeit. Als „Quellen von Qi" gelten aber laut strenger Lehrmeinung nur Luft und Nahrung. Nichtsdestotrotz ist es von großem Vorteil, zu wissen, welche Situationen uns sehr viel Energie rauben, und welche uns Energie verschaffen und natürlich auch dementsprechend zu handeln.

Qi im Körper

Die Aufgaben von Qi im Körper

1. Antrieb und Transport
2. Erwärmung
3. Abwehr
4. Kontrolle
5. Umwandlung
6. Ernährung
7. Qi bewegt Blut.
8. Qi bewegt Flüssigkeiten.
9. Qi bewegt Nahrung.
10. Qi bewegt Wärme.
11. Qi bewegt Schleim.

Qi fließt zum größten Teil in Energiekanälen, so genannten „Meridianen", durch den Körper. Hier werden zwölf reguläre Meridiane („Shi Er Jing") und acht Extrameridiane („Ba Mai")

unterschieden. Der Begriff der Meridiane stammt eigentlich von Jesuiten, die zu Missionars-
zwecken nach China gekommen waren, in China nennt man dieses System „jing luo" „Kanäle und Kollateralen". Dieses Kanalsystem durchdringt nach chinesischer Auffassung den gesamten Körper und versorgt auch die entlegensten Winkel mit Energie. Auf den Meridianen
liegen (Akupunktur-)Punkte, an denen Qi beispielsweise mit Hilfe von Akupunkturnadeln,
aber auch durch Akupressur beeinflusst werden kann. Auch hier bedeutet das chinesische
Wort für Akupunkturpunkt „xue" viel weniger Punkt, als eigentlich „Loch" oder „Zugang".

Meridiane können eigentlich als „Narben der Embryogenese" angesehen werden,
d.h. die Zellen des Lungenmeridians stammen entwicklungsgeschichtlich von
denselben Zellen ab, wie die Lunge selbst. Wenn man nun diese Zellen mit einer Nadel
stimuliert bzw. verletzt, sendet der Körper spezielle Hormone, Immunmodulatoren etc.,
um diese Zellen, und somit auch das zugehörende Organ zu heilen.

Die zwei Haupttypen von Qi im Körper

Vorgeburtliches oder vorhimmlisches Qi – „Xian Tian Qi"

Dieses Qi wird in den Nieren gespeichert und hat seinen Ursprung im so
genannten Jing, unserer „Essenz". Auch hierbei ist natürlich zu erwähnen,
dass die TCM mit dem Begriff „Nieren" viel eher eine funktionelle Einheit von
Nieren und auch Nebennieren, welche ja Produktionsstätte einer Vielzahl an
Hormonen sind, sieht.

Vorgeburtliches Qi ist unsere Grundkonstitution, die uns von unseren Eltern
vererbt wurde. Es entspricht somit (teilweise) unseren Genen, unserer DNA.
Wenn beispielsweise Vater ein „Bär" und Mutter ein „Gorilla" sind, dann wird
das Kind höchstwahrscheinlich keine „Gazelle" sein, sondern zumindest ein
„Löwe", und über Schönheit lässt sich ja bekanntermaßen streiten. Um einen
anderen Vergleich zu wählen: Das vorgeburtliche Qi entspricht der Tankfüllung in unserem
„Lebens"-Auto. Je nach Fahrstil kommen wir mit einer Tankfüllung unterschiedlich weit.
Böse Geister behaupten, das vorgeburtliche Qi bestimme, ob man mit dem robustesten
Volvo oder nur einem gebrechlichen Nissan Micra durchs Leben fährt. Diesem Vergleich
kann der Autor dieses Buches persönlich nicht sehr viel abgewinnen. Eine kleine Nebenbe-
merkung am Rande: Er fährt zurzeit das letztgenannte Auto.

Das heißt aber nicht, dass jemand, der mit einer guten Grundkonstitution auf die Welt
kommt, länger leben wird. Oft ist es gerade umgekehrt, da Menschen mit einer schwä-
cheren Grundkonstitution meist schon in jungen Jahren (zwangsweise) gelernt haben, auf
sich und ihre Gesundheit zu achten und sich die Energien sorgfältig einzuteilen.

Wie sich Qi anfühlt?
Diese Frage ist in
etwa so leicht zu
beantworten, wie:
„Erkläre mir bitte die
Farbe Blau". Hier gibt
es nur eine Antwort:
Üben, Üben, Üben
und vor allem Füh-
len…Oder, wie es
einer meiner Lehrer
zu sagen pflegte:
„Am deutlichsten
fühlen wir Qi dann,
wenn es uns fehlt."

Wenn man über Essenz spricht, ist ein anderes Thema nicht weit. Unser Lieblingsthema mit drei Buchstaben – SEX.

Eine gute Möglichkeit für Männer ihr „jing" so schnell wie möglich loszuwerden, sind zu häufige Ejakulationen. Zu viel Sex? Ja, so etwas soll es angeblich geben…

Dies soll keine Aufforderung zum Zölibat sein, ganz im Gegenteil, eine unterdrückte Sexualität führt oft zu einer schädlichen Stagnation von Qi. Wer sich aber nach der Ejakulation sehr erschöpft und vielleicht am nächsten Tag noch müde fühlt, sollte vielleicht überlegen, ob es nicht zu viel des Guten war.

Frauen hingegen verlieren ihr „jing" eher durch zu viele Geburten in zu kurzer Abfolge, vor allem in späterem Lebensalter, zu einem geringeren Teil auch durch zu starke oder lange Menstruationsblutungen. Wer weiß, dass unsere Zähne dem Wasserelement und somit unserer Essenz zugeordnet sind, wird auch die Volksweisheit, dass „jede Geburt einen Zahn kostet" verstehen.

Diese „reproduktive" Form der Essenz entsteht genau genommen erst in der Pubertät, wenn sich „vorhimmlisches" und „nachhimmlisches" Jing überlappen. Gemeinsam ergeben sie unser Lebenspotenzial. Auf spiritueller Basis entspricht unsere vorgeburtliche Essenz unserem Schicksal, unserem Karma.

Ganz allgemein verbrauchen wir unsere Essenz immer dann am meisten, wenn wir uns in Situationen befinden, in denen wir eigentlich nicht mehr weiter können, in denen die Kraft unseres Körpers an seine Grenzen gestoßen ist, wir jedoch nur aufgrund unserer Willenskraft nicht aufgeben, sondern über unsere Grenzen hinaus weitertun. Wenn ein eiserner Wille (auf Chinesisch „Zhi") uns in einer Sache immer weiter und weiter treibt, und wir ohne Rücksicht auf unsere Gesundheit weiterkämpfen, genau dann können wir uns sicher sein, dass wir an unseren Reserven, unserer Essenz nagen.

Man sagt, das vorhimmlische Qi reiche genau für fünf Tage. Fragen Sie mich bitte nicht, warum ausgerechnet fünf Tage. Tatsache ist allerdings, dass wir auf unserer Reise durchs Leben nicht vergessen sollten, regelmäßig „nachzutanken", und zwar den im Folgenden geschilderten „Treibstoff".

Nachgeburtliches oder nachhimmlisches Qi – „Hou Tian Qi"

Dies ist jenes Qi, welches wir täglich durch Atmen, Essen und Trinken, also durch gesunde Lebensführung zu uns nehmen. Diese Form des Qi sollte genug für die täglichen Bedürfnisse sein, sodass wir nur möglichst wenig von unserem vorgeburtlichen Qi aufbrauchen müssen. Dadurch können wir unser vorgeburtliches Qi für schlechte Zeiten aufheben und müssen nicht „dauernd zur Bank laufen, um Geld vom Sparbuch abzuheben". Deswegen ist es sinnvoll, von Zeit zu Zeit unser „Energiekonto" an nachhimmlischem Qi zu überprüfen. „Verdiene ich soviel, wie ich ausgebe? Oder schreibe ich schon rote Zahlen?" Wie der Buchhalter sagt: Man kann nur soviel ausgeben, wie man auch verdient.

Gerade auf das nachgeburtliche Qi haben wir somit großen Einfluss. Es wird in unserem Energiezentrum im Unterbauch gespeichert, dem so genannten Dan Tian, und wenn nachgeburtliches Qi im Überfluss vorhanden ist, dann kann es in nachgeburtliche Essenz umgewandelt werden. Diese entspricht in etwa dem in der Leber gespeicherten Glykogen. Aber nicht nur. Wissen Sie, was sich die Chinesen noch unter nachgeburtlicher Essenz vorstellen? Körperfett! Genau! Tatsächlich ist es so, dass in verschiedensten Studien immer diejenigen Menschen die höchste Lebenserwartung hatten, die im Laufe ihres Lebens langsam, aber stetig zugenommen haben. L-a-n-g-s-a-m! Weder die ganz Dünnen, noch die ganz Dicken lebten so lange, wie diejenigen, die im Laufe des Lebens ein kleines Bäuchlein kultiviert hatten. Interessanterweise wird ja bei Frauen nach der Menopause das Sexualhormon Östrogen genau hier gebildet. Im Fettgewebe! Dass das Östrogen einer Frau auch sehr eng mit ihrem „Yin", also quasi ihrem Treibstoff für die Fahrt durch das Leben zusammenhängt, ist altbekannt. Und was ist mit den Männern?

Die Unterarten von Qi im Körper

Ganz ähnlich wie es bei den Inuit viele verschiedene Namen für Schnee gibt, so gibt es in der TCM auch einige unterschiedliche Bezeichnungen für Qi.

• Yuan Qi – das Ursprungsqi: Dieses Qi entspringt in unserer Essenz und kann als „Entfachungsfunken" aller Stoffwechselvorgänge im Körper gesehen werden. Es ist sehr eng mit Mingmen (Du 4) verbunden.

• Gu Qi – das Nahrungsqi: Dieses Qi ensteht durch die Verdauung unserer Nahrung durch den Magen und die Transformation der Bestandteile durch die Milz.

• Qing Qi – das klare Qi: Dieses Atemqi entsteht durch die Luft, die wir atmen.

• Zong Qi – das Brustqi: Dieses Qi entsteht durch die Fusion von Luft- und Nahrungsqi. Es ist eng mit dem Akupunkturpunkt Danzhong (Ren 17) verbunden. Einige Lehrer betrachten das Zong Qi als ein angeborenes „Ahnen–Qi", welches eng mit unserer Thymusdrüse und somit auch mit unserem Immunsystem verbunden ist.

• Zhen Qi – das wahre Qi: Dieses Qi entsteht durch weitere Verfeinerung des Zong Qi und teilt sich in die nächsten zwei Arten von Qi:

1. Wei Qi – das Abwehrqi: Dies entspricht einer Art Schutzschicht an der Körperoberfläche, welche uns vor schädlichen Einflüssen schützen soll. Es wird von der Lunge verteilt und entspricht somit einem Teil unseres Immunsystems.

2. Ying Qi – das Nährqi: Dieses Qi zirkuliert in enger Verbindung mit dem Blut und versorgt unsere Organe, eigentlich unseren gesamten Körper.

• Jing Qi – das Meridianqi: Dies ist jenes Qi, das in den Meridianen fließt.

• Zheng Qi – das aufrechte Qi: Dieses Qi entspricht unserer Standhaftigkeit, unserer Kraft, Krankheiten zu trotzen und zu bekämpfen.

• Ben Qi – das Wurzelqi: Diese Form des Qi stellt die Wurzel unseres Körpers dar, den heilen und unzerstörbaren Kern, den jeder in sich trägt. Jeder! Denn genau wie niemand ganz gesund ist, ist vor allem auch niemand ganz krank!

Auch wenn es noch viele weitere Arten von Qi gibt, so bleibt Qi doch immer Qi, egal in welcher Form es sich gerade befindet. Ganz ähnlich wie elektrischer Strom immer elektrischer Strom bleibt, ganz gleich ob er nun durch den Kühlschrank, den Herd oder die Waschmaschine fließt. Zerbrechen Sie sich also bitte nicht den Kopf, mit welchem Qi Sie gerade üben!

Zwei wichtige Grundregeln:

1. Die Vorstellung bewegt das Qi. Das heißt, dass Qi automatisch an den Ort fließt, an dem sich meine Aufmerksamkeit befindet. Aufmerksamkeit zieht Qi an! Während des Qigong-Übens gehen Vorstellung, Atmung und Qi Hand in Hand.

2. Qi bewegt Blut. Dies bedeutet, dass Qi die Durchblutung steigert und somit mehr Sauerstoff und Nährstoffe mit sich bringt. Abfallprodukte und Schlackenstoffe hingegen können vermehrt abgebaut und ausgeschieden werden.

Der Begriff des Qi in anderen Kulturen

Nicht nur die Chinesen kennen den Begriff der Lebensenergie. Vorstellungen von einer heilenden Lebensenergie finden sich in vielen Kulturen, vor allem bei den so genannten „Naturvölkern" wieder. Beispiele reichen von den australischen Aborigines über die Native Americans bis zu den Einwohnern der afrikanischen Kalahariwüste.

Dass der Atem sehr eng mit unserem Energiehaushalt verbunden ist, haben nicht nur die Chinesen erkannt, wenn sie Qi im traditionellen Feng Shui als „Atem des Drachens" bezeichnen. Auch die ursprüngliche Bedeutung des griechischen Wortes „pneuma" ist nicht weit entfernt von der des „Qi". In Hawaii beispielsweise heißen die machtvollsten Heiler „Kahuna Ha" – Meister des Atems.

Natürlich finden sich in zahlreichen anderen Kulturen Qi-Äquivalente.

• Die Japaner beispielsweise arbeiten in ihrer traditionellen „kampo"- (japanisches Wort für „han fa" – „die Methode der Chinesen") Medizin mit demselben Grundkonzept und nennen Qi einfach „Ki".

• Der von Samuel Hahnemann, dem Begründer der Homöopathie, entwickelte Begriff der „dynamis" liegt ebenfalls nicht weit von Qi entfernt.

„Aloha", wörtlich „Liebe" und in Hawaii als respektvoller, herzlicher Gruß verwendet, heißt eigentlich das Treffen „alo" des Lebensatems „ha".

• Ayurveda, die traditionelle Medizin Indiens ist der Traditionellen Chinesischen Medizin in vielen Aspekten ähnlich. „Ayurveda" bedeutet soviel wie „Das Wissen vom Leben", der Begriff des Veda als grundlegende Intelligenz des Lebens entspricht in etwa der chinesischen Vorstellung des Dao. Die transzendentale Meditation der ayurvedischen Tradition als ein vollkommen stiller, in sich geschlossener Zustand ohne Gedanken dient hier zur direkten Erfahrung der transzendentalen „Veda-Ebene" des Bewusstseins. Auch in der indischen Medizin wird klar zwischen zwei Anteilen des Menschen unterschieden: strukturelle Anteile auf der einen Seite und Kräfte auf der anderen.

Nach indischer Tradition fließt die Lebensenergie („prana") durch tausende kleine Energiekanäle („nadis") im Körper. Ein Ziel des Yoga ist es beispielsweise, mehr Lebensenergie durch Atemübungen („pranayama") und körperliche Übungen („asana") anzureichern.

Hatha-Yoga gleicht die Sonnen- („Ha") und Mond- („Tha") Phase der Lebensenergie aus, dadurch sinkt das Feuer, Wasser steigt auf, sodass Geist (Feuer) und Körper (Wasser) vereint werden. Diese Vorstellung ist der chinesischen Vorstellung von Yin und Yang sehr ähnlich. Man geht davon aus, dass Yoga sogar noch älter als Qigong ist. Beide Stile dürften sich jedoch im Laufe ihrer Geschichte gegenseitig beeinflusst haben.

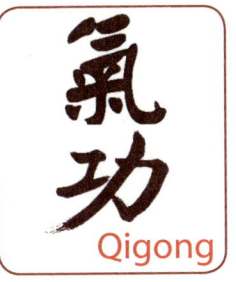

Qigong

Qigong ist die Kunst, die Kraft des Qi für unsere Gesundheit und unser Wohlbefinden zu nutzen.

Qigong ist die Arbeit mit Lebensenergie, oder, differenzierter ausgedrückt: die Fähigkeit, Lebensenergie zu zirkulieren, zu konzentrieren, zu verfeinern, zu speichern und zu kultivieren. „Gong" bedeutet soviel wie „Arbeit", „Training", aber auch „Fähigkeit" oder „Methode". Ja, Sie haben richtig gelesen. A-R-B-E-I-T! Spätestens jetzt sollten Sie sich überlegen, ob Sie sich ganz sicher sind, Qigong erlernen zu wollen…

(Glücklicherweise kann es auch mit „Fähigkeit" übersetzt werden. Somit haben beispielsweise auch Künstler, die ein gewisses Handwerk beherrschen, oder Musiker, die ein Instrument gut spielen können, „gong").

…Sie haben sich also entschieden. Denn wie heißt es so schön: „Ohne Fleiß kein Preis", „Ohne Leid keine Erleuchtung", oder wie die Chiropraktiker sagen: „No pain, no gain". Glücklicherweise gibt es natürlich auch einen Lohn für all die Mühe, und der heißt: „Gong

Fu"! Dies ist wider Erwarten nicht der zweite Name von David Carradine oder Chuck Norris, sondern bedeutet schlicht und einfach „große Fähigkeit durch großen Einsatz".

Genau genommen wird der Begriff „Qigong" erst seit den dreißiger Jahren des zwanzigsten Jahrhunderts verwendet. Davor waren meist folgende zwei Synonyme für Qigong gebräuchlich:

1. „Yangsheng" (das Leben nähren): Qigong ist also auch ein Weg, sein eigenes Leben zu kultivieren, bzw. ist Qigong selbst eine Lebensweise oder Kultur. Genau genommen umfasst der Begriff Yangsheng noch einige andere Aspekte einer gesunden Lebensweise.

2. „Dao Yin" (die Energie führen): Dieser Begriff bezieht sich eher auf die Übungen an sich.

Eine Einteilung der Formen von Qigong

Eine gebräuchliche Einteilung des Qigong ist die folgende:

• „Jing Gong" – Inneres Qigong: Das Yang im Yin suchen. Äußerlich still (Yin), innerlich aber sehr aufmerksam und aktiv (Yang). Im Klartext: Wir bewegen uns zwar äußerlich nicht, unser Geist hingegen lenkt im Inneren das Qi.

• „Dong Gong" – Äußeres Qigong: Das Yin im Yang suchen. Äußerlich sichtbare Bewegungen (Yang), innerlich aber ganz ruhig (Yin). Im Klartext: Wir bewegen uns äußerlich, unser Geist hingegen darf zur Ruhe kommen.

• „Zi Fa Gong" – Spontanes Qigong: Dem Qi folgen. Hierbei gibt es im Gegensatz zum äußeren Qigong keine fix vorgegebene Choreographie, die Bewegungen folgen hierbei spontan dem Qifluss.

Weitere Formen des Qigong

„Wu Gong" – Hartes Qigong

Man denke hier an Shaolinmönche, die Eisenstangen auf ihrem Kopf zerbrechen, oder Speere mit ihrem Hals verbiegen. Hierbei werden meist unter großer Aufmerksamkeit und fließender Atmung gewisse Muskelpartien maximal angespannt, ohne sie allerdings zu bewegen. Dies erzeugt im gewünschten Bereich viel Qi, welches nachher immer mit sanften Bewegungen wieder in Fluss gebracht werden sollte. Allerdings ist hier nicht unbedingt alles Qigong, was spektakulär aussieht. Eisenhemdqigong („Tie Bu shan") und Eisensandhandqigong („Tie Sha Zhang") wären Beispiele für diese nicht ungefährlichen Übungen.

„Yi Jia Gong" – Medizinisches Qigong

Von Medizinischem Qigong spricht man, wenn man gezielt spezielle Funktionen des Körpers mit gewissen Übungen ansprechen kann. Hier gibt es eine Vielzahl von verschiedenen Übungen und Übungssystemen.

Daoistisches Qigong

Im Laufe der Jahrhunderte entstanden zahlreiche daoistische Übungen zur Verlängerung des Lebens und Gesundheitserhaltung, bzw. um in Harmonie mit dem Dao zu leben und im Dao aufzugehen. Die Übungen verwenden meist das Meridiansystem der TCM und sind in sich zentrierter und „geschlossener".

Buddhistisches Qigong

Buddhistische Übungen beziehen sich sehr oft auf einen zentralen vertikalen Kanal (Chong Mai) in der Mitte des Körpers. Die Übungen (und hier vor allem die begleitenden Vorstellungen) sind eher offen gestaltet, d.h. sie ziehen einen weiteren, über die Körpergrenzen hinausgehenden Raum mit ein. Manchmal fließen auch Mantras und Mudras in die Übungspraxis ein. Hauptziel der Übungen ist die Erleuchtung.

Tiefe entsteht durch Ritual und Wiederholung.

Taiji Quan

Taiji Quan gehört zu den so genannten „inneren Kampfkünsten" und ist bei uns auch als Schattenboxen bekannt. „Taiji" heißt soviel wie „ungeteilte/undifferenzierte Einheit/Gesamtheit", „Quan" heißt „Boxen" oder „Faust". Taiji Quan wird eigentlich nicht zum Qigong an sich gezählt, sondern ist viel mehr eine Anwendung von Qi in der Kampfkunst, bei der Qi sehr gut im Körper zirkuliert wird. Taiji Quan beruht auf der dynamischen Regulation und den Prinzipien von Yin und Yang und ist eine Balanceübung, sowohl im statisch-mechanischen, als auch im energetischen Sinne. Diese zu den „inneren Kampfstilen" gezählte Kunst verwendet Weichheit, um Härte zu besiegen, und Schwäche, um Stärke zu besiegen. Die im Qigong so wichtige „Mitte" gibt es im Taiji Quan nicht. Nur im anfänglichen Stehen gibt es im Taiji Quan noch eine Zentrierung. Sobald eine Form beginnt, verlässt man bewusst diese Zentrierung und bewegt sich fortlaufend von Yin zu Yang und wieder weiter zu Yin. Gerade im Taiji müssen die Übungen absolut exakt gelernt und geübt werden. Vor dem Taiji-Quan-Training empfehlen einige Lehrer jedoch, zuerst zumindest die Grundlagen des Qigong zu erlernen.

Der Legende nach soll der daoistische Mönch Zhang Sanfeng das Taiji Quan beim Anblick des Kampfes zwischen einer Schlange und einem Kranich entwickelt haben. Der anderen Legende nach hätte er die Kunst im Traum vom Kaiser selbst geschenkt bekommen. Eine historisch gesichertere Erklärung zur Entstehung des Taiji Quans bietet uns Chen Wangting (1597-1664), ein berühmter General in der neunten Generation der Chen Familie, der die Kampfkunst mit dem Qigong zu Taiji Quan verband.

Passende Übungen gibt es für Jeden

Die Angaben über die Anzahl an Qigongübungen variieren sehr stark. Es dürften wohl schon einige Tausend sein. Auch die Anzahl an verschiedenen Stilen dürfte in die hunderte gehen. Ihre Namen reichen vom Kranich- zum Fünf-Tiere-Qigong, vom Eisenhemd- bis zum Sehnen stärkenden Qigong, vom Samen- bis zum Ovar-Kungfu, ganz abgesehen von unendlich vielen chinesischen Namen, die ich Ihnen noch nicht zumuten möchte.

Hier die gute Nachricht zuerst: Es gibt Übungen für jedes Alter, jede Konstitution und Kondition, sodass wirklich jeder die Möglichkeit hat, Qigong zu trainieren. Da es auch keine übertriebenen Bewegungen im Qigong gibt, bleibt die Verletzungsgefahr wirklich minimal.

Im Vergleich zu Sport ist das Schöne am Qigong, dass man es auch problemlos üben kann, wenn man müde ist. Im schlimmsten Fall schläft man einfach ein, was auch gut ist.

Nun die schlechte Nachricht: Das Üben an sich kann Ihnen leider niemand abnehmen. Nur Sie entscheiden letztendlich, ob Sie sich die Zeit dafür nehmen wollen oder nicht. Damit entscheiden auch nur Sie, ob eine Übung Ihnen hilfreich sein kann oder nicht!

> Jeder Stil und jede Übung hat natürlich einen individuellen therapeutischen Schwerpunkt. Allerdings –, wie schon ein Sprichwort besagt: „Zehntausend Wege, ein Prinzip."

Ein geschichtlicher Überblick

Die Ursprünge des Qigong dürften wohl letztendlich nicht eindeutig erhebbar sein, gehen aber vermutlich bis auf schamanische Tiertänze zurück, die zu bestimmten Anlässen in China zelebriert wurden (ca. 1000 bis 200 v.Chr.). Hier einige Stationen der Entwicklung von Qigong durch die Jahrhunderte:

Etwa 600 v.Chr. gab es das erstes Dokument über „Dao Yin" auf zwei Jadesteinen. Hier die englische Übersetzung von dem Sinologen Joseph Needham:

„When it (the Qi) goes down it becomes quiet. When it becomes quiet it will solidify. When it becomes solidified it will begin to sprout. After it has sprouted it will grow. As it grows, it will be pulled back again (to the upper regions). When it has been pulled back it will reach the crown of the head. Above, it will press against the crown of the head. Below it will press downwards. Whoever follows this will live; whoever acts contrary to it will die."

Auch im Klassiker des „Gelben Kaisers" (die „Bibel" der chinesischen Medizin, ca. 200 v.Chr.) werden die Übungen des „Daoyin" erwähnt.

• Der berühmte chinesische Arzt Hua Tuo entwickelte ca. 200 n.Chr. „Das Spiel der fünf Tiere", eine auch heute noch sehr beliebte Qigongform.

• Im 6. Jahrhundert n.Chr.. kam Bodhidharma (chinesischer Name: Da Mo und Begründer des Chan-Buddhismus in China) als buddhistischer Mönch aus Indien im Shaolin-Tempel in der chinesischen Provinz Henan an. Dort sah er, dass die vor Ort lebenden Mönche schwach und krank waren. Nach einer neunjährigen Meditation in einer Höhle (so sagt man zumindest) lehrte er die dort lebenden Mönche Übungen zur Gesunderhaltung und schrieb zwei Klassiker über das „Muskel und Sehnen transformierende Qigong" („Yi Jin Jing"), sowie das „Knochenmark waschende Qigong" („Xi Sui Jing").

• Im 8. Jahrhundert entwickelte Meister Sun Su Mao die Technik der „Sechs heilenden Laute".

• Zhuang Zi, ein Schüler Lao Zis erwähnt „Daoyin" und erstmals auch den spirituellen Aspekt von Qigong.

Hier die englische Übersetzung aus „The Way of Qigong" von Kenneth Cohen: „May I ask the meaning of ‚fasting the mind'? – „Unify your will. Don´t listen with the ears; listen with the mind. No, don´t listen with the mind, but listen with the qi…This ‚qi' is an emptiness which is receptive to all things. The Dao (Way) is understood through emptiness. Emptiness is the fasting of the mind."

• Auch im „Daoist Canon" (ca. 1145 n.Chr.) sind sehr viele traditionelle Texte über Dao Yin zu finden.

• Die ältesten Bilder („Dao Yin Tu": Vier Reihen zu jeweils elf Figuren auf einem Stück Seide) wurden 1973 von Archäologen bei der Aushebung des Grabes von König Ma (ca. 168 v.Chr.) gefunden.

• Auch wenn es kaum zu glauben ist, Qigong war während der „kulturellen Revolution" (1966 – 1976) in China verboten! Selbst die Traditionelle Chinesische Medizin war von 1911 bis 1949 in die Hintergassen Chinas verbannt, als man versuchte nur mehr die westliche Medizin in China zu fördern. Ein Erlass, der die TCM sogar verbieten sollte, scheiterte 1929 am Protest der Ärzte und Patienten.

• Erst 1987 gab es erstmals Qigongunterricht an Schulen Chinas.

Wichtige Begriffe des Qigong

Der „Dan Tian"

Wörtlich heißt Dan Tian „Zinnoberfeld" oder „Elixierfeld". Diese Bezeichnung stammt aus alchimistischen Zeiten, in denen Chinesen nach dem „Kraut des ewigen Lebens" suchten. Im Dan Tian kann Qi sowohl gespeichert, als auch (und deswegen auch der Name) nachgeburtliches Qi in vorgeburtliche Essenz umgewandelt werden. Das Einsammeln und Speichern des Qi im Dan Tian am Ende eines Qigongtrainings ist somit von äußerster Wichtigkeit, da zerstreute Lebensenergie ansonsten im Körper leicht über unsere Hautporen und andere Körperöffnungen entweichen kann.

Unser Dan Tian liegt in der Mitte des Unterbauches und somit auch unseres Körpers, und zwar in allen drei Körperachsen. Es ist dies unser Zentrum, dem wir im Qigong ganz besondere Achtung schenken sollten. Im Taiji Quan beispielsweise entstehen alle Bewegungen im Dan Tian und führen auch wieder dorthin zurück.

Auch sollten wir uns vor Augen halten, dass sich im Unterbauch etwa 110 Millionen Nervenzellen befinden. Dies wird doch kein Zufall sein! Gerade Redewendungen wie „Entscheidungen aus dem Bauch heraus fällen" oder „auf sein Bauchgefühl vertrauen" verraten schon viel über die Wichtigkeit unseres Körperzentrums. Deshalb wird unser Dan Tian auch oft als „vorgeburtliches" Gehirn, unser tatsächliches Gehirn als „nachgeburtliches" Gehirn bezeichnet. Das tatsächliche Gefühl für unser Zentrum müssen wir uns allerdings erst durch ausgiebiges Training erwerben. Da führt leider kein Weg daran vorbei, auch keine Wunschliste für das Christkind.

Das „Himmelstor"

Das „Himmelstor" befindet sich an der höchsten Stelle des Körpers, dem Scheitel des Kopfes. Es entspricht dem Akupunkturpunkt „Baihui" (Du 20) und liegt an der Kreuzung der Verbindungslinie der beiden Ohrspitzen mit der Mittellinie.

Es stellt unsere Verbindung zum Himmel dar und wird im Qigong dazu benützt, um (Yang-) Qi aus dem Himmel aufzunehmen. Das „Himmelstor" sollte eigentlich immer geöffnet sein. Während des Übens hilft es, sich vorzustellen, an einem seidenen Faden am Himmel aufgehängt zu sein.

Das „Erdetor":

Das „Erdetor" befindet sich an der niedrigsten Stelle des Körpers, der Fußsohle. Es entspricht dem Akupunkturpunkt „Yongquan" (Niere 1) und liegt zwischen den beiden Fußballen am Übergang des vorderen zum mittleren Drittels der Fußsohle.

Es stellt unsere Verbindung zur Erde dar und wird im Qigong dazu benützt, um (Yin-) Qi aus der Erde aufzunehmen. Auch das Erdetor sollte immer geöffnet sein.

Während des Übens hilft es, sich auf die ganze Fußsohle zu konzentrieren und hier vor allem den Kontakt zum Boden zu spüren. In Gedanken sollte man die Zehen wie Saugnäpfe an den Boden kleben, um so den Kontakt zur Erde zu intensivieren. Man sollte sich vorstellen, wie ein Baum fest mit der Erde verwurzelt zu sein und viele Meter tief in der Erde zu stehen.

Der „Chong Mai":

Der „Chong Mai" ist unser entwicklungsgeschichtlich ältester Meridian, der den Scheitel des Kopfes mit dem Damm (und indirekt auch mit dem Erdetor) verbindet. Er liegt vertikal in der Mitte unseres Körpers. Im Qigong können wir über diesen Zentralkanal sehr tief in den Körper vordringen und von dort alle inneren Organe erreichen, etwas, das mit Akupunktur beispielsweise kaum möglich ist. Vor allem das buddhistische Qigong arbeitet sehr viel mit diesem Meridian.

Der „Kleine Himmelskreislauf":

Der „Kleine Himmelskreislauf" stellt die Verbindung von „Du"- und „Ren"-Meridian dar. Der Du-Meridian verläuft vom Damm entlang der Wirbelsäule nach oben und endet am Oberkiefer. Der Ren-Meridian beginnt ebenfalls am Damm und läuft am Bauch und Brustkorb in der Medianen nach oben und endet an der Zungenspitze. Diese zwei Meridiane stellen einen wichtigen Energiekreislauf dar, der geschlossen wird, wenn man die Zunge sanft an den oberen Gaumen hinter die Schneidezähne legt. Dies sollte eigentlich immer der Fall sein, während des Übens aber ganz besonders.

Versuchen Sie einmal mit dem Mund einzuatmen, während sich ihre Zunge am Gaumen befindet…Sie werden sehen, dass dies nicht gut geht. Sie sind hierbei eigentlich gezwungen, durch die Nase zu atmen. Nasenatmung hat den Vorteil, dass sie die eingeatmete Luft erwärmt, filtert und befeuchtet. Viele Kinder laufen immer mit offenem Mund herum. Kein Wunder also, dass sie den ganzen Winter verkühlt sind.

Nach daoistischer Vorstellung fließt bereits beim Embryo Qi entlang dieses Energiekreislaufes und interessanterweise haben wir im Mutterleib tatsächlich die Zunge noch am Gaumen angelegt. Sobald wir allerdings das Licht der Welt erblicken und dies erstmals laut schreiend auch noch verkünden, fällt die Zunge herunter und bleibt meist auch dort. Sie werden sehen, dass die Zunge nach einigen Tagen Übung wieder ganz von selbst oben am Gaumen ruht.

Da dies eine essenzielle Energieverbindung im Körper darstellt, wird der „Kleine Himmelskreislauf" auch gerne in Meditationsübungen geübt. Die Extrameridiane Chong-, Ren-, Du- aber auch Dai-Mai gehen embryonalgeschichtlich auf die ersten Zellteilungen nach der Befruchtung zurück. Das gleiche gilt für die restlichen vier Extrameridiane Yin Wei Mai, Yang Wei Mai, Yin Qiao Mai und Yang Qiao Mai.

Das „Mingmen":

Dieser auch als „Lebenstor" bezeichnete Akupunkturpunkt auf dem Du-Meridian befindet sich genau zwischen den Dornfortsätzen der zweiten und dritten Lendenwirbelkörper. Es ist dies ein sehr essenzieller Punkt für Yang und das Yuan-Qi (Ursprungsqi) des Körpers und entspricht dem Nierenfeuer. Es ist unsere Wärmequelle, die Organfunktionen und Fortpflanzung ermöglicht. Dieser Bereich sollte immer entspannt und vor allem warm sein.

Das „Dritte Auge":

Das „Dritte Auge" befindet sich in der Mitte der Stirn, zwischen den Augenbrauen und etwas darüber. Es wird von den Daoisten auch als „Himmlisches Auge" „Tian Mu" bezeichnet. Es dient dazu „hinter die Dinge zu sehen". Es lässt uns erkennen, was sich tatsächlich unterhalb der Oberfläche befindet. Es hilft aber auch einfach dabei, die Dinge wieder so sehen zu können, wie sie wirklich sind. Heutzutage sehen wir die Wirklichkeit leider meist durch einen Filter. Das heißt, wir sehen die Dinge je nach unserer Erwartung, Erfahrung, Emotion oder Stimmungslage verschieden. Ein positives Beispiel hierfür wäre der Satz: „Verliebte sehen alles durch die rosarote Brille". Wenn man verliebt ist, wird auf einmal alles schön. Wenn man hingegen traurig ist, kann einem der schönste Sonnenuntergang auch nichts helfen.

Was wir somit für die Realität halten, ist meist nur ein Bruchteil der Wirklichkeit, verzerrt durch die Analyse unseres angelernten Denkens und unserer Erinnerung. Wir haben leider schon längst verlernt, Dinge einfach nur wahrzunehmen, ohne gleich einen Denkprozess in Gang zu setzen.

Nicht nur sehen wir die Wirklichkeit meist durch einen Filter, vielmehr sehen wir sie oft überhaupt nicht. Könnten Sie jetzt spontan Ihren Weg zum Arbeitsplatz beschreiben? Ich meine, wissen Sie, an welchem Baum Sie vorbeigehen, welche Farbe die Blumen am Fensterbrett der Nachbarin haben, welche Skulptur auf dem Dach des Hauses ums Eck thront? Meist laufen wir leider blind durch die Gegend, sind in Gedanken versunken und nie in der Wirklichkeit. Das, was wir für die Wirklichkeit halten, ist oft nur ein Grau in Grau an Gedanken und Vorstellungen.

Durch Öffnen des „Dritten Auges" versuchen wir, diesen Filter, der uns von der Wirklichkeit trennt, etwas aufzulockern. Da wir hierbei vor allem auch uns selbst kennenlernen werden, kann uns das Dritte Auge als „Kompass" dienen, der uns den richtigen Weg im Leben zeigt. Auch wenn wir glauben, dass wir uns selbst bereits genau kennen (immerhin haben wir ja bereits viele Jahre mit uns verbracht), so ist auch unser Bild über uns selbst angelernt und relativ.

Das Öffnen des Dritten Auges erreichen wir durch Entspannen des Bereiches zwischen den Augenbrauen, indem wir unsere (entspannte) Aufmerksamkeit vermehrt in den Stirnbereich lenken. Wenn wir hier ein Gefühl der Helligkeit oder des Lichtes wahrnehmen können, so sind wir mit Sicherheit auf dem richtigen Weg. Durch diese Übung "entspannen" wir auch unser Frontalhirn, den vorderen Teil des Gehirns, der sehr viel mit unseren Emotionen sowie emotionalem Verhalten zu tun hat.

Das Dritte Auge steht auch in engem Zusammenhang mit unserem Dammbereich. Hier liegt ein wichtiger Akupunkturpunkt, den die Chinesen "Huiyin" nennen. An diesem treten die so bedeutsamen Extrameridiane Ren Mai, Du Mai und Chong Mai an die Oberfläche. Deswegen sollten wir immer sowohl Drittes Auge, als auch Dammbereich entspannen. Buddhistische Qigong-Stile beginnen fast immer so.

Das "Dritte Auge" ist ein entwicklungsgeschichtlicher Begriff und interessanterweise haben Forscher erst kürzlich bisher unbekannte Zellen auf der Netzhaut des Auges entdeckt, die weder Stäbchen, noch Zapfen bilden und auch bei Blinden zu finden sind. Diese dürften für die Synchronisation des "inneren" und "äußeren" Tag-Nacht-Rhythmus zuständig sein und könnten zumindest zum Teil auch diesem Dritten Auge entsprechen.

Die "Drei Schätze" – "San Bao":

Qi umfasst, etwas vereinfacht gesagt, drei Ebenen von Substanz oder Energie:

1. Jing – die Essenz, als grobe Form
2. Qi – die Energie, als subtilere Form
3. Shen – den Geist, als kosmische Form

Diese drei Erscheinungsformen von Qi im Körper können ineinander umgewandelt werden. Dies geschieht täglich, wenn wir beispielsweise aufwachen bzw. schlafen gehen. Beim Aufwachen wandelt sich Jing über Qi zu Shen (daher dauert es in der Früh meist einige Zeit bis wir klar denken können), beim Schlafengehen hingegen müssen wir zuerst unsere Gedanken einsammeln und abschalten, sodass sich Shen über Qi zu Jing wandeln kann.

Auch für unsere Spiritualität sind die drei Schätze von entscheidender Bedeutung. In der Meditation gibt es diesbezüglich ein wichtiges Prinzip: "Verfeinere Jing um Qi zu erzeugen, verfeinere Qi um Shen zu erzeugen, verfeinere Shen um zum Zustand der Leere zurückzukehren."

3. Die Praxis

Im Qigong regulieren wir die drei Schätze:

1. Die Körperhaltung – „tiao shen".
2. Die Atmung – „tiao xi".
3. Den Geist – „tiao xin".

Reguliere die Körperhaltung

Fang Song Gong

Wörtlich bedeutet Fang Song Gong: Loslassen – Entspannen – Arbeit (schon wieder!). Hierbei versuchen wir, alle unnötigen Spannungen im Körper aufzulösen und sie nur dort zu belassen, wo wir sie wirklich brauchen. Es ist ein Irrglaube, dass Entspannung impliziert, alle Spannungen im Körper aufzugeben, um dann beispielsweise vor dem Fernseher mit dem Sofa und der Chipstüte zu verschmelzen.

Belassen Sie in Ihrem Körper somit so wenig Spannung wie nur irgendwie möglich, auf jeden Fall aber so viel wie nötig. Dies ist eine typische Eigenschaft der Mutter Natur. Sie verwendet von allem so wenig wie möglich, aber immer so viel wie nötig. Entspannung entspricht somit viel eher einer Pflanze, die sich wieder aufrichtet und erblüht. Oder haben Sie jemals eine Pflanze mit Muskelkater kennengelernt?

Aufmerksamkeit schafft Veränderung.

Im Qigong stehen wir also aufrecht, aber gelöst. Durch dieses Lösen schaffen wir Raum, unser Körper kann sich öffnen und Energie kann frei werden.

Die typischen Verspannungszonen

Unnötige Spannung kann sich generell überall im Körper verbergen, im Nacken, im Becken, aber auch im Gesicht oder in den Organen und letztendlich vor allem in den Faszien und Bändern, welche die Organe an ihren Plätzen halten.

Gerade zwischen Faszien und Organen fließen sehr viele Blutgefäße, sodass sich ein großer Teil unseres Stoffwechsels genau dort abspielt. Das Gesicht und der Unterbauch sind ebenfalls sehr beliebte Orte, an denen wir Stress als Spannung speichern. Bei Frauen führt dies dann gerne zu Migräne, PMS, Dysmenorrhoe oder einfach „nur" zu Falten. Nur sehr wenige Menschen sind in der Lage, ihren Bauch und somit auch dessen Inhalt wirklich locker zu lassen. Eine verkrampfte Kiefermuskulatur wiederum kann ein typisches Resultat unterdrückter Emotionen sein.

Wissen Sie übrigens, welcher Muskel der stärkste Muskel des Mannes ist? Genau! Die Kaumuskulatur. Und was ist mit den Damen? Hier reicht es für die Kaumuskulatur nur für Platz zwei, knapp hinter der Gebärmutter.

• Nicht umsonst werden beispielsweise im Biofeedback die Elektroden zum Entspannungstraining gerne an Kiefer- als auch Stirnmuskulatur platziert. Man denke nur daran, wie oft wir die Augenbrauen zusammen ziehen, damit wir besser denken können. Als ob die Stirn unser Hirn wäre, oder das Gehirn sogar ein Muskel…

• In der Osteopathie wird die Tatsache, dass auch unser Körper ein emotionales Gedächtnis hat, im so genannten „somato-emotional release" nach Dr. J.E. Upledger eingesetzt.

• Auch hoher Blutdruck geht fast immer mit einer erhöhten Muskelspannung einher, während niedriger Blutdruck meist mit einer niedrigen Muskelspannung verbunden ist.

• Andauernd mit angespannten Muskeln durchs Leben zu laufen gleicht in etwa Auto zu fahren, indem wir gleichzeitig auf Gas- und Bremspedal treten.

• Da wir übrigens 656 Muskeln im Körper haben, werden wir wohl einige Zeit beschäftigt sein, uns ihrer im Einzelnen bewusst zu werden…

Spannungen „scannen"

Fang Song Gong ist die Kunst, sich unnötiger (Ver-)spannungen im Körper (durch Stress, Gewohnheit etc.) bewusst zu werden und sie zu lockern. Dies impliziert auch, gewissen Fehlhaltungen auf die Spur zu kommen und sie im Laufe der Zeit zu korrigieren.

Um Spannung lockern zu können, müssen wir sie allerdings zuerst finden und erfühlen. Deswegen sollten wir während des Übens und hier vor allem während des anfänglichen Stehens den Körper (ähnlich einem Antivirenprogramm für den Computer) mehrmals durchscannen, um herauszufinden, wo sich noch Verspannungen versteckt halten. Fang Song Gong entspricht somit modernem Biofeedback, allerdings ohne Geräte.

Interessanterweise ist das Erfühlen schon Teil der Therapie, da sich die Muskeln schon allein durch das Beobachten entspannen. Die Schwierigkeit liegt nur leider darin, überhaupt einmal Zugriff auf einzelne Körperbereiche zu erhalten. Und als ob dies noch nicht schwer genug wäre, kommt noch hinzu, dass sich gerade die verkrampften Muskeln liebend gerne unserem Bewusstsein entziehen.

Dies gilt sowohl in der Muskulatur, als auch in anderen Lebensbereichen: Sobald wir einen Prozess beobachten, verändern wir ihn bereits. Daher sollte wir uns sowohl während der statischen, als auch während der dynamischen Formen des Qigong von Zeit zu Zeit immer wieder fragen: Was kann ich verändern, dass die Übung noch angenehmer wird?

Einerseits kann man einen angespannten Körper also nicht gut (er)fühlen, denn körperliche Spannung und Steifheit führt zu geistiger Spannung und Steifheit und vice versa. Jeder, der schon einmal in den Genuss einer guten Massage gekommen ist, wird nachvollziehen können, dass Entspannung der Muskulatur auch den Geist beruhigt. Die Wissenschaftler unter Ihnen mögen sich nur daran erinnern, dass Valium, das Beruhigungsmittel schlechthin, ursprünglich als Muskelrelaxans entwickelt wurde.

Die Gelenke lockern

Ein daoistisches Sprichwort besagt: „Wenn ein Baby oder ein Betrunkener vom Wagen fallen, brechen ihre Knochen nicht." Beide sind nämlich völlig entspannt und können sich daher beim Aufprall dem Boden anpassen, manch anderer würde sich so verhalten, als ob sich der Boden anzupassen habe.

Wahres Fang Song Gong bleibt jedoch nicht nur auf die Muskelebene beschränkt, sondern geht auch in die Tiefe bis zur Ebene der Knochen und Gelenke. Da die Gelenke oft Engstellen für den Fluss des Qi darstellen, sollten wir auch diesen unsere Aufmerksamkeit schenken, indem wir mittels kleinster Korrekturbewegungen all unsere Gelenksköpfe ein klein wenig aus den Gelenkspfannen lösen. Dadurch kann Synovialflüssigkeit unsere Gelenke durchspülen und Qi wieder frei fließen. Dieser Gelenkszustand sollte während der gesamten Form aufrecht erhalten bleiben.

Ein häufiges Missverständnis liegt darin, „Lockerlassen" mit „Schütteln" zu verwechseln. Genauso wie „Dehnen" nichts mir „Wippen" zu tun hat, braucht auch Lockerlassen keine nach Außen sichtbare Bewegung.

Das westliche Pendant zu Fang Song Gong ist eigentlich das von Johannes H. Schulz 1932 entwickelte Autogene Training, in dem auch der Zusammenhang von Schwere, Wärme und tiefer Entspannung geübt wird.

Entspannung und Energie sind also keine Widersprüche, im Gegenteil! Entspannung bedeutet Energie frei zur Verfügung zu haben. Auch Entspannung und bewusste Kontrolle stehen nicht im Gegensatz.

Erst nach einiger Übung können wir erkennen, was es wirklich heißt, entspannt zu sein. Letztendlich sollte der gesamte Körper vom Scheitel bis zur Sohle in einen Zustand von „song" gebracht werden.

Zhan Zhuang

Diese essenzielle Stehmeditation des Qigong, aber auch vieler innerer Kampfkünste wird meist als „Stehen wie ein Baum", „Die stehende Säule" oder manchmal auch „den Ball halten" bezeichnet.

Genau genommen sind eigentlich Bäume die wahren Qigongmeister, da sie allein von dem Qi, das sie durch Himmel und Erde aufnehmen, leben können. Und überhaupt ist es eine

Eigenschaft fast aller höherer Pflanzen in ihrer Achse zwischen Erde und Sonne zu wachsen. Man nennt dies geotrop bzw. heliotrop.

Die Übung Zhan Zhuang ist ein sehr guter Anfang für jedes Qigongtraining. Wir mussten ja schließlich auch zuerst Stehen lernen, bevor wir Laufen konnten.

Den Körper ausbalancieren

Auch wenn die exakte Position eigentlich nur unter Kontrolle eines erfahrenen Lehrers erlernt werden kann, möchte ich dennoch einige Aspekte der Übung erwähnen.

• Essenziell ist es, den Körper zu zentrieren, aufzurichten und seine eigene Mitte zu finden. Wir ersetzen somit Haltung durch Balance. Auch kleinste Abweichungen sollten wir spüren lernen und fortwährend korrigieren.

• Die Gelenke sollten geöffnet und die Organe entspannt sein, sodass Qi frei fließen kann.

• Ziel ist es weiter, das Gleichgewicht durch unseren Tastsinn, sowie natürlich unser Gleichgewichtsorgan im Innenohr halten zu können, ohne sich visuell auf Äußerliches stützen zu müssen. Physische und psychische Stabilität und Balance gehen hierbei Hand in Hand.

Essenziell für tiefe Entspannung ist Übung.

• Das Becken wird dabei etwas nach vorne und unten gesenkt, sodass sich die Knie leicht beugen.

• Grundsätzlich sollten Gelenke nie durchgestreckt werden, da sonst der freie Qi-Fluss blockiert würde.

• Die Wirbelsäule wird etwas gerade gezogen, indem wir das Steißbein nach unten sinken lassen und das Kinn, sowie den ersten und siebten Halswirbel etwas nach hinten anziehen, die normale Kurvatur der Wirbelsäule bleibt aber noch vorhanden. Ziel ist somit keine kerzengerade Wirbelsäule, sondern eine aufrechte (die Wirbelsäule sollte man sich hier eher wie ein gestrecktes Seil oder biegbaren Bambus als wie eine starre Säule vorstellen). Der Kopf wird dadurch etwas angehoben und zurückgeschoben. Die Spitze des Steißbeines zeigt zu einem Punkt genau zwischen den beiden Füßen und die Leisten sind leicht gebeugt, als ob man sich hinsetzen wollte.

• Indem wir den Körperschwerpunkt sinken lassen, verhindern wir die Kopflastigkeit.

An dieser Stelle möchte ich Ihnen an einer kleinen Übung demonstrieren, wie wichtig eine gute Körperhaltung auch für unsere Psyche ist. Versuchen Sie einmal mit hoch erhobenem Haupt und einem in der Ferne liegenden Blick wirklich schwer depressiv zu sein! Sie werden merken, dass dies sehr schwierig ist. Lassen Sie jetzt die Schultern nach unten fallen, lassen Sie den Kopf hängen, und versuchen Sie einmal so richtig fröhlich zu sein. Auch hier werden Sie merken, dass dies fast unmöglich ist.

Nicht mit steifem Nacken üben

Auch die Wichtigkeit des Halsansatzes möchte ich betonen. Der Halsansatz (der Übergang der Halswirbelsäule zur Brustwirbelsäule) ist essenziell für eine stabile Körperhaltung. Er ist für das Aufrichten des Kopfes und somit auch des ganzen Körpers zuständig und verwurzelt uns indirekt über die Hüfte mit der Erde. Nicht umsonst „packen wir jemanden am Kragen", wenn wir ihn wegzerren wollen. Deswegen werden Genick und Nacken während des Übens entspannt und gelockert. Der Nacken sollte immer durchlässig sein.

Auch psychologisch gesehen hat die Beweglichkeit des Nackens große Folgen. Wenn ich von der Seite angesprochen werde und nur meinen Kopf hindrehe, höre ich zu und informiere mich, ohne mich gleich dem Gegenüber zu öffnen. Wenn ich mich allerdings an dem Gespräch oder an der Sache an sich beteiligen möchte, wende ich meinen ganzen Körper dem Gegenüber zu. Daraus folgt, dass Leute, die den Kopf nicht drehen können, und daher immer den ganzen Körper wenden müssen, sofort an allem beteiligt sind, ohne es vielleicht überhaupt zu wollen. Probieren Sie dies als kleine Übung doch einfach einmal aus.

Nicht umsonst liegen auch die meisten „Himmelsfensterpunkte", welche zur Behandlung von psychischen Erkrankungen verwendet werden, am Hals und Nackenbereich. Durch Nadelung dieser Punkte kann eine bessere Verbindung von Körper und Geist hergestellt werden.

> **Nicht auf den Füßen stehen, sondern auf der Erde.**

Versuchen Sie also, diese Verbindung zwischen Kopf und Körper zu spüren! Fühlen Sie den Zusammenhang der obersten Brustwirbel mit der Aufrichtung des Kopfes? Funktioniert Ihre Wirbelsäule vom ersten bis zum letzten Wirbel als eine Einheit, oder befindet sich vielleicht gerade in diesem Bereich eine (funktionelle) Unterbrechung, ein Knick? Erforschen Sie diesen Bereich Ihres Körpers! Eine korrekte Haltung von Kopf, Hals und Nacken führt automatisch zu einer entspannteren Atmung und einem besseren Bewusstsein für den Körper.

Entspannte Schultern

Erforschen Sie auch den Bereich zwischen den Schulterblättern! Ziehen Sie vielleicht beide Schulterblätter krampfhaft zu einander, anstatt auch hier eine gewisse Offenheit zuzulassen, oder herrscht in diesem Bereich überhaupt keine Spannung, sodass die Schultern nach vorne einfallen? Auch die Vorderseite des Brustkorbes sollte entspannt sein.

Augen geradeaus!

Der Blick sollte geradeaus in der Ferne liegen. Wie viele Leute verbringen ihr Leben mit gesenktem Blick? Wie viele Leute müssen ihren Blick heben, um gerade nach vorne zu sehen? Wenn Sie geradeaus sehen, so blicken Sie auch im Leben geradeaus nach vorne. Hier meine ich wirklich geradeaus, nicht nach oben, nicht nach unten. Das dies für sehr groß oder klein gewachsene Menschen schwieriger ist, ist klar. Gerade, wenn Sie zu den „Chronisch-nach-unten-Schauern" gehören, so werden Sie durch den geraden Blick eine ganz neue Welt entdecken. Sie werden Dinge sehen, die Sie nie zuvor wahrgenommen haben. Und Sie werden vor allem Dinge fühlen, die Sie vorher nie gefühlt haben!

Die „Bodenhaftung" verbessern

Der Kontakt zwischen Fußsohlen und Boden sollte maximiert werden, indem wir das Gewicht durch die Beine und Füße hindurch in den Boden sinken lassen. Hierfür können wir in Gedanken die Fußsohlen ganz weich werden lassen.

Am Anfang der Stehpraxis werden wir merken, dass wir noch etwas hin- und herschaukeln. Auch Empfindungen wie Asymmetrie, Wärme, Kühle, Taubheit, vielleicht sogar leichte Schmerzen können vorkommen. Dies wird sich nach einiger Übungspraxis legen. Sobald Qi in Fülle vorhanden ist und wieder in geordneten Bahnen fließt, wird auch das Wackeln zum Stillstand kommen. Mit dem Wackeln wird auch der Wind im Körper nachlassen und der Geist wieder zur Ruhe kommen, denn wo Qi und Blut reichlich vorhanden sind, gibt es keinen Platz für Wind. Auch macht es Sinn, von Zeit zu Zeit die Gewichtsverteilung auf den Fußsohlen zu überprüfen und eventuell nachzukorrigieren. Sobald wir die ideale Gewichtsverteilung auf den Fußsohlen gefunden haben, sollten wir während der Übungen versuchen, diese „Zentrierung" aufrecht zu erhalten.

Zentrierung bedeutet auch, dass sich ein Baustein des Körpers genau auf den anderen darunter legen kann, dass Innen und Außen miteinander verbunden sind. Die Körperstruktur kann somit mit Bauklötzen, mit denen man einen Turm baut, verglichen werden. Je höher man bauen will und je stabiler das Gebäude werden soll, desto wichtiger ist es, dass die einzelnen Teile exakt übereinander liegen und nicht einer weiter links, dafür der nächste weiter rechts. Sobald nämlich dies der Fall ist, brauchen wir unnötig viel Muskelkraft, um uns im Gleichgewicht zu halten. Gleichzeitig werden Sehnen, Bänder und Knorpel unnötig belastet. Auch Qi kann nicht gut fließen.

Die Fähigkeit zum amuskulären Stand ist eine Fähigkeit, die der Mensch nur noch mit einer bestimmten Storchenart teilt. Alle anderen Tiere benötigen zum Stehen immer Muskelkraft. Versuchen Sie daher anstatt mit reiner Muskelkraft vor allem mit Hilfe der Knochen und deren exakter Position zu stehen.

Dieses im Englischen meist als „alignment" bezeichnete Prinzip des „Bausteinsystems" wird vor allem im Taiji Quan geübt. Da gutes Taiji Quan auch immer der Schwerkraft folgt, wird es manchmal sogar als „Spiel mit der Schwerkraft" bezeichnet. Theoretisch sollten wir in dieser Position sogar in der Lage sein, im Stehen zu schlafen!

Fest verwurzelt

In diesem Zusammenhang gibt auch eine weitere Beschreibung für Gesundheit: Unten voll, oben leer. Man sollte daher unterhalb des Nabels fest und schwer wie ein Berg sein, während der Brustkorb und vor allem der Kopf oben klar und leicht (wie ein blauer Himmel) sein sollte. Gerade bei Leuten, die in ihrem Beruf sehr viel denken müssen, ist dies meist leider umgekehrt. Der Kopf ist zum Zerbersten voll mit Gedanken und Problemen, die Füße berühren kaum den Boden und sind eiskalt.

Da sieben der neun daoistischen Körperöffnungen (Nase, Ohren, Augen, Mund, Harnröhre und After) am Kopf liegen, kann viel Qi verloren gehen, wenn es sich im Kopfbereich staut. Und weil der Kopf so schwer und voller Gedanken ist, werden zuguterletzt auch unsere Halswirbel und deren Bandscheiben zusammengedrückt.

„Qi senken" heißt „Entspannen" und nicht „Knie beugen".

Gerade wer „nach oben strebt", sollte also auf eine ausreichende Verwurzelung achten. Eine gute Verwurzelung entspricht einem soliden Fundament, auf das man aufbauen kann. Je besser nun das Fundament, desto höher kann das Gebäude sein. Je besser die Verwurzelung, desto weiter kann unsere spirituelle Entwicklung fortschreiten.

Oben Leichtigkeit – unten Stabilität

Grundprinzip hierbei ist immer eine dynamische (als Gegenteil von statische) Aufrichtung nach oben, gekoppelt mit einem Loslassen und Entspannen nach unten.

Himmelstor und Erdetor sollten während des Stehens immer geöffnet sein. Auch eine gelöste, geöffnete, lockere Hüfte ist essenziell, um die (Qi-) Verbindung von Beinen mit Oberkörper zu gewährleisten.

Man sagt: „Qi ist in den Füßen verwurzelt, von Hüfte und Bauch kontrolliert und manifestiert sich in den Händen." Vor allem im Taiji Quan werden hier Schultern mit Hüften, Ellbogen mit Knien, sowie Hände und Füße energetisch miteinander verbunden. Dies wird „Wei San He", die drei äußeren Verbindungen, genannt. Durch ein inneres Lösen dieser Gelenke werden diese Körperbereiche miteinander verbunden, sodass die Schultern mit den Hüften, die Ellbogen mit den Knien, die Hände mit den Füßen, aber auch alle Punkte dazwischen zusammen wirken können. Auch links und rechts sollten hierbei miteinander verbunden werden. Interessanterweise wird gerade durch das Öffnen dieser Bereiche der Körper erst recht in sich geschlossen. Das Zentrum bildet hierbei wie immer unser Dan Tian. Öffnen und Schließen sind somit eigentlich nicht mehr voneinander zu trennen.

Als die drei inneren Verbindungen „Nei San He" werden schließlich die Verbindungen von Herz und Aufmerksamkeit, Energie und Kraft, sowie Sehnen und Knochen bezeichnet.

Den Aufwand genau dosieren

Die Muskeln sollten locker und entspannt sein, wenden Sie nur soviel Kraft auf, wie unbedingt nötig! Mehr Energie aufzuwenden, wäre reine Verschwendung. So gesehen sind Qigongmeister wahre Faultiere. Sie tun nie mehr als nur unbedingt nötig, wenn möglich, tun sie gar nichts. Sie selbst nennen dies natürlich:„Mit situationsgerechtem Aufwand zu reagieren."

Eine genauere Beschreibung lautet folgendermaßen:„Man sollte in jeder Bewegung nur soviel Kraft aufwenden, dass das Landen einer Fliege durch ihr Gewicht einen ausgestreckten Arm senken würde! Eine Fliege hingegen, die sich bereits auf dem Arm befindet, kann nicht abheben." Dies erreichen wir, indem wir immer weiter in den Muskel bzw. Körperteil hineinspüren und wieder und wieder locker lassen. Hierbei muss unter Umständen die Haltung öfter nachkorrigiert werden. Führen Sie also immer wieder neue Feinabstimmungen durch, justieren Sie nach!
Dieses Stehen testet nicht, wie stark wir sind, sondern wie intelligent wir die eigene Kraft einsetzen.

„Wenn du auf dem Wasser reisen willst, ist ein Boot dafür geeignet, weil ein Boot sich auf dem Wasser in geeigneter Weise bewegt. Wenn du aber an Land gehst, kommst du damit nicht weiter und wirst nur Ärger haben und nichts erreichen, als dir selbst Schaden zuzufügen."
Daodejing, Kapitel 14

Stehen wie beim „Showdown"

Uns muss hierbei allerdings bewusst sein, dass Entspannen ein aktiver Prozess ist. In unserer Gesellschaft hat es unser Körper leider schon längst verlernt, sich von allein zu entspannen. Auch haben wir durch eine jahrelange schlechte Körperhaltung das natürliche Gefühl für eine gute Haltung oft schon völlig verloren.

Eigentlich könnte diese Position auch „Stehen wie beim Showdown" heißen. Auch ein Cowboy, der sich gerade in einer verlassenen Stadt duelliert, muss entspannt stehen. Seine Muskeln müssen locker sein, jederzeit bereit, den Revolver zu ziehen. Er muss wahrnehmen, all seine Konzentration muss im Hier und Jetzt liegen, er muss beobachten. Sobald sein Gegner die geringste Bewegung erkennen lässt, muss er ziehen. Er muss sich seiner Fähigkeiten bewusst sein, er muss festen Boden unter seinen Füßen haben und reagieren, wenn er reagieren muss, keine Sekunde früher, keine Sekunde zu spät. Ihm bleibt keine Zeit zu denken, er muss sich ganz allein auf sein Gefühl und seine Wahrnehmung verlassen.
Ganz ähnlich stehen wir auch im Qigong, allerdings ohne Gegner, ganz für uns allein. Allein, aber trotzdem mit unserer Umgebung verbunden, mit der Natur, dem Universum. Und wie wir wissen, schläft auch Chuck Norris nie…er wartet! Peng!

Die Daoisten sagen zum Thema der Entspannung:„Je länger die Muskeln, desto länger das Leben."

Die Wirkung der Übung

• Der Vorteil dieser stehenden Position liegt darin, dass unser Geist die ganze Zeit aufmerksam bleiben muss, da wir sonst die Zentrierung und somit die Balance verlieren.

• Weiter lernen wir, Qi-Blockaden zu spüren und aufzulösen, da sich diese als Missempfindungen oder leichte Schmerzen bemerkbar machen.

• In dieser Position versuchen wir letztendlich auch unsere aktuelle Körperstruktur der ursprünglichen wieder anzunähern. Wir versuchen wieder so zu werden, wie es ursprünglich vorgesehen war. Wenn wir uns ganz dieser Position hingeben, können äußerer und innerer, energetischer Körper zusammenfließen, sodass der Ursprungszustand des Körpers („Wuji-Zustand") wiederhergestellt wird, ähnlich dem Neuformatieren einer Computerfestplatte. Dafür muss unser inneres, energetisches Zentrum (Dan Tian) mit unserem äußeren, physischen Zentrum (unserem Schwerpunkt) verschmelzen.

• Wenn wir uns mit dem Oberkörper zurücklehnen, dann steigt unser Schwerpunkt nach oben und hinten, wenn wir uns nach vorne lehnen nach oben und vorne. Wenn wir uns aber zentrieren, dann sinkt unser Schwerpunkt im Inneren wieder hinunter in den Unterbauch, den Dan Tian. Ein tiefer Schwerpunkt hat somit viel weniger damit zu tun, wie tief wir in die Knie gehen, sondern, wie zentriert wir sind. Wenn wir zentriert sind, dann sind Körper, Geist und Seele im Einklang, Qi kann durch alle Meridiane frei fließen und wir sind „ganz bei uns selbst".

Am Anfang müssen wir allerdings etwas tapfer und ausdauernd sein, die wirkliche Schönheit der Übung offenbart sich erst, wenn man die „Schmerzphase" überwunden hat. Aber noch einmal:
Es ist nicht Sinn und Zweck der Übung krampfhaft stillzustehen. Sperren Sie Ihren Körper nicht ein, sondern geben Sie ihm die Möglichkeit, sich durch Ausgleichsbewegungen selbst zu helfen. Stehen ist ein lebendiger Prozess. Fragen Sie sich von Zeit zu Zeit aber auch: „Gibt es in dieser Position irgendetwas, das ich genießen kann?" Bleiben Sie frei! Wenn Sie das Gefühl haben, ewig so stehen zu können, dann stehen Sie richtig.

Die Bewegungsformen des Qigong

Steigen und Sinken, Heben und Senken, Öffnen und Schließen – so könnte man die Bewegungen des Qigong wohl am Treffendsten zusammenfassen.

Bewegungen des Qigong sollten im Allgemeinen sehr sanft, ruhig, weich und gleichmäßig sein. Hierbei können wir uns auch vorstellen, die Bewegungen im Wasser zu machen oder die Hände so zu bewegen, als ob wir mit den Wolken spielen würden. Wir bewegen uns so sanft, dass wir die Luft, die wir verdrängen, spüren können.

In der Ruhe liegt die Kraft

Prinzipiell beginnen und enden eigentlich fast alle bewegten Qigongstile mit einer Ruhephase. Der Grund hierfür liegt unter anderem darin, dass eben genau dadurch das Wechselspiel zwischen Ruhe und Aktivität, zwischen Yin und Yang geübt wird. Deswegen sollte während des Übens die Ruhe des Stehens in die Bewegung, aber auch die Energie der Bewegung in die Ruhe mitgenommen werden.

Gerade am Anfang stellt es meist eine sehr große Herausforderung dar, sich langsam zu bewegen, ohne gleich ins Stocken zu kommen. Eine noch viel größere Herausforderung stellt sich darin, in der Langsamkeit auch noch Schwung und Energetik zu finden. Die Übungen sollten langsam genug durchgeführt werden, um unserem Geist die Möglichkeit zu geben, den Bewegungen zu folgen. Dies bedeutet, dass sich unsere Geschwindigkeit primär nach dem Geist und nur sekundär nach der Atmung richtet. Wenn unsere Aufmerksamkeit also einmal länger braucht, um in bestimmte Körperregionen vorzudringen, so sollte auch unsere Bewegung langsamer werden. Und je langsamer wir uns bewegen, desto mehr Einzelheiten werden im Raum auftreten, den wir durchschreiten. Auch geben wir unserem Körper dadurch genügend Zeit, alle nötigen Korrekturbewegungen durchzuführen. Dies ist vor allem am Anfang der Übungspraxis sehr wichtig. Fühlen Sie während jeder Bewegung in Ihren Körper hinein! Wie fühlen sich Ihre Muskeln an? Ihre Knochen, Ihre Gelenke? Was verändert sich? Ein jeder Schritt im Qigong wird so sachte und bedacht durchgeführt, als ob es unser erster Schritt überhaupt wäre. Später, wenn der Geist den Weg bereits kennt, können wir Übungen auch schneller durchführen. Prinzipiell hat auch jeder Mensch seine individuelle Geschwindigkeit, die gut und angenehm für ihn ist. Schneller durchgeführte Übungen wirken natürlich aktivierender, langsame beruhigender.

Generell kann man sagen, dass langsameres Üben es uns besser ermöglicht, die vielen Details einer Übung wahrzunehmen, während schnelleres Üben uns manchmal ein besseres Gesamtbild über die Energetik und den Qifluss einer Übung gibt. Deswegen empfiehlt es sich, von Zeit zu Zeit die Geschwindigkeit einer Übung zu verändern und damit zu experimentieren. Im Idealfall laufen Bewegung, Geist und Atmung Hand in Hand.

Genießen Sie also die Langsamkeit! Wann im Leben dürfen wir schon etwas so langsam wie möglich machen? Durch die Langsamkeit der Bewegung bekommen wir bereits während ihr mit, was vor sich geht und nicht erst, nachdem sie schon vorbei ist.

> Bewegen Sie sich langsam! Nehmen Sie sich ein Beispiel an der Gemütlichkeit einer Schildkröte. Nicht umsonst werden diese Tiere aufgrund ihrer Langlebigkeit in China verehrt und, wie könnte es wohl anders sein, natürlich auch gegessen.

> Jeder Bewegung genügend Zeit und Raum geben.

Stärke in der Weichheit finden

Bewegen Sie sich so sanft, als ob Sie die Luft nicht verletzen wollten, denn, wie heißt es so schön: „Das Weiche siegt über das Harte." Oder, um Laozi zu zitieren: „Auf der Welt gibt es nichts Weicheres und Verletzlicheres als Wasser, doch eignet sich nichts besser, um das Harte anzugreifen. Jedermann weiß darum, doch vermag niemand danach zu handeln."

Ein Beispiel hierfür wäre der steinharte, scheinbar unzerstörbare Felsen am Meer, der im Laufe der Jahre vom Wasser geformt wird. Auch Bambus wird in der chinesischen Kultur gerne verwendet, um die Überlegenheit des Biegbaren und Flexiblen gegenüber dem Starren und Harten zu symbolisieren. Der Grund, warum Bambus als so stark angesehen wird, liegt in der Tatsache, dass Bambus innen hohl, also durchlässig ist. Dadurch kann Qi im Inneren fließen. Wer schon einmal beobachtet hat, wie in Hongkong ganze Hochhäuser mit Baugerüsten aus Bambus erbaut werden, weiß, wovon ich spreche. So paradox es auch klingen mag: Nachgeben ist nur dann möglich, wenn wir auch Standfestigkeit besitzen. Und obwohl wir weich sind, haben wir trotzdem Form.

> Wenn sich ein Teil des Körpers bewegt, bewegt sich der gesamte Körper, wenn ein Teil des Körpers stillsteht, steht der ganze Körper still.

Unser Körper als Einheit

Beim Üben sollte jede einzelne Zelle des Körpers an der Bewegung teilnehmen. Vor allem die untere Körperhälfte, also unsere Beine sollten hierbei nicht vernachlässigt werden. Alle einzelnen Bewegungen des Körpers gehen auf einen Punkt zu. Erst dies macht eine Bewegung harmonisch.

Meister dieser Kunst sind übrigens Katzen. Ihre Geschmeidigkeit und Sanftheit verdanken sie genau dieser Fähigkeit, sich so zu bewegen.

Oder, wie der Buddhist sagt: „Wenn man am Grashalm zieht, so bewegt sich der Rest des Universums mit." Was dies bedeutet, können wir leicht erkennen, wenn wir Menschen beim Tanzen zusehen. Bei einigen werden die Bewegungen wahrscheinlich eckig und die Choreografien einfach auswendig gelernt erscheinen, bei anderen hingegen werden wir, selbst wenn wir nur eine kleine Bewegung gesehen haben, sagen können: Der oder diejenige hat das Tanzen im Blut! Der Mensch und die Bewegung sind „Eins" geworden, sprich zu einer Einheit verschmolzen, die Bewegungen kommen aus dem Inneren.

Unser Innerstes nach Außen kehren

Bewegungen sollten wir aus dem Körperinneren entstehen lassen, nicht einfach nur äußerlich „machen". Der Dan Tian ist hierbei immer Zentrum und Ursprung aller Bewegungen. Die Hüften und das Becken sollten immer großzügig bewegt werden, während die Beine relativ stabil und fixiert bleiben. Durch eine Bewegung der Hüften und des Beckens wird die meiste Bewegungsenergie frei. Achten Sie darauf, die Knie nicht zu sehr zu belasten, indem Sie sie zu stark nach Innen oder Außen drehen oder drücken.

Sie können sich dieses Prinzip auch wie einen Kieselstein, der ins Wasser fällt und Kreise zieht, vorstellen. Es bewegt sich ein Gelenk nach dem anderen, die Bewegung wird von einem Gelenk zum nächsten weitergeleitet. Dadurch werden unsere Körperteile zu einer Einheit verschmolzen.

Wie Wasser fließen

Auch sollte der „Qi-Faden" zwischen den Übungen nicht abreißen. Eine Übungsserie sollte so ausgeführt werden, als ob es sich um eine lange Bewegung handeln würde, von Anfang bis Ende, ohne Unterbrechung. Ganz mühelos sollten wir „durch die Übungen fließen". Hierbei sollten wir versuchen, die Zentrierung die gesamte Zeit aufrecht zu erhalten, von dem Moment, in dem wir Position einnehmen bis zum Ende, wenn wir wieder in den Alltag zurückkehren. Jedes Detail der gesamten Übungsserie ist somit gleich wichtig.

Im Wechsel zwischen zwei Übungen bzw. Positionen versuchen wir einen harmonischen Wechsel zwischen Yin und Yang durchzuführen. Das heißt, dieser Wechsel findet genau in dieser hauchdünnen Trennlinie zwischen Bewegung und Stillstand statt, in jener Millisekunde, in der keine Bewegung mehr stattfindet, aber noch kein Stillstand herrscht.

Sie können sich hierzu auch das Beispiel einer Drehtür vor Augen halten. Solange sich diese noch dreht, sei es auch noch so langsam, fällt es uns relativ leicht, sie weiterzubewegen. Sobald sie aber völlig zum Stillstand gekommen ist, benötigen wir um ein Vielfaches mehr an Kraft, um sie wieder in Bewegung zu setzen.

Man könnte dieses Prinzip auch mit einem langen Fluss vergleichen, der je nach Tiefe und Weite des Flussbettes einmal langsamer und einmal wieder schneller fließt. Manchmal scheint er vielleicht sogar schon fast stillzustehen, jedoch nur, um im nächsten Moment wieder weiterzufließen. Dieses „Den-Faden-nicht-abreißen-lassen" können wir auch sehr gut üben, indem wir die Übungen sehr langsam machen. Versuchen Sie einmal Ihre Übungen so langsam wie nur irgendwie möglich zu machen, ohne allerdings ins Stocken zu kommen oder „aus dem Fluss" zu geraten! Wie bereits Herakles sagte: „panta rhei" – alles fließt. Auch Musik kann durchaus hilfreich sein, um diesen Aspekt des Fließens zu üben.

Kopf oben – Füße unten

Während der Bewegungen sollten Himmelstor und Erdetor immer geöffnet bleiben. Dies verschafft uns während des Übens ein Gefühl, mit Himmel und Erde verbunden zu sein und hilft uns dadurch aufrecht zu bleiben. Erinnern Sie sich also während des Übens von Zeit zu Zeit immer wieder daran, diese beiden so wichtigen Energietore zu öffnen, indem Sie zur selben Zeit 50 Prozent Ihrer Aufmerksamkeit zum Scheitel des Kopfes und 50 Prozent zu den Fußsohlen lenken.

Dies ist vor allem bei Drehbewegungen der Wirbelsäule wichtig. Hierbei sollte die Wirbelsäule immer Wirbel für Wirbel gedreht als auch zur selben Zeit auseinander gezogen werden – gleich einem nassen Tuch, das wir auswinden wollen. Hierzu benötigen wir auch ein gewisses Mindestmaß an Spannung, um Wasser effektiv auswinden zu können. Wenn wir die beiden Enden nicht auseinander ziehen, können wir winden, so viel wir wollen, wir werden damit nichts erreichen. Um also einen energetischen Prozess in der Wirbelsäule zu starten, ist das Aufrichten des Kopfes, gekoppelt mit einem Sinken des Steißbeines während aller Drehbewegungen unerlässlich.

Verlieren Sie während der Bewegungen nicht Zentrierung, Form und Bodenkontakt! Die zentrale Linie zwischen Scheitel und Dammpunkt sollte während der Übungen nicht verlassen werden, außer wenn es ausdrücklich verlangt ist. Stellen Sie sich vor, Sie wären eine Marionette, die an Kopf und Handgelenken aufgehängt ist. Dadurch können Ihre Schultern und Ellbogen sinken und auch während aller Bewegungen locker und entspannt hängen.

Machen Sie jede Übung so faul wie möglich!

Rund ist gesund

„Den Faden nicht abreißen zu lassen" ist vor allem dann möglich, wenn wir die Bewegungen „rund" durchführen. Jede Richtungsänderung im Qigong wird mit einer kleinen Kurve vollzogen. Diese Kurve kann nach etwas Übung auch so klein sein, dass sie äußerlich gar nicht sichtbar ist, sie kann sogar so klein sein, dass sie eigentlich nur „energetisch" vollzogen wird. Im Qigong sollten wir hier vor allem darauf achten, dass unsere Handgelenke locker und durchlässig sind und dadurch mitkreisen können. Auch die einzelnen Finger sollten während solcher Kreisbewegungen ganz bewusst mitbewegt werden, um die jeweiligen Meridiane an den Fingern zu erfühlen und aktivieren.

Auch in der Philosophie gilt: Was bei uns im Westen linear ist, ist im Osten rund.

Der Grund hierfür ist folgender: Qi fließt niemals geradlinig, sondern immer kurvenförmig, d.h. in Kreisbahnen. Auch Flüsse in der freien Natur fließen in Kurven, einzig wir Menschen bilden uns ein, alles begradigen zu müssen. Alles Kreisende erzeugt Kraft – dies kann ein Propeller sein, ein Autoreifen, ein Planet, eine ganze Galaxie, Asterix, der gerade zum Schlag gegen einen Römer ausholt, oder auch einfach unser Körper.

Auch wenn wir uns das Bild eines Säuglings vor Augen halten, so werden wir sehen, dass hier alles rund bzw. konvex ist. Je älter wir werden, desto eckiger bzw. konkaver werden wir. Also: Bleiben Sie rund!

In der modernen Physiotherapie werden spiralförmige Bewegungen in der Behandlung von Schlaganfallpatienten angewandt. Hierbei versucht man, mit derartigen Bewegungen der gesunden Körperhälfte in allen drei Ebenen die andere, gelähmte Körperseite zu therapieren.

Steigen und Sinken

Steigen Sie vor allem mit dem Oberkörper, sinken Sie mit dem Unterkörper. Sehr viele Qigongübungen sind mit einem Steigen und Sinken des Körpers verbunden, da dies das Wechselspiel von Leichtigkeit und Stabilität sehr gut widerspiegelt. Oft wird dieses Steigen und Sinken nur energetisch im Inneren des Körpers vollzogen, sodass es äußerlich gar nicht sichtbar ist. Ganz so, als ob im Körperinneren ein Aufzug herauf und herunter fahren würde, dadurch den Körper mitnimmt und in Bewegung versetzt.

> Steigen entspricht der Feuerenergie in uns, Sinken unserer Wasserenergie.

Das Steigen des Qi sollte eher vom Oberkörper ausgehen, während die Beine relativ unbeteiligt sind, das Sinken des Qi geht eher von den Beinen, sowie einem Loslassen und Langwerden des unteren Rückens aus, während der Oberkörper relativ unbeteiligt bleibt. Nichts desto trotz sollte beim Sinken auch der Schultergürtel ausreichend absinken können. Wir steigen also, wenn wir das Kinn ein wenig zurückziehen und den Kopf aufrichten, wir sinken hingegen, wenn wir den Lendenbereich entspannen, dadurch Mingmen öffnen, das Becken sinken lassen und die Füße gegen den Boden drücken. Oder, anders gesagt: Wir sinken, indem wir der Schwerkraft nachgeben und uns strukturieren, wir steigen, indem wir die Leichtigkeit der Luft wirken lassen.

Auch geht jedem Schritt ein Sinken in das stehen bleibende Standbein (Yin) voraus, um durch Sinken des Schwerpunktes ausreichende Stabilität zu bewahren. Durch das Sinken steigt der Druck auf die Fußsohle, beim tatsächlichen Schritt lässt dieser dann wieder nach, ganz so, als ob man auf ein Trampolin gestiegen wäre. Während mit dem sich bewegenden Spielbein (Yang) der tatsächliche Schritt durchgeführt wird, sollte die Bewegung zu jedem Zeitpunkt unterbrochen werden können, ohne sofort das Gleichgewicht zu verlieren. Wenn der Stand nicht stabil, sprich zentriert, ist, so wird auch der Schritt niemals harmonisch sein können. Der Dan Tian muss also während jeder Gewichtsverlagerung stabil bleiben, genauso sollte der Oberkörper immer aufrecht und dessen Achse genau vertikal sein.

> Im Steigen liegt schon der Keim des Sinkens, im Sinken bereits der des Steigens.

Wenn wir nach vorne steigen berührt immer die Ferse zuerst den Boden, bei einem Schritt nach hinten die Zehen und bei einem Schritt zur Seite der gesamte Fuß gleichzeitig. Bei einem weiten Schritt zur Seite berührt hingegen auch die Ferse zuerst den Boden.

Öffnen und Schließen

Oft werden während der Übungen gewisse Körperregionen gedehnt. Dehnung ist genau das Gegenteil von Anspannung, das heißt die Muskelfasern werden auseinander gezogen. Dehnung und Entspannung gehen daher Hand in Hand.

Strecken Sie trotzdem bei allen Dehnübungen im Qigong die Gelenke niemals ganz durch, da dies den Energiefluss blockieren würde. Bewahren Sie in jeder Position eine gewisse Rundheit. Auch wenn wir gewisse Übungen körperlich nicht vollständig bewältigen können, weil unser Körper vielleicht schon zu „verrostet" ist, so können wir die Übungen immer auch im Geiste zu Ende führen. Unser Geist ist im Gegensatz zu unserem Körper unbegrenzt.

Deswegen können Sie sich Ihre Arme und Beine auch immer verlängert vorstellen, sodass Sie tatsächlich weit in den Himmel greifen oder tief in der Erde stehen können. Bei allen Streck- oder Dehnübungen sollten Sie warten, bis das Gefühl entsteht, dass die Dehnung am Maximum, der Qi-Fluss in den Meridianen frei und die Übung somit vollendet ist. Erst dann sollte die Position aufgelöst werden.

> Öffnen entspricht der Feuerenergie in uns, Schließen unserer Wasserenergie.

Yin und Yang harmonisieren

Hierzu gibt es mehrere Möglichkeiten:

1. Wenn sich ein Teil des Körpers auf eine „yange" Weise bewegt, muss sich der Rest des Körpers „yin" verhalten. Und umgekehrt. Was heißt das also? Wenn sich beispielsweise unsere Arme heben, sollte sich gleichzeitig (und natürlich auch in selbem Ausmaß, Timing und Geschwindigkeit) der Körper senken. Wenn sich beispielsweise unsere Hände (z.B. in der ersten Übung des Ba-He-Qigong) nach außen bewegen/öffnen, so sollten sich die Ellbogen dementsprechend nach innen bewegen/schließen. Dieses „Paternoster"-Prinzip ist vor allem im Taiji Quan von größter Bedeutung. Diese Kleinigkeiten sind es, die die Übungen erst harmonisch machen. Auf jede Regel folgt natürlich die Ausnahme:

> Im Öffnen liegt schon der Keim des Schließens, im Schließen bereits der des Öffnens.

2. Wenn sich ein Teil des Körpers auf eine „yange" Weise bewegt, so kann sich auch der Rest des Körpers „yang" verhalten. Also doch. Durch diese Art des Bewegens kann man sozusagen Yang zu einem Maximum steigern, und, wie wir alle wissen, entsteht am Höhepunkt von Yang – wieder Yin. In der Praxis würde dies beispielsweise bedeuten, während des Hebens der Arme auch den Körper zu heben/strecken. Dadurch erreichen wir ein maximales Yang, um natürlich eine Übung für maximales Yin anzuschließen. Genau so gilt natürlich auch: Wenn sich ein Teil des Körpers auf eine „yine" Weise bewegt, so kann sich auch der Rest des Körpers „yin" verhalten.

3. Wenn sich der Körper äußerlich noch auf eine „yange" Weise bewegt, so kann das Qi schon in einer nächsten „yinen" Phase sein. Wenn der Körper beispielsweise noch am Steigen ist,

leitet das Qi schon die nächste Bewegung ein, indem es bereits wieder sinkt. Dies wird als „Yin im Yang üben" bezeichnet. Der Geist darf in diesem Falle aber nur maximal 50 Prozent der Bewegung vorausgehen, sodass immer eine Verbindung zwischen Geist und Körper gegeben ist. Alles klar?

4. Wenn sich der Körper äußerlich noch auf eine „yine" Weise bewegt, so kann das Qi schon in einer nächsten „yangen" Phase sein. Wenn der Körper beispielsweise noch am Sinken ist, leitet das Qi schon die nächste Bewegung ein, indem es bereits wieder steigt. Dies wird als „Yang im Yin üben" bezeichnet. Auch hier gilt das gleiche wie in Punkt 3.

Eine genauere Erläuterung zu Yin und Yang finden Sie auf den Seiten 184ff. Yin-Energie fließt ganz allgemein von Außen nach Innen. Yang-Energie fließt von Innen nach Außen. Dieses Wechselspiel von Yin und Yang im Körper wird auch durch einen ständigen Wechsel von Spannung und Entspannung während der Übungen geübt. Hierbei ist jedoch weniger der Wechsel der Muskelspannung an sich, sondern viel eher ein Alternieren von Fokus und Weite gemeint.

Die Fünf Elemente harmonisieren

Natürlich sind in allen Bewegungen auch die fünf Wandlungsphasen enthalten. Ich möchte dies an dieser Stelle nur kurz am Beispiel eines simplen Schrittes darstellen:

• Wenn wir einen Schritt durchführen wollen, so beginnen wir diesen stets mit einem Stand. Aus diesem Stand heraus entspringt die Idee, die Intention, einen Schritt zu tun. Dies wäre die Wasserphase.

• Es folgt nun der tatsächliche Beginn des Schrittes. Wir verlagern das Gewicht, heben einen Fuß und beginnen die Bewegung. Dies wäre die Holzphase der Bewegung.

• Die nächste Phase wäre dann der tatsächliche Schritt an sich, das Bewegen des Spielbeines zu der Stelle, wo wir hin wollen. Dies entspricht der Feuerphase.

• Wir setzen den Fuß auf, nehmen wieder Kontakt zur Erde auf und verwurzeln uns wieder, wir erden uns. Dies ist die Erdephase.

• In dem kurzen Moment, in dem wir zu 100 Prozent angekommen sind, in dem die Bewegung ihr Ziel und ihre endgültige Ausprägung erhalten hat, genau dann befinden wir uns in der Metallphase.

• Normalerweise folgt wieder eine Wasserphase: die „Geburt" der nächsten Bewegung. In dieser Art und Weise können wir natürlich jede einzelne Bewegung einer Choreographie aufschlüsseln. Wir können hierbei Schwerpunkte innerhalb einer Bewegung anders verteilen. Und wo sind hier Yin und Yang? Ganz einfach! Das Standbein wäre Yin, das Spielbein wäre Yang. Die Statik wäre Yin, die Dynamik Yang…Yin, Yang, Yin, Yang,…

Den richtigen Zeitpunkt wählen

Wie in anderen Lebenssituationen auch ist das exakte Timing während der einzelnen Bewegungsabläufe ein essenzieller Punkt, welcher nicht vernachlässigt werden sollte. Der Beginn und das Ende einer jeden Bewegung und Position sollten weder zu früh, noch zu spät stattfinden, sondern genau zu dem Zeitpunkt, an dem das Qi angekommen ist: Zur richtigen Zeit am richtigen Ort sein.

Ästhetik und Schönheit

Versuchen Sie, Ästhetik und Schönheit in den Übungen zu finden. Alles Schöne und Ästhetische wirkt heilsam auf uns. Versuchen Sie beispielsweise einmal ein Lied so gut und schön zu singen, wie Sie nur irgendwie können. Als nächstes probieren Sie, dasselbe Lied so falsch und hässlich wie nur irgendwie möglich zu singen. Vergleichen Sie zum Schluss, wie Sie sich jedes Mal gefühlt haben. Welche Version fühlt sich besser an?

Natürlich und einfach

Sobald die Energie da ist, wie eine Blüte erblühen.

Trotz all dieser Details sollten Sie die Übungen individuell natürlich machen. Dies bedeutet, dass es innerhalb einer noch so ausgeklügelten Choreografie auch immer eine gewisse Freiheit gibt. Bewahren Sie Ihre Natürlichkeit! Zwanghaftigkeit führt hier nicht zum Ziel. Jeder Übende führt die Übungen ein klein wenig anders aus, eben so, wie sie seinem Körper und Geist, seiner Natur entsprechen. Auch wenn Details im Qigong sehr wichtig sind und man oft versucht mit vielen kleinen Details im Sinne einer „Qigong-Ökonomie" möglichst viel zu erreichen, so sollten sie in ihrem Stellenwert nicht mehr als die Gesamtheit der Übung ausmachen.

Keep it simple! Genau wie die eingängigsten Melodien meist auch die simpelsten sind, so liegt auch im Qigong die Genialität in der Einfachheit. Es ist überdies ein altes Naturgesetz, dass die Krankheitswahrscheinlichkeit steigt, je höher und komplizierter ein Lebewesen entwickelt ist.

Manchmal kann es vorkommen, dass Ihr Körper während einer bestimmten Bewegung das Bedürfnis hat, sich ein klein wenig anders zu bewegen, beispielsweise ein klein wenig weiter auszuholen oder vielleicht die Schultern mitkreisen zu lassen. Lassen Sie diese kleinen Korrekturbewegungen zu! Ihr Körper versucht sich gerade von diversen Stagnationen zu befreien.

Versuchen Sie die Übungen klar und deutlich auszuführen, ohne allerdings zu verkrampfen. Daher nicht zuviel bewegen, aber auch nicht zuwenig! Auch hier gilt genau wie bei der

„Stehenden Säule": nur die Muskeln anspannen, die für die jeweilige Bewegung unbedingt gebraucht werden.

Was ist der Sinn der „äußeren" Bewegungen?

Qigong ist viel, viel mehr als nur das Erlernen einer Choreografie! Die Choreografie stellt lediglich die Grundlage dar, sie entspricht dem „kleinen Alphabet", ist aber nicht „Literatur". In der Anfangsphase versuchen wir, von Außen her innere, energetische Beweglichkeit zu entwickeln. Versuchen Sie in dieser Phase also, die äußeren Bewegungen im Inneren mitzumachen. Später, wenn wir schon etwas fortgeschritten sind, gehen wir dazu über, von Innen her das Äußere zu korrigieren. Energie wird somit in bestimmte Bewegungsformen integriert und wir lernen gleichzeitig auch, Energie in Bewegung zu verwandeln. Das heißt, in der Anfangsphase bewege ich mich und das Qi folgt, später bewege ich mich, weil sich das Qi bewegt.

> „Bewegung ist eine Manifestation von Qi."

Die Bewegungen werden also durch unsere Gedanken und unsere Aufmerksamkeit eingeleitet; das Qi und letztendlich der Körper folgen. Die Vorstellung sollte ganz bewusst der Bewegung voraus gehen. Auf einer sehr hohen Stufe des Qigong gibt der Geist sogar nur mehr einen klitzekleinen Anstoß, um die Bewegung in Gang zu bringen.

Ein ähnliches Prinzip wird im „Zi Fa Gong", dem so genannten „spontanen Qigong" geübt. Hier bewegt man den Körper so, wie es das Qi gerade will und braucht, ohne einen vorgegebenen Bewegungsablauf einzuhalten.

Katzen, und ganz allgemein Tiere, haben uns übrigens noch etwas voraus: Sie atmen, während sie sich bewegen! Machen wir doch auch, oder? Na dann gehen Sie mal in ein Fitnesscenter und beobachten Sie, wie fast alle dort bei Anstrengung die Luft anhalten. Genau darum geht es im nächsten Abschnitt.

Die Atmung

Da keine Funktion des Körpers einen so großen Einfluss auf das vegetative Nervensystem besitzt wie die Atmung, bestimmt sie, ob wir durch das Leben hecheln oder ruhig und entspannt schreiten können. Interessanterweise ergaben sich in Studien auch enge Verbindungen zwischen Hyperventilation und psychosomatischen Erkrankungen. Und welche Erkrankung ist heutzutage nicht mehr (zumindest teilweise) psychosomatisch?

> Die Atmung ist der Rhythmus des Lebens.

Ganz allgemein versorgt die Atmung den Körper mit Sauerstoff und eliminiert Kohlendioxid. Wenn dieser Austausch nicht gut funktioniert, brauchen wir mehr Atemzüge pro Minute, um genügend Sauerstoff mit Hilfe der roten Blutkörperchen in den Körper zu bringen. Dies wiederum kostet mehr Energie.

Die reguläre Bauchatmung – „Zheng Fu Hu Xi"

Ich möchte an dieser Stelle betonen, dass gute Atmung nicht davon abhängig ist, wie viele Liter Luft wir in einem Atemzug in unsere Lungen pressen können. Gute Atmung hat nicht mit Quantität, sondern mit Qualität zu tun.

Voraussetzung für eine gute Atmung ist allerdings eine gute Körperhaltung beziehungsweise führt eine richtige Körperhaltung automatisch zu richtiger (Bauch)atmung. Dadurch werden auch die kleinsten Kapillaren in den Lungen erweitert und der Gasaustausch zwischen Blut und Alveolen begünstigt. Durch Bauchatmung werden auch die unteren Lappen der Lunge entfaltet, genau der Ort, an dem der meiste Gasaustausch stattfindet. Hier sind es ausnahmsweise nicht die Tiere, sondern die Babies, welche uns diese Eigenschaft voraushaben.

Wer weiß, dass im Qigong die Atmung und somit auch Qi als „Geheimpfad" in das Unterbewusstsein angesehen werden, kann verstehen, warum die Atmung auch so wichtig für unsere Psyche ist. Auch bezüglich der Fünf Elemente (siehe Kapitel über die Fünf Elemente/Wandlungsphasen) wird dies noch einmal ersichtlich.

Das Element Metall, unsere Lunge, kontrolliert Holz, unsere Leber. Das heißt, dass wir über die Atmung unsere Emotionen, welche in der TCM zu einem großen Teil der Leber zugeordnet werden, kontrollieren können. Hierbei ist es vor allem das Zwerchfell, welches die Interaktion von Metall und Holz ermöglicht. Dieser Muskel ist es, der den Rhythmus und die Regelmäßigkeit des Metallelementes auf das Holzelement übertragen soll. Und gerade dieser so wichtige Muskel unseres Körpers ist bei so vielen Menschen verspannt und blockiert. Deswegen gibt es verschiedenste Massagetechniken, die versuchen, das Zwerchfell unterhalb des Rippenbogens zu lockern. Über eine gute Bauchatmung kann das Zwerchfell bewegt werden, eine freie Beweglichkeit des Zwerchfells führt wiederum zu einer „friedlichen" Leber. Solange jedoch dieser Muskel noch blockiert ist, werden Wut und Ärger der Leber nie zur Ruhe kommen.

Außerdem verbraucht die Bewegung des Zwerchfells während der Bauchatmung weitaus weniger Energie als die Aktivierung der Zwischenrippenmuskulatur während der Brustatmung. Das Zwerchfell ermüdet im Gegensatz zur Zwischenrippenmuskulatur nicht. Dies soll aber nicht heißen, dass Bauchatmung immer gut und Brustatmung immer schlecht ist. In manchen Übungen des Qigong wird ganz bewusst mit dem Brustkorb geatmet, um eben auch diese Lungenabschnitte gut zu durchlüften. Ein Zwerchfell hingegen, das sich auf Dauer nie ausreichend senkt, führt zu einem Stau an Energie im Brustbereich und einem Mangel an Qi im Dan Tian.

Die Koordination von Atem und Übung

Der Anfänger ist oft dazu geneigt, die Atmung während des Übens krampfhaft kontrollieren zu wollen, um sie mit den Bewegungsabläufen zu synchronisieren und in Einklang zu bringen. Viel eher sollte man einfach der Natur vertrauen und den Atem von selbst fließen lassen. Gerade am Beginn der „Qigong-Karriere" fällt es oft schwer, die Ein- und Ausatmung an die langsamen Bewegungsabläufe abzustimmen.

Die erste Möglichkeit dieses Dilemma zu lösen scheint, die Übungen schneller zu machen, was unweigerlich dazu führt, dass der Geist nicht mehr folgen kann und die Übungen somit weniger effektiv und schon gar nicht entspannend wirken. Die zweite Möglichkeit wäre… Ersticken! Die wahre Lösung des Problems liegt wohl eher darin, die Ein- und Ausatmungsbefehle des Lehrers vorläufig zu ignorieren und den Atem frei fließen zu lassen bzw. zusätzliche Atemzüge einzubauen. Später, wenn wir schon gelernt haben, uns zu entspannen, wird unsere Atmung von alleine langsamer und ein Abstimmen auf den Bewegungsablauf stellt kein Problem mehr dar, sodass im Idealfall Anfang und Ende einer Atemphase auch Anfang und Ende einer Bewegungsphase entsprechen. Bald werden wir auch von selbst merken, bei welcher Bewegung wir einatmen und bei welcher wir ausatmen sollten. Beim Steigen der Arme beispielsweise würde sich eine Ausatmung völlig unnatürlich anfühlen, daher atmen wir hier ein. Experimentieren Sie also ein wenig, Ihr Gefühl wird Ihnen den Weg weisen. Genauso wie das Hineinspüren in die Muskulatur schon die Muskelspannung verändert, führt das reine Beobachten der Atmung auch hier zu einer Änderung.

Nicht nur die Atemfrequenz wird im Laufe der Übungspraxis allmählich sinken, auch die Pause zwischen den einzelnen Atemzügen wird mit der Zeit ein klein wenig länger werden. Dies sollte aber unter keinen Umständen erzwungen werden. Viele Traditionen sehen genau in dieser Pause zwischen zwei Atemzügen, in dieser kurzen Zeitspanne der völligen Stille, den Weg zur Erleuchtung.

> Wahre Meister atmen mit den Fersen.

Nasen- und Mundatmung

Einatmung sollte ganz allgemein immer durch die Nase erfolgen, Ausatmung kann durch Nase oder Mund erfolgen, dies hängt vor allem davon ab, was wir bewirken wollen.

Wenn wir das Gefühl haben, etwas loswerden zu wollen (Stress, Ärger, einen vollen Kopf), dann sollten wir durch den Mund ausatmen. Hierbei ist es essenziell, auch den Unterkiefer beim Öffnen bewusst locker zu lassen. Viele von uns reagieren auf Stress mit Zähneknirschen und einer Anspannung des Kiefers, vor allem in der Nacht während des Schlafes. Es empfiehlt sich auch, während den ersten Atemzügen einer Trainingseinheit bewusst durch den Mund auszuatmen, um etwaige Stagnationen und Lasten im Körper aufzulösen, bevor wir uns bemühen, neues Qi nachzufüllen.

Wenn wir uns hingegen sehr müde und erschöpft (Qi-leer) fühlen, sollten wir eher durch die Nase ausatmen. Hierdurch können wir mehr Qi im Körper behalten.

Wenn sich die Zunge während des Übens am Gaumen befindet, bleibt uns sowieso nichts anderes übrig, als mit der Nase zu atmen.

Durch die Nasen(ein)atmung wird die Luft erwärmt, befeuchtet und gefiltert. Die Nasenatmung lässt im Vergleich zur Mundatmung auch den Geist leichter zur Ruhe kommen, da er hierbei nicht dauernd damit beschäftigt ist, den Mund auf und zu zumachen.

Der Dan Tian

• Beim Einatmen sollten wir den Atem in den Unterbauch fließen lassen, dabei die Bauch-, aber auch die Rückenmuskulatur, sowie die Flanken entspannen. Der Dan Tian wird in der Vorstellung in allen drei Dimensionen größer, und der Qi-Druck im Unterbauch steigt.

• Beim Ausatmen beobachten wir, wie der Atem denselben Weg wieder hinauf fließt, gleichzeitig werden Dan Tian und somit auch der Bauch wieder kleiner.

Unser Dan Tian ist somit jener Punkt, an dem der Ursprung der Expansionsbewegung des Bauches bei der Einatmung liegt. Dieser findet sich bei jedem an anderer Stelle. Der Bauch darf und soll somit beim (Ein-) Atmen hervorstreten! Keine falsche Scheue! Seien Sie stolz auf Ihren Bauch!

Genießen – und loslassen

Aber auch geistig bleiben wir während der Atmung ganz locker. Die Einatmung sollte genüsslich erfolgen, vielleicht ganz so, als ob wir unseren ersten Atemzug überhaupt genießen würden, voller Neugier, voller Erwartung. Die Ausatmung könnte viel eher unserem letzten Atemzug überhaupt ähneln, allerdings ganz ohne Angst, sondern voller Neugier, voller Freude auf das, was kommen mag. Wir lassen los und warten, was passiert. Und siehe da, der nächste Einatemzug kommt wie von selbst. In vielen Meditationspraktiken versucht man gerade in dieser Pause zwischen Ein- und Ausatmen unser „Sein" zu erfahren.

Nach einiger Übung werden Sie merken, dass Sie tiefer einatmen können, wenn der Körperschwerpunkt etwas weiter hinten (auf den Fersen) liegt. Vielleicht werden Sie dann sogar das Gefühl haben, dass Ihr Atem bis hinunter zu den Fersen fließt.

Dies entspricht der Atmung in Ruhe. Während der Bewegungen fließt der Atem hingegen mit unserer Vorstellung und dem Qi durch den Körper. Als Faustregel könnte man sagen, dass Übungen unterhalb des Bauchnabels meist mit einer Bauchatmung einhergehen, während Übungen oberhalb des Bauchnabels eher mit einer Brustatmung kombiniert sind. Ausnahmen sind herzlichst willkommen…

Die reverse Bauchatmung – „Fan Fu Hu Xi"

Beim Einatmen werden die Bauchmuskeln kontrahiert und zusammengezogen, beim Ausatmen wieder locker gelassen.

Diese Atmung ist ein gutes Training für einige Minuten, ist allerdings unphysiologisch und daher nur für spezielle Übungen gedacht. Sie hilft, sich der eigenen Atemmechanik bewusster zu werden und wieder Kontrolle über das Zwerchfell zu erlangen.

Die (innere nährende) Intervallatmung – „Nei Yang Xi"

Hierbei wird nach dem Ein- oder Ausatmen eine kurze Pause gehalten. Sie soll das Sammeln von Qi innerhalb des Körpers noch zusätzlich fördern. Wenn die Pause nach der Einatmung erfolgt, so wird dies eher als Yang stärkend angesehen, findet die Pause jedoch nach der Ausatmung statt, so wird dies eher als Yin stärkend angesehen. Bei Leere-Zuständen in den Organen sollte die Pause eher nach der Einatmung erfolgen, bei Fülle-Zuständen eher nach der Ausatmung.

Die embryonale Atmung – „Tai Xi"

Die Atmung ist hierbei so fein und ruhig geworden, dass man sie nicht mehr spürt. Diese Atmung tritt bei tiefer Meditation oft von selbst auf.

Ich nenne diese Form des Atmens auch „mitochondriale Atmung". Nein, Mitochondrien sind keine Bewohner eines anderen Planeten. Mitochondrien befinden sich in unseren Körperzellen und sind für die Energieproduktion in Form von ATP (Adenosintriphosphat) zuständig. Bei dieser Form der Atmung versuchen wir somit, mit jeder Zelle des Körpers zu atmen. Diese Technik könnte man daher als eine Form der „zellulären Atmung" ansehen. Interessanterweise gibt es einen sehr wichtigen Akupunkturpunkt an der Ferseninnenseite, der ebenfalls „Tai Xi" (Niere 3) heißt. Wer weiß, dass laut TCM die Nieren die Lunge bei der Einatmung unterstützen, begreift spätestens jetzt, warum „wahre Meister mit den Fersen atmen".

Die Tibeter gehen sogar davon aus, dass wir nur mit einer begrenzten Anzahl an Atemzügen geboren werden. Diese in Quantität und Qualität individuell unterschiedliche Lebensspanne hängt nach tibetischer Vorstellung von der transzendentalen Wind-Energie „Yeshekyi rLung" ab. Sie ist eng mit unserem Karma verbunden. Wenn ein durchschnittlicher junger Erwachsener ungefähr 21.600 Atemzüge pro Tag benötigt, so werden 675 Atemzüge hiervon vom Lebensenergiekanal abgezogen. Die schlauen Kombinierer unter Ihnen merken schon, worauf ich hinaus will: Wer langsamer atmet, lebt länger! Die Daoisten bezeichnen dies als: „Atmen wie eine Schildkröte".

Man atmet mit dem ganzen Körper, der ganze Körper ist Qi. Eine Feder, die vor die Nase gehalten wird, bewegt sich nicht mehr.

Die Natürlichkeit und Spontaneität des Atems sollte aber nie verloren gehen. Es macht keinen Sinn während eines Marathonlaufes tiefe, ruhige Bauchatmung zu verwenden. Genauso macht es wenig Sinn, in Ruhe herumzuhecheln. Ziel ist es natürlich, nicht nur während des Übens richtig zu atmen, sondern auch im Alltag.

Der Geist

Im Gegensatz zur chinesischen Medizin, die eher von einem somatopsychischen Ansatzpunkt ausgeht, ist die tibetische Medizin auf geistige Störungen spezialisiert. Laut ihr führt die Unwissenheit über das Nicht-Erkennen der Natur der Dinge (nämlich dass sie leer und vergänglich sind) zur Entwicklung des Egos mit seinen Wünschen und Bedürfnissen. Dies wäre prinzipiell nichts Schlechtes, nur das Anhaften und Klebenbleiben daran führt zu den „drei Geistesgiften": Gier, Hass, Verblendung. Fast alle Erkrankungen basieren auf diesen.

In diesem Abschnitt möchte ich mich auf die meiner Meinung nach fünf wichtigsten geistigen Grundhaltungen während des Qigong beschränken. Diese sind:

1. das Loslassen
2. die Gegenwart
3. das Lächeln
4. die Leere
5. die Absichtslosigkeit

Das Prinzip des Loslassens

Es gingen einmal zwei Mönche auf Wanderschaft. Als sie zu einem Bach kamen, sahen sie am Ufer eine wunderschöne Frau, die das Wasser überqueren wollte, sich jedoch nicht traute, da sie sonst ihre Kleider verschmutzen würde. Ohne zu zögern ging einer der Mönche auf sie zu, trug sie über den Bach und setzte sie auf der anderen Seite wieder ab.

Die Mönche wanderten stillschweigend weiter, und als sie am Abend beim gemeinsamen Essen saßen, konnte sich der eine Mönch nicht mehr zurückhalten: „Ich bin wütend mit dir. Warum hast du das getan? Wir sollen doch keine Frauen ansehen und schon gar nicht berühren! Und noch dazu eine so schöne!" Sein Bruder antwortete nur: „Ich habe die Frau am Bach zurückgelassen. Warum trägst du sie noch mit dir?"

Schon Buddha sagte: Nur mit dem Loslassen kommt echte Freiheit und echtes Glück. Im Qigong versuchen wir auf mehreren Ebenen loszulassen, um diesen Zustand der Freiheit und des Glücks zu erreichen.

Körperlich loslassen

Auf körperlicher Ebene bedeutet dies, nachgeben zu können, ohne jedoch die eigene Stabilität zu verlieren. Hierbei sollten wir einerseits wie ein Baum starke Wurzeln und eine starke Mitte, andererseits aber flexible Äste besitzen und biegbar wie Bambus sein, ohne aber zu brechen. Auch in der Bewegung sollten wir großes Augenmerk auf das Loslassen legen.

Geistig loslassen

Während des Übens versuchen wir, die Energie von der Außenwelt in die Innenwelt zu kehren, um so Äußeres und Äußerlichkeiten loszulassen. Im Inneren hingegen sollten wir uns vor allem darum bemühen, unser unablässiges Nachdenken loszulassen und den Film, welcher andauernd in unserem Kopf abläuft, einmal anzuhalten. Je geringer letztendlich die Aktivität des Geistes ist, desto besser können wir Qi spüren und wahrnehmen. Dies können wir am Anfang dadurch erreichen, dass wir uns zu 100 Prozent auf die Übung konzentrieren.

> Ein Gedanke ersetzt die tausend Gedanken.

Später sollte es Ziel sein, selbst diesen einen Gedanken an die Übung loszulassen. Meditation stellt somit ein „nach Innen schauen" dar, jedoch ohne festzuhalten oder zu verneinen.

Spirituell loslassen

Loslassen bedeutet hier, all die Dinge loszulassen, die uns tagtäglich unnötig Energie rauben. Es bedeutet aber vor allem auch zu akzeptieren, dass das einzig Konstante im Leben die Veränderung ist. Dies beinhaltet, zu akzeptieren, dass wir die Dinge auf Erden nicht festhalten können. Oft sind gerade jene Menschen, welche die Veränderung am meisten fürchten, am unglücklichsten. Dabei überlege man doch nur: Wäre es nicht langweilig, wenn die nächsten zehn Jahre genau wie die letzten zehn würden? Ist Veränderung nicht genau das, was das Leben zu einem aufregenden Abenteuer macht? Und keine Angst! Der uns vorbestimmte Weg liegt per Definition immer innerhalb unserer Möglichkeiten. Oft verschwenden wir sehr viel Energie, indem wir jegliche Veränderung krampfhaft aufhalten wollen. Dies funktioniert auf Dauer nur leider nicht, denn: „What you resist, persists".
Und wenn wir andauernd nur zurückblicken, so wird es uns schwer fallen, den vor uns befindlichen Weg zu finden. Oft schauen wir noch traurig und sehnsüchtig auf längst verschlossene Türen, und können dadurch all die neu geöffneten Türen und Möglichkeiten nicht erkennen. Sobald wir aber für Neues offen sind, wird auch Neues auf uns zukommen. Leider neigen wir auch dazu, Krankheiten und Sorgen nicht loslassen zu wollen. Manchmal müssen wir nur erlauben, dass sich Probleme auflösen, und siehe da, oft tun sie das dann ganz von selbst. Wie weit das Prinzip des Loslassens gehen kann, zeigt uns die folgende Geschichte auf der folgenden Seite:

> **U**nd wie so oft kam ein Schüler zu seinem Meister und verkündete:
> „Meister, ich habe mich von Allem getrennt, ich habe alle meine Besitztümer verschenkt, mein Haus, meine Kleider, alles habe ich losgelassen."
> Doch der Meister antwortete nur: „Dann lass es los!"
> „Aber Meister, ich habe alles losgelassen. Ich habe mich so bemüht. Ich bin frei von allen Anhaftungen!", erwiderte der Schüler.
> Doch der Meister antwortete nur: „Dann lass es los!"

Jedes Mal, wenn sich eine Tür schließt, öffnet sich automatisch eine neue. Aussteigen heißt Einsteigen in etwas Anderes.

Das Prinzip der Gegenwart

Ein Zen-Meister wurde einmal gefragt, was denn das Geheimnis seines langen Lebens und des Glücklichseins sei. Seine Antwort war wie folgt: „Wenn ich gehe, dann gehe ich. Wenn ich sitze, dann sitze ich. Wenn ich liege, dann liege ich. Wenn ich esse, dann esse ich."
Eines unserer Hauptprobleme im Westen ist schlicht und einfach, dass wir beim Sitzen schon ans Aufstehen denken, sobald wir aufstehen, laufen wir schon fast, während des Laufens kauen wir am Hot Dog und während des Hinunterschlingens sprechen wir über das, was gestern war und das, was morgen vielleicht (aber wahrscheinlich eh nicht) sein wird.

Es gibt keinen Weg zum Glücklichsein, da Glücklichsein bereits der Weg ist.

Im kalten Winter sehnen wir uns nach dem Sommer, im Sommer wünschen wir uns schon wieder den Winter herbei. Auch wenn Vorfreude (und nicht die Schadensfreude) bekanntermaßen die schönste Freude ist, so hindert sie uns in diesem Fall doch daran, das zu genießen, was sich uns gerade bietet. Oder, anders formuliert: Wir sind nie dort, wo wir gerade sind.
Glück kann nur in der Gegenwart gefunden werden. Denn Glück ist, was man findet, wenn man aufhört zu suchen…und zu streben. Wenn wir also andauernd nur nach anderen Dingen sehen, werden wir nie das genießen können, was bereits da ist.

Ankommen im Hier und Jetzt

Wir Erwachsenen leben leider viel zu oft in Vergangenheit oder Zukunft und schlafwandeln eigentlich nur durch die Gegenwart. Im Gegensatz zu uns haben Kinder (und auch Tiere) noch nicht verlernt, in der Gegenwart zu leben. Dies ist wohl auch der Grund für die natürliche Fröhlichkeit der meisten Kinder. Sie bereuen nicht lange, was irgendwann einmal war, noch sorgen sie sich andauernd um die Zukunft.
Auch diese Unart, dass alles im Leben einen Zweck oder ein Ziel haben muss, hindert uns am Leben in der Gegenwart.

Genau deswegen „leben" viele Leute nicht, sondern „existieren" nur, wieder andere existieren nicht einmal, sondern „überleben" nur. Und so vergehen die Jahre: Wir waren zwar am Leben, gelebt haben wir doch kaum. Oder, noch schlimmer: Stellen Sie sich vor, Sie leben ein wunderschönes Leben, kommen allerdings erst am Ende darauf, dass es eigentlich schön war. Wäre das nicht traurig?

Zeit haben – Zeit genießen

Ist Ihnen schon einmal bewusst geworden, dass fast alle modernen Geräte nur dazu erfunden wurden, um Zeit zu sparen? Der Computer, das Auto, und vieles mehr. Eigentlich müssten wir unendlich viel (Frei-)Zeit haben! Ich las einmal einen Artikel, in dem stand, dass sich eine Hausfrau heutzutage im Vergleich zu ihren Kolleginnen vor 200 Jahren jeden Tag 40 Stunden an Zeit erspart! Ist das nicht sensationell! Eine Revolution des „Anti-Agings". Wir müssten eigentlich jeden Tag immer jünger werden!

Es geht nicht darum, Zeit zu sparen, sondern darum, Zeit zu genießen. Bei den Übungen versuchen wir daher locker und gleichzeitig sowohl zeitlich als auch räumlich präsent zu sein. Wir genießen es, einfach nur da zu sein.

Innehalten

Wir bemühen uns, unsere eigenen Körpergrenzen, aber auch unsere Umgebung zu spüren. Wo sind wir zu Ende? Wo fangen wir an? Obwohl wir loslassen, sind wir doch fokussiert. Wir lauschen der Stille, hören in die Umgebung hinein, „erhören" zuerst den Raum, dann weiter hinaus und schenken dem ganzen Universum unsere Aufmerksamkeit. Wir befinden uns zu 100 Prozent und mit allen fünf Sinnen im Hier und Jetzt und ersetzen dadurch Gedanken durch Gefühle. Ich nenne dieses sich-seiner-Umgebung-bewusst-sein das „Kulissenbewusstsein".

Während einer Bewegung sollte daher der ganze Körper die gesamte Zeit im Bewusstsein bleiben, vom Scheitel bis zur Fußsohle, von den Fingerspitzen bis zu den Organen.

Und wie vollziehen wir dieses Prinzip im Alltag? Ganz einfach. Wir betrachten die Dinge einfach so, als ob wir sie das allererste Mal in unserem ganzen Leben sehen würden. Wir sind wach und aufmerksam, lassen die Dinge rein und auch wieder raus und erlauben dem Moment voller Wertschätzung in sich vollkommen zu sein.

> „Wissen Sie, wie Sie Gott zum Lachen bringen können? Erzählen Sie ihm etwas über Ihre Pläne."

Genau dieser Aspekt des hundertprozentigen „Präsent-Seins" wird im Zen-Buddhismus durch das „absichtslose Sitzen" (Zazen) geübt. Ziel dieser Übung liegt darin, sich in seiner eigenen wahren Buddha-Natur wieder zu erleben. Im Buddhismus wird diese kurze Erleuchtung als „Kensho" oder als „Satori" bezeichnet, als wahres Erleben des eigenen Wesens und damit auch des Wesens des Kosmos, denn beide sind ja bekanntermaßen eine Einheit.

Der Psychologieprofessor Csikszentmihalyi entwickelte zu diesem Thema die „Flow" Theorie:

Er fand heraus, dass sich Leute vor allem dann glücklich fühlten, wenn sie konzentriert und selbstvergessen in einer Tätigkeit aufgehen konnten. Dies bedeutete, eine Sache um ihrer selbst willen zu tun, ohne einen weiterführenden Zweck damit zu verfolgen. Absolute Glücksmomente im Leben sind also nur dann möglich, wenn wir uns total dem Moment hingeben und im Flow sind. Genau das wird in der Meditation geübt. Warum also lange warten, bis die Umstände endlich einmal so oder so sind, wenn sich das Glück doch meist so nahe im Hier und Jetzt befindet, wenn sich das wahre Leben doch in einem winzigen Augenblick nach dem anderen abspielt, viel kürzer noch als eine Sekunde. Und doch ist es dieses kleine Zeitfenster, in der das wahre Leben liegt, in der die Realität verborgen ist. Werden Sie ein „Flow-Erlebnisse"-Sammler!

Im Moment leben heißt somit, die Realität direkt zu erleben und nicht über den Umweg unseres Denkens oder unserer Sprache.

Qigong soll uns helfen, das Offensichtliche wieder zu entdecken, das Wunder der Schöpfung in alltäglichen Dingen wieder zu finden. Und wenn wir wieder lernen, uns zu entspannen, so wird sich unsere Wahrnehmung ganz von selbst verändern.

Das Prinzip des Lächelns

Als ich in China mit meinem Qigong- und Taiji-Quan-Training begann, war ich immer sehr verwundert, warum alle immer „Qigong spielen" sagten, einmal hörte ich sogar den Ausdruck „Qigong tanzen"! Dies entsprach zum damaligen Zeitpunkt natürlich ganz und gar nicht meinen Vorstellungen von Qigong. Spielen wäre etwas für Kinder oder Sportler, dachte ich. Und so etwas Mysteriöses, Geheimnisvolles, ja vielleicht sogar Übernatürliches wie Qigong hatte doch nichts mit Spielen zu tun! Hieß „gong" denn nicht Arbeit? Und wie kamen die auf Tanzen? Tanzen? Erst viel später erkannte ich: Qigong ist nichts Ernstes! Tragen Sie daher während des Übens ein sonniges Lächeln auf den Lippen!

Ohne Lächeln keine Einsicht.

- Lächeln Sie mit den Mundwinkeln, aber auch mit den Augenwinkeln!
- Lächeln Sie, als ob Sie einem geliebten Menschen zulächeln würden!
- Lächeln Sie, als ob Sie sich selbst der beste Freund wären!
- Lächeln Sie sowohl äußerlich, als auch innerlich!
- Schenken Sie auch Ihren Organen ein Lächeln!
- Lächeln Sie mit Ihrem Herzen!
- Überfluten Sie Ihren gesamten Körper mit einem herzhaften Lächeln!

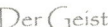

- Lächeln Sie mit jeder Pore Ihres Körpers!
- Kultivieren Sie Ihr Lächeln!
- Üben Sie Qigong, als ob Sie ein Kind wären!
- Bewegen Sie sich, als ob Sie mit dem Kosmos tanzen würden!

Ganz so, als ob Qigong Ihnen wirklich Spaß machen würde…

Lächeln ist leicht

Wenn es eine Übung gibt, die sich wohl am leichtesten in den Alltag integrieren lässt, dann ist es die des inneren Lächelns. Aber auch wenn es hier vor allem darum geht, ein Lächeln im Herzen zu tragen, so zeigt sich dies natürlich immer auch äußerlich. Ein inneres Lächeln mit einem äußerlichen Böse-Schauen funktioniert nur bei den hartgesottensten „Frusties". Versuchen Sie, dieses sanfte Lächeln während des gesamten Tages zu tragen. Durch diese einfache Übung allein entscheidet sich, ob der Tag ein guter oder ein mühevoller wird. Tragen Sie während des Übens den Gesichtsausdruck einer schnurrenden Katze, die sich gerade streicheln lässt.

Lächeln ist auch eine Bewegung der Augen! Sie werden sehen, dass es Ihnen steht. So manche Schönheitsoperation konnte schon damit verhindert werden. Wenn Ihre Ohren allerdings von Ihren Zähnen Besuch bekommen, dann haben Sie ein wenig übertrieben. Auch sollte Ihr Unterkiefer immer entspannt und locker bleiben.

Lächeln benötigt viel weniger Muskeln als böse zu schauen und ist als gemäßigte Form des Lachens die beste Medizin für uns und unser Herz. Es verschafft uns Zugang zu Gefühlen wie Glück, Zufriedenheit, Liebe. Während des Übens hilft uns das Lächeln, eine gewisse Leichtigkeit zu bewahren und vermittelt uns das Gefühl, geliebt zu werden. Es entscheidet darüber, ob ein Training einfach nur Training oder auch Genuss und Erholung ist. Und wer es schafft, ein Lächeln während einer ganzen Übungsserie aufrecht zu erhalten, der wird es auch in schwierigen Alltagssituationen nicht so schnell verlieren.

Da Lächeln genauso wie Glücklichsein sehr ansteckend ist, wird dieses Lächeln sowohl Sie selbst, als auch die Welt um Sie herum ein klein wenig schöner machen. Nichts ist so inspirierend wie ein glücklicher, zufriedener Mensch! Wenn Sie allerdings, aus welchen Gründen auch immer (weil Sie der Chef sind, weil Sie Gangsta-Rapper sind, …) überhaupt nicht lächeln wollen, dann üben Sie sich doch zumindest in der Kunst des inneren Lächelns! Denn ohne Lächeln bleibt unser Drittes Auge verschlossen.

Daher: Im Zweifelsfall – Lächeln! …sonst werde ich gleich furchtbar böse…

Das Prinzip der Leere „Kong":

Eines Tages ging ein junger Mönch zu einem berühmten Zen-Meister, um von ihm zu lernen. Der Meister bat ihn zu einer Schale Tee, worauf der junge Mönch über seine Sorgen und den Fußmarsch zu erzählen begann. Er sprach von all dem, was er schon über den Zen-Meister gehört habe, von der Welt im Allgemeinen und hörte einfach nicht auf zu reden. Darauf nahm der Meister die Schale des Mönches und begann Tee einzugießen. Die Schale füllte sich schon, doch er hörte nicht auf einzuschenken. Der Tee schwappte über auf den Tisch, den Boden, doch der Meister hörte noch immer nicht auf einzugießen. Entsetzt fragte der junge Mönch, was er denn mache, ob er nicht gesehen habe, dass die Schale schon längst gänzlich gefüllt sei. Der Zen-Meister antwortete: „Doch, und genauso voll ist dein Kopf. Auch du bist angefüllt mit Gedanken, Meinungen und Erwartungen. Wie soll ich dir die Erleuchtung einschenken, wenn du mir keine leere Schale reichst?

Das Prinzip der Leere ist im Wesentlichen eine direkte Folge eines tiefgründigen Loslassens. Hier geht es vor allem darum, zwar geistig leer zu werden, trotzdem aber zu 100 Prozent präsent zu bleiben. Wir versuchen hierbei uns selbst, unsere Umwelt, ja sogar das gesamte Universum bewusst wahrzunehmen. Dieser Zustand vollkommener Wachheit, aber auch Stille, wird manchmal nach Wachen, Schlafen und Träumen als vierter Bewusstseinszustand angesehen. Er wird im Qigong gelegentlich als „Rujing" bezeichnet. Dies wird von vielen Lehrern als eine absolute Schlüsselerfahrung für die Gesundung unseres Organismus angesehen.

> Ein Mönch ging eines Tages zu seinem Abt und sagte: „Buddha lehrt, dass alle Dinge leer sind." Darauf schlug der Abt auf den Kopf des Mönches. „Aua!" „Warum schmerzt dein Kopf, wenn alle Dinge leer sind?"

Trotz hundertprozentiger Achtsamkeit befinden wir uns so in einem Zustand, der jenem kurz vor dem Einschlafen ähnelt. Diese geistige Leere und Klarheit können wir uns auch wie glasklares Wasser vorstellen, ganz ähnlich jener Klarheit, die entsteht, nachdem alle trüben Partikel zu Boden gesunken sind und sich gesetzt haben. Werden Sie daher so still wie ein ruhiger, alles widerspiegelnder Gebirgssee!

Manchmal wird für diesen Zustand auch der Kranich als Symbol verwendet. Dieser steht ganz ruhig am Wasserufer, entspannt, trotzdem jederzeit bereit, einen vorbeischwimmenden Fisch zu schnappen.

Da sich heutzutage der Mensch leider nicht mehr dadurch definiert, wer er tatsächlich ist, sondern was er tut und was er hat, genießen wir im Qigong den Zustand des Nichtstuns und praktizieren bewusst das Gegenteil: Einfach nur da sein.

Wenn der Geist leer ist, gibt es keine Ängste, keine Sorgen, keinen Ärger. Somit ist ein Zustand der Leere immer auch ein Zustand der Freiheit. In solch einem Zustand können wir völlig frei von Verpflichtungen sein, frei von Krankheit, Zeit, Ort. Dadurch kehren wir zum Kosmos, zu unserer „Buddha-Natur" zurück. Wir erkennen die Dinge als leer, ohne sie aber als leer zu betrachten.

Das Prinzip der Absichtslosigkeit

Wir sollten uns davon verabschieden, andauernd Dinge um einer bestimmten Sache willen zu tun. Auch wenn wir wahrscheinlich aus einem bestimmten Grund angefangen haben, Qigong zu erlernen (vielleicht um gesund zu werden, um stärker als Jackie Chan und Bruce Lee gemeinsam zu werden,…), sollte dieser Gedanke während des Übens nicht präsent sein. Auch sollten wir nicht krampfhaft versuchen, die Wirkung einer Übung herbei zu zwingen. Hier gilt es wie so oft, einfach der Natur zu vertrauen. Bald werden wir merken, dass die Übungen von selber wirken. Lassen Sie also das Bedürfnis los, alles immer unter Kontrolle haben zu wollen!

Wu Wei

Die Daoisten haben hierzu ein sehr bekanntes Konzept erstellt: „Wu Wei".

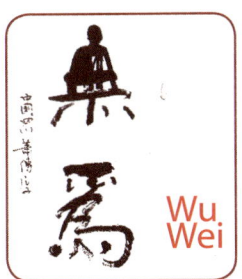

Wu Wei

Absichtsloses Handeln

Wu Wei ist eigentlich der Lohn für all die Mühen eines Qigongschülers. Wörtlich bedeutet Wu Wei „kein Handeln" oder vielleicht noch besser: „nicht Eingreifen".
Man könnte auch sagen: „Wir haben keinen Grund zu handeln oder einzugreifen." Oft wird Wu Wei auch als „absichtsloses Handeln" übersetzt und definiert sich als Nichthandeln im Sinne einer Enthaltung eines gegen die Natur gerichteten Handelns. Wu Wei bedeutet somit, nicht in den normalen Lauf der Dinge einzugreifen, nicht gegen die Natur zu handeln, sondern in Harmonie mit ihr.

Wu Wei bedeutet, zu erforschen, was im Augenblick angebracht und nötig ist, um dann im Sinne der aktuellen Gegebenheiten spontan in aller Aufrichtigkeit handeln zu können, oder auch einfach nicht zu handeln, wenn es nicht nötig sein sollte. Ursprünglich bedeutete Wu Wei, der Konstellation des Himmels entsprechend zu handeln.

Zur richtigen Zeit das Richtige tun

In manchen Situationen ist es somit besser, einfach zu warten und nicht zu handeln. Auch das Abwarten und nicht Eingreifen ist also eine mögliche Reaktion. Manchmal ist es schlicht und einfach nötig, gewisse Entscheidungen reifen zu lassen. Dies gelingt jedoch meist nur, wenn wir hierfür stabil und sicher genug sind und nicht gleich in Panik verfallen, wenn wir mutig genug sind, den Geschehnissen ihren Lauf zu lassen. Sehr oft geschieht es, dass sich Probleme erst genau dann wie magisch in Luft auflösen, wenn wir aufgehört haben, krampfhaft weiterzukämpfen und uns stattdessen dem Fluss des Lebens hingegeben haben.

Durch Nichtstun auch etwas erreichen

Es gibt auch eine Erweiterung dieses Grundsatzes: (Wu Wei,) wu bu wie. Übersetzen könnte man dies mit: „Es gibt keinen Grund nicht zu handeln." Dies bedeutet, dass man sehr wohl handeln soll, wenn es einen Grund dafür gibt. Dieses Handeln sollte dann spontan im Einklang mit dem Dao entstehen, und zwar leicht und mühelos.

„Niemals tun, doch bleibt nichts ungetan."
Laozes Dao De Jing, Kapitel 37

Es hilft allerdings nichts, ab heute völlig entschlusslos einfach alles geschehen zu lassen, um dadurch der ultimative Daoist zu werden. Wu Wei muss immer ohne Erwartung oder Motiv gelebt werden, es kann niemals einem bestimmten Zweck dienen. Das ehrgeizige Streben, besser zu sein als jemand anderer, die Gier nach Ehre oder Ruhm sind dieser Lebensweise völlig fremd.

Lao Tse schreibt in Kapitel 48 des Dao De Jing:
„Ist Gelehrsamkeit dein Ziel, so mehre sie täglich.
Ist das Dao dein Ziel, so mindere es täglich.
Mindere Schritt für Schritt, bis du anlangst beim Nichthandeln.
Durch Nichthandeln bleibt nichts ungetan.
Mühelos nur hält man die Welt. Sobald Mühe hinzukommt, entgleitet unhaltbar die Welt."

Wann soll man handeln?

Und woher weiß ich, welches Handeln wann angebracht ist? Ich weiß es dann, wenn ich sehr eng mit dem Universum verbunden bin, wenn ich offen und aufnahmebereit bin und daher „die Konstellation der Sterne lesen kann". In der chinesischen Philosophie heißt es, dass sich Mikrokosmos und Makrokosmos entsprechen. In anderen Worten: Wir tragen das ganze Universum in jeder Zelle von uns, und, was noch wichtiger ist: Wir tragen die gesamte Weisheit und Kraft des Universums in uns. Und genau darauf können wir vertrauen.

Auch moderne Physiker, wie der britischer Wissenschaftler Paul Davis, gehen davon aus, dass die Atome, aus denen wir bestehen, aufgrund ihrer enormen Langlebigkeit, vielleicht schon tausenden Menschen vor uns gehört haben könnten. Und da alles in uns und um uns letztendlich aus Atomen besteht, drängt sich natürlich die Frage auf: Wo hört mein Körper auf und wo fängt das Universum an?

Die Illusion, dass wir etwas anderes sind, als unsere Mitmenschen oder unsere Umgebung hält einzig und allein unser Ego aufrecht. In Wirklichkeit sind wir alle eins, sowohl zeitlich, als auch örtlich unbegrenzt. Eine Möglichkeit, diese Auflösung von Dualität zu erfahren, ist die Liebe. Im Zustand inniger und wahrer Liebe gibt es weder „Du" noch „Ich". In solchen Augenblicken zerfließt die Grenze, die uns voneinander trennt. Wir werden eins.

Ich weiß auch dann richtig zu handeln, wenn ich sehr eng mit mir selbst verbunden bin und mich selbst gut kenne. Ich weiß es, wenn ich meine innere Stimme klar und deutlich hören kann, wenn ich ruhig und still genug bin, sodass die uns allen innewohnende Weisheit an die Oberfläche treten kann. Und, was mindestens genauso wichtig ist, wenn ich gelernt habe, meiner inneren Stimme zu vertrauen und nach ihr zu handeln. Über unsere Intuition haben wir Zugriff auf das gesamte Wissen der Menschheit. Dies bedeutet, dass alle Antworten zu allen Fragen, die sich uns im Laufe unseres Lebens in den Weg stellen, bereits vorhanden und präsent sind. Wir müssen nur lernen, sie auch zu sehen, oder besser gesagt, zu fühlen. Und genau dies üben wir im Qigong.

Es reicht daher völlig, sich eine Situation genau anzusehen, indem wir versuchen, alle Seiten und Aspekte wahrzunehmen, ohne aber darüber nachzudenken. Der Handlungsimpuls wird dann ganz von selbst aus unserem Inneren an die Oberfläche treten.

Denken wurzelt nicht in der Gegenwart

Das genaue Gegenteil dieser Lebenspraxis wäre es, jedes Problem (und manche Menschen können aus allem ein Problem machen) von allen Seiten mit dem Intellekt zu analysieren und alle Eventualitäten im Voraus zu berechnen, getreu dem Motto: „Wir können ein Problem erst dann lösen, wenn wir es so genau wie nur irgendwie möglich analysieren können." Dass dies sowieso immer zum Scheitern verurteilt ist, muss nicht erwähnt werden. Denken ist ein Vorgang, der per definitionem niemals mit der Gegenwart zu tun hat. Es ist immer ein Abgleichen der Realität mit dem, was wir in der Vergangenheit darüber gelernt haben. Selbst Vorstellungen über Gegenwart und Zukunft wurzeln immer in der Vergangenheit. Wu Wei funktioniert allerdings immer nur in der Gegenwart und ist somit genau genommen die Perfektion des Lebens in der Gegenwart.

Siegen durch Spontaneität und Intuition

In der Kampfkunst kann es daher nach dem Prinzip des Wu Wei auf die Frage „Was machst du, wenn dich dein Gegner so angreift?" auch keine konkrete Antwort geben. Wahre Kampfkunst muss immer spontan bleiben, da auch kein Angriff dem anderen gleicht. Patentrezepte sind somit immer nur theoretischer Natur und stellen eine Möglichkeit von unendlich vielen dar.

Es gibt hierzu auch eine Geschichte von zwei Samurai, die sich auf einer Insel treffen sollten, um ein Duell durchzuführen. Der eine verbrachte die Tage davor auf der Insel, um sich jeden Baum und jeden Stein genau einzuprägen, während der andere sich überhaupt nicht auf den Kampf vorbereitete. Letzterer gewann natürlich, weil er nicht durch zu viele Erwartungen und Vorstellungen voreingenommen war und dadurch spontan handeln und kämpfen konnte.

> „Moving, be like water. Still, be like a mirror. Respond like an echo."
> Bruce Lee

Es ist daher die Basis einer jeden Kampfkunst, so entspannt wie möglich dem Gegner gegenüber zu stehen, da es nur dann möglich ist, schnell und explosiv genug reagieren zu können. Deswegen ist das Trainieren der inneren Kraft für jede Kampfkunst unerlässlich. Eine Kampfkunst ohne innere Kraft ähnelt einem Boxsack ohne Sand. Erst durch einen erhöhten Druck an Qi im Körperinneren wird man ähnlich einem aufgeblasenen Fahrradreifen in der Lage sein, die Kraft eines Schlages abzudämpfen. Der höchste Level der Kampfkunst ist es allerdings, einen Kampf zu gewinnen, ohne zu kämpfen. Hier reicht schon die Ausstrahlung des Kämpfers, um den Gegner aufgeben zu lassen. Diese Kampfkraft wird im Chinesischen als „Jin" bezeichnet.

Freiheit durch Erkenntnis

> „Wenn du den Geist (Intellekt) schulen willst, achte auf den Körper.
> Wenn du die Seele (Spiritualität) schulen willst, achte auf den Geist."

Wu Wei verschafft uns auch ein Gefühl der Freiheit bzw. ist die Freiheit paradoxerweise auch eine Voraussetzung, um Wu Wei zu praktizieren. Voraussetzung für Freiheit ist jedoch Erkenntnis. Eine Erkenntnis, dass wir in Wirklichkeit durch unsere sozialen, beruflichen und gesetzlichen Verpflichtungen wie in einem Spinnennetz gefangen sind. Dies soll keinesfalls heißen, dass ein Daoist automatisch auch ein Anarchist ist.

Ganz im Gegenteil, ein nach dem Dao lebender Mensch weiß von ganz allein, was gut und richtig für sich und seine Umgebung ist, ganz ohne aufgezwungene gesellschaftliche Regeln und Gesetze. Ein nach dem Dao lebender Mensch wird von ganz allein moralisch richtig handeln, da er tief in seinem Inneren spürt, dass dieses oder jenes falsch oder richtig ist. Er besitzt somit die Weisheit, spontan handeln zu können, ohne Dummheiten zu begehen.

Zu diesem Thema schreibt der daoistische Gelehrte Zhuangzi über die Menschen, die in Harmonie mit dem Dao leben:

„Sie sind aufrecht und gerecht, ohne zu wissen, dass solches Tun Rechtschaffenheit darstellt. Sie lieben einander, ohne zu wissen, dass solches Güte ist. Sie sind ehrlich und wissen doch nicht, dass solches Treue ist. Sie halten ihre Versprechen, ohne zu wissen, dass sie damit in Glaube und Vertrauen leben. Sie stehen einander bei, ohne daran zu denken, Geschenke zu vergeben oder zu empfangen. So hinterlässt ihr Handeln keine Spur."

Für die Praxis des Wu Wei ist es keinesfalls nötig, sich aller gesellschaftlichen Verpflichtungen zu entledigen, es ist jedoch unabdingbar, sich derer bewusst zu werden. Vor allem ist es wichtig, sich der Denkprozesse klarzuwerden, die wir im Laufe unseres Lebens auf dieser Welt anerlernt haben und sie letztendlich auch zu hinterfragen, allerdings ohne darüber nachzudenken. Alles klar? Diese anerlernten Denkprozesse, an denen wir ach so gerne anhaften, sind es nämlich, die uns daran hindern, die Dinge so zu sehen, wie sie tatsächlich sind. Sie geben uns zwar ein Gefühl des Vertrauten und der Sicherheit, allerdings filtern sie auch alles und lassen nur das durch, was in unser gegenwärtiges Weltbild passt. Sie helfen uns zwar in unserem Beruf und wenn wir an einer Ampel über die Straße gehen wollen, für eine spirituelle Entwicklung sind sie aber leider meist im Weg.

Durch Wu Wei verwandeln wir also Ohnmacht in Macht. Oder, wie man auf Hawaii zu sagen pflegt:„You can´t stop the waves, but you can learn how to surf."

Conclusio

Alle Aspekte des Übens, sprich die Regulation der Körperhaltung, der Atmung und des Geistes sind stets eng miteinander verbunden und sollten daher als ein Ganzes gesehen werden. Nur wenn die Körperstruktur harmonisch und im Gleichgewicht ist, kann auch der Geist zur Ruhe kommen, da er nicht mehr mit dem Ausgleichen beschäftigt ist. Dies gilt natürlich auch umgekehrt.

> Wer zu viele verschiedene Stile auf einmal lernt, wird nur mehr damit beschäftigt sein, sie nicht mehr zu vergessen.

Praktische Tipps

Was?

Welcher Qigongstil?

Welchen Qigongstil oder welche Übungen Sie üben sollen, bleibt letztendlich ganz Ihnen überlassen. Nur weil ein bestimmter Meister seine eigene Erkrankung durch die von ihm kreierten Übungen heilen konnte, heißt dies noch lange nicht, dass dieses Übungssystem auch für Sie das Beste ist. Genauso ist nicht jede Sportart für jeden geeignet oder interessant. Manche mögen es ruhiger, andere brauchen mehr Action. Dies kann auch an verschiedenen Tagen anders sein. An manchen Tagen werden Sie das Gefühl haben, dass es nichts Schöneres gibt, als einfach nur zu stehen und „da zu sein", an anderen Tagen hingegen wird Ihr Körper nach Bewegung verlangen.

Meiner Erfahrung nach kann es manchmal sehr hilfreich sein, auch in andere Stile hineinzuschnuppern, da sich dadurch oft neue Horizonte auftun. Gerade am Anfang sollten Sie aber nicht zu viel verschiedene Übungen trainieren und eher bei einem Stil bleiben. Erst wenn wir im Laufe unserer Übungspraxis das Gefühl haben, das wir „alles aus einer Übung herausgeholt haben" und mit dieser Übung nichts Neues mehr erfahren können, dann ist wohl die Zeit gekommen, entweder die Übung noch einmal unter Anleitung eines erfahrenen Lehrers zu wiederholen, oder aber eine neue zu erlernen. Neue Übungen bringen oft frischen Schwung in alte. Nichts desto trotz: Es gibt fast immer etwas Neues und Anderes in den schon gelernten Übungen zu entdecken.

Natürlich ist es auch möglich verschiedene Qigongstile zu kombinieren. Genau, wie man auch verschiedene Musikstile miteinander verbinden kann, so kann man auch verschiedene Qigongstile kombinieren. Dies ist natürlich kein leichtes Unterfangen, weswegen viele Lehrer immer davor warnen. Nur Leute mit ausgereiften „musikalischen" Fähigkeiten, sollten so ein Unternehmen in die Hand nehmen. Auch harmonieren manche Stile natürlich besser miteinander als andere. Wer gleich drei oder mehrere Stile mischen will, muss schon ein kleiner „Mozart" des Qigong sein. Mindestvoraussetzungen, um verschiedene Qigongstile verbinden zu können sind die Fähigkeit, zu spüren, welche Wirkung eine Übung auf das Qi im Körper hat, sowie sehr gute Kenntnisse der Traditionellen Chinesischen Medizin. Wenn Sie allerdings letztendlich „Ihren" Stil gefunden haben, so bleiben Sie dabei!

Wie?

Hungrig oder satt?

Während des Übens sollten wir weder hungrig sein noch einen allzu vollen Magen haben. In einem überfüllten Bauch, der sich kurz vor dem Zerplatzen befindet, ist schlicht und einfach kein Platz für Qi. Oder anders formuliert: Ein voller Bauch behindert die Zwerchfellbeweglichkeit. Auch sollte man vor dem Training die Toilette besuchen.

Seidenanzug oder doch ganz nackt?

Die Kleidung sollte angenehm und locker sein, Schmuck, Uhren, Ringe und andere Handschellen wenn möglich abnehmen. Natürlich können Sie auch Ihren geliebten Taiji-Anzug anziehen. Sie müssen aber nicht. Der Vorteil einer eigenen „Qigong-Uniform" liegt natürlich in der vermehrten Ritualisierung des Trainings. Jedes Training wird dadurch zu etwas ganz Speziellem. Der Nachteil liegt aber darin, dass man Sie vielleicht mit dem Kellner vom Chinarestaurant von Gegenüber verwechseln könnte. Wundern Sie sich also nicht, wenn Sie jemand während Ihres Trainings nach dem Mittagsmenü fragt.

Tragen Sie genau so viel Kleidung, dass Ihnen während des Trainings weder kalt noch heiß ist. Sie sollten nach Möglichkeit während des Übens nicht ins Schwitzen geraten, da Sie über den Schweiß natürlich auch wieder Qi verlieren. Vorsicht auch beim Barfußüben. Hier kann sehr leicht Kälte über den Nierenmeridian nach Innen dringen.

Rock oder Reggae?

Manchmal werde ich gefragt, ob man während des Qigong entspannende Musik hören kann. Ja, man kann. Aber man muss nicht.

Man kann ruhige Musik auflegen, wenn sie einem hilft, sich besser zu entspannen und Alltagsgedanken loszuwerden. Allerdings besteht hier die Gefahr, sich zu sehr in der Musik, anstatt in sich selbst zu vertiefen. Auch sollten die Übungen im Rhythmus des eigenen Körpers und nicht im Rhythmus der Musik durchgeführt werden. Da wir im Qigong versuchen, vollständig loszulassen, impliziert dies natürlich auch, Musik loszulassen. Daher empfehle ich entspannende Musik unabhängig von Qigong zu hören und sich während des Qigong vollständig der Stille zu widmen. Musik beim Qigong gleicht in etwa Stützrädern beim Radfahren. Sie erleichtern uns am Anfang das Üben, sind allerdings später eher hinderlich. Und letztendlich bereitet uns Radfahren viel mehr Freude, wenn wir schon ohne sie auskommen können. Warum sollte man beispielsweise eine CD mit zwitschernden Vögeln auflegen, wenn der nächste Park vielleicht nur drei Minuten entfernt ist?

Eine weitere Frage, die mir schon öfter gestellt wurde ist die folgende: „Gibt es von den Übungen kein Video?" Auch wenn ein Video sicherlich praktisch und von Nutzen sein kann, so ist doch das eigene Üben wesentlich wichtiger als das Zuschauen vor dem Fernseher. Wozu braucht man ein Video, wenn man die Übungen sowieso jeden Tag selber übt?

Augen offen oder geschlossen?

Mit geschlossenen Augen ist es leichter, sich auf das Innere des Körpers zu konzentrieren, deshalb ist dies für den Anfang zu empfehlen. Wenn wir allerdings mit geschlossenen Augen üben, so heißt dies keineswegs, dass wir nicht sehen. Im Gegenteil! Gerade mit geschlossenen Augen sollten wir versuchen, möglichst viel wahrzunehmen, gerade dann sollten wir besonders genau „hinsehen".

Nicht schauen, aber sehen.

Es ist allerdings auch sinnvoll, ab und zu mit offenen Augen zu üben, um die Verbindung zwischen Außenwelt und Körperinnenwelt zu fördern. Dabei gibt es zwei Möglichkeiten.

Die erstere wäre, trotz geöffneter Augen mit der Aufmerksamkeit im Körper zu verbleiben („nei shi" – innerer Blick). Die zweite Möglichkeit wäre, mit der Aufmerksamkeit sowohl innerhalb als auch außerhalb des Körpers zu sein, das heißt, man fokussiert nicht auf bestimmte Dinge, die Konzentration im Blickfeld bleibt eher in der Peripherie und man versucht das ganze Bild wahrzunehmen, ohne an bestimmten Objekten „hängen zu bleiben".

Sobald wir nämlich etwas fokussieren, fangen wir automatisch an zu denken. Dieser Blick („ping shi" – neutraler Blick) ist vergleichbar mit dem der Jäger von Naturvölkern, die bei der Jagd auch die kleinsten Bewegungen im Gebüsch wahrnehmen müssen. Auch Kampfsportler müssen ihren Gegner als Ganzes im Blickfeld haben, ohne sich auf einen bestimmten Teil zu konzentrieren, um keine Bewegung des Gegners zu übersehen. Es ist also kein leerer Blick, sondern ein Blick müheloser Konzentration und liebevoller Intention. Dieser Blick ruht in der Ferne, ganz so, als ob wir unendlich weit sehen könnten, nach vorne, zur Seite, sogar nach hinten, so als ob wir durch alle Wände hindurchsehen könnten. Diese Art des Sehens verbindet uns nochmals mit dem gesamten Kosmos und lässt uns die Weisheit des Daos leichter erkennen. Oder, viel nüchterner erklärt, es verbessert unsere periphere Wahrnehmung.

Schauen, aber nicht sehen.

Es ist sinnvoll, alle Varianten durchzuprobieren und dann diejenige zu wählen, die einem am angenehmsten ist, allerdings die anderen alle von Zeit zu Zeit trotzdem zu üben.

Vor dem Spiegel üben?

Ja und Nein. Ein Spiegel kann am Anfang hilfreich sein, um grobe Unstimmigkeiten zu erkennen. Letztendlich kann er die Korrektur durch einen erfahrenen Lehrer aber nicht ersetzen. Auch für die inneren, energetischen Korrekturen reicht er meist nicht aus.

Die Übung zuerst nach links oder nach rechts?

Dies ist eine der vielen Glaubensfragen im Qigong. Meistens werden Übungen nach links begonnen, da die linke Seite als die Seite angesehen wird, an welcher der Qifluss beginnt. Auch entspricht die linke Seite eher jener Hälfte mit der wir aufnehmen, mit der rechten Seite geben wir eher Energie. Deshalb reichen wir uns ja auch die rechte Hand zum Gruß. Auch gibt es die Vorstellung, dass Männer immer links beginnen sollten, da dies ihre Yang-Seite ist, während Frauen rechts beginnen sollten, da dies ihre Yang-Seite darstellt. Deswegen machen Männer den ersten Schritt gerne mit links, Frauen lieber mit rechts.

Ob Übungen nun letztendlich nach links oder rechts, im oder gegen den Uhrzeigersinn durchgeführt werden sollten und ob ein Mann die Übung in eine andere Richtung machen sollte als eine Frau, teilt die Qigong-Gemeinde wohl in drei Lager. Die erste Gruppe behauptet klarerweise felsenfest, dass nur die eine Richtung die einzig richtige wäre, die zweite schwört natürlich auf die andere und die dritte, zu der auch ich mich zähle, empfiehlt einfach, das zu tun, was sich besser anfühlt.

Nichts desto trotz gibt es meiner Meinung nach wesentlich wichtigere Dinge im Qigong als, auf welcher Seite man anfangen sollte.

Keine Angst vor Fehlern!

Gerade zu Beginn haben manche Leute Angst, sie könnten die Übungen falsch machen und üben daher lieber gar nicht. Wenn man bei einem halbwegs erfahrenen Lehrer lernt, so ist dies meiner Meinung nach völlig unbegründet. Einerseits wird immer mehr Richtiges als Falsches dabei sein, andererseits können etwaige Fehler in der nächsten Stunde vom Lehrer ausgebessert werden.

Schon per definitionem führt niemand die Übungen zu 100 Prozent korrekt durch. Dies liegt daran, dass der weitaus größte Teil einer Übung ja im Inneren durchgeführt wird. Und dies zu beherrschen, dauert zumindest einige Leben lang. Sonst wären wir ja alle schon Meister und könnten in „Qigong-Ruhestand" gehen. Daher macht man selbst nach vielen Jahren des Übens die Übungen noch immer ein klein wenig „falsch". Dies ist ja auch das Schöne am Qigong. Wir hören nie auf, zu lernen, wir hören nie auf, besser zu werden. Und genau dies ist das Ziel im Qigong. Besser zu werden, egal auf welcher Stufe man sich zur Zeit befindet.

Nichtsdestotrotz bin ich letztendlich kein Freund des Wortes „falsch". Ich glaube, dass dieses absolute Konzept von richtig oder falsch hier nicht angebracht ist. Genauso gibt es eigentlich kein gut oder schlecht, alles hat schlicht und einfach Vor- und Nachteile. Die Frage lautet nur: Können wir um der Vorteile willen die Nachteile in Kauf nehmen? Oder, anders formuliert: Was eine Vorderseite hat, hat auch eine Rückseite. Je größer die Vorderseite, desto größer auch die Rückseite. Deswegen bevorzuge ich das Wort „anders", und wenn eine Übung anders durchgeführt wird, so wirkt sie eben einfach anders. Wie man eine Übung genau durchführt, hängt eben davon ab, was man mit ihr bezwecken will. Statt einer krampfhaften Bemühung, alle Bewegungsabläufe zu 100 Prozent korrekt durchzuführen, wäre die spielerische Neugier eines Kindes oft der bessere Weg. Auch ein noch so begabter Musiker würde ein Stück wahrscheinlich ein klein wenig anders spielen, als ein anderer ebenso begabter Kollege. Jeder hat somit seine individuelle Note, die er dem Stück verleiht. Und selbst wenn wir uns nur einen Teil einer Übung gemerkt haben, so ist dies schon besser als gar nichts. Nichtsdestotrotz benötigen wir gerade am Anfang die Kontrolle und Korrektur eines erfahrenen Lehrers. Nach einigen Jahren Übungspraxis werden wir in der Lage sein, viele, aber niemals alle Fehler selbst zu erkennen. Und wer weiß, eines Tages werden auch Sie in formvollendeter Eleganz durch den Raum schweben! Üben Sie! Fühlen

> 15 Minuten Qigong sind besser als 15 Minuten mehr Schlaf. Oder, wie Dagobert Duck schon formulierte: Morgenstund´ hat Gold im Mund.

Sie! Hören Sie auf Ihren Körper! Er wird Ihnen den richtigen Weg weisen. Der einzig wahre Fehler liegt darin, aus Angst vor Fehlern nicht zu üben.

Wo?

Großstadtdschungel oder Freiluftarena?

Prinzipiell können wir Qigong überall üben, nach Möglichkeit sollte es sich aber um eine ruhige Umgebung handeln. Auch für frische Luft sollte gesorgt sein.

Wenn wir im Freien üben, sollten wir Acht geben, uns nicht einem Übermaß an Wind, aber auch Hitze, Kälte, Feuchtigkeit oder Trockenheit auszusetzen. Eine sehr sanfte Brise ist durchaus in Ordnung, Zugluft oder starker Wind (z.B. am Strand) sollte aber unbedingt vermieden werden, da der Wind das Qi zerstreut und mit ihm Kälte oder Hitze leicht in den Körper eindringen können. Auch pralle Sonneneinstrahlung ist nicht ideal. Vom Üben während eines starken Gewitters möchte ich auch eher abraten. Der Grund ist ganz einfach: Ruhiges Wetter macht ruhiges Qi.

Üben Sie Qigong mit einer Wand im Rücken, die Ihnen Rückendeckung gibt. Dies ist ein ganz fundamentales Prinzip im chinesischen Feng Shui.

Trotz all dieser „Vorsichtsmaßnahmen" können wir im Notfall überall üben. Unter schlechten Umständen zu üben ist immer noch besser, als gar nicht zu üben. Außerdem können wir uns einfach vorstellen, an einem schönen Ort zu sein, auch das ist legitim.

Man muss also nicht am schönsten Ort der Welt Qigong üben, viel wichtiger als der Ort ist die richtige Einstellung! Und wenn Sie sich eines Tages tatsächlich am schönsten Ort dieses Planeten befinden, so üben Sie bitte um Gottes willen kein Qigong, sondern genießen Sie den Augenblick!! Das ist mehr Qigong, als Sie je machen können. Genießen Sie einfach den Geruch des Meeres, die sanfte Brise, die grünen Täler… Vergessen Sie „Himmelstor öffnen, Erdetor öffnen,…", seien Sie einfach nur da, mit all Ihren Sinnen. Wenn Sie allerdings das Glück haben, länger an so einem Ort verweilen zu dürfen, dann wäre es sehr wohl ein paar Minütchen wert, einige Übungen in einer herrlichen Umgebung zu genießen. Abgesehen davon fällt es in der Natur sowieso nicht so schwer, entspannt zu sein. Wenn Sie im Großstadtdschungel Ihr Dasein verbringen, dann sollten Sie Qigong üben!

Wann?

Auch für Morgenmuffel und Nachteulen

Da man mit Qigong recht viel Energie aufbauen kann, ist es natürlich sinnvoll, in der Früh (noch bevor Sie Ihre E-mails aufrufen) zu üben. Auch ist der Geist am Morgen noch klar und ruhig, sowie die Energie des Tages noch frisch. Genau wie in der ersten Phase des Schlafes noch die Erlebnisse des Vortages aufgearbeitet werden, so herrschen auch während der

Meditation in der ersten Phase noch die Gedanken des Tages vor. Um dies zu umgehen, empfiehlt es sich daher in der Früh zu üben, da es zu diesem Zeitpunkt noch keine Eindrücke zu verarbeiten gibt.

Nicht umsonst wird in allen spirituellen oder religiösen Traditionen besonders der frühe Morgen für Meditation, Gebet oder Kontemplation sehr geschätzt. Zwei weitere Vorteile liegen auf der Hand: Wenn wir Qigong gleich in der Früh üben, können keine „wichtigeren" Dinge dazwischenkommen und uns vom Üben abhalten. Und, wir haben immer etwas, worauf wir uns freuen, wenn der Wecker läutet. Jeder Tag fängt gut an, ist das nicht schön?

Die gute Nachricht

Wenn man lieber am Abend übt, so ist dies auch kein Problem. Hier sollte man aber das Training etwas ruhiger und entspannender gestalten, um nicht voller Energie die ganze Nacht wach im Bett zu liegen.

• Wenn wir morgens trainieren: Ruhig beginnen und aktiv beenden (Yin – Yang)
• Wenn wir abends trainieren: Aktiv beginnen und ruhig beenden (Yang – Yin)

Geheimtipps

Gute Zeiten für das Training sind während des Wechsels von Yin und Yang (11.00 – 13.00 und 23.00 – 01.00). Auch die eigene Geburtszeit kann eine gute Zeit zum Üben sein.

Üben Sie nach einem Regenguss im Sommer, wenn die Luft und somit das Qi ganz besonders frisch und rein ist. Im Winter ist es dafür sehr schön zu trainieren, wenn draußen viel Schnee liegt und es ganz sanft schneit (natürlich im warmen Hausinneren).

Die schlechte Nachricht

Eine ideale Zeit für Qigong wäre auch dann, wenn Sie Lust auf Sex verspüren. Dies hat natürlich den Grund, dass Sie die freiwerdende sexuelle Energie nützen und speichern können (z. B. um sie dann im Streit mit dem Lebenspartner einsetzen zu können).

Der geheimste aller geheimen Geheimtipps

Üben Sie zumindest einmal Qigong mitten in der Nacht! Und hier meine ich wirklich mitten in der Nacht. Nicht um 22 Uhr vor dem Schlafengehen. Hier meine ich 0 Uhr oder 2 Uhr oder zumindest zu einem Zeitpunkt, zu dem Sie mit Sicherheit der einzige sind, der noch wach ist. Warum diese Spinnerei? Das Üben mitten in der Nacht wird eine Dimension und Qualität des Qigong noch viel, viel deutlicher machen, als wenn Sie am Tag üben: die Dimension der Stille, der Ruhe, des Friedens. Nichts desto trotz ist diese Art des Übens auf Dauer natürlich nicht zu empfehlen. Deshalb: Ab ins Bett! Im Schlaf geht alles von selbst.

Wie oft?

Ein Leitsatz könnte lauten: Mindestens einmal täglich, am Anfang jeden Tag!!!
Hierzu gibt es auch ein sehr grausames Sprichwort: Ein Tag ohne Training heißt drei Tage zurück in den eigenen Fähigkeiten, drei Tage ohne Training heißt einen Monat zurück.

So oft üben?

Am Anfang müssen wir schlicht und einfach mehr üben, um Erfolg zu haben. Wenn wir den Körper schon durch oftmaliges Training konditioniert haben, werden wir später nur noch einen kleinen Stimulus brauchen, um große Reaktionen auslösen zu können. Ein kurzer Gedanke reicht dann schon oft. Einen Weg, den wir schon oft gegangen sind, finden wir auch im Schlaf. Genauso ergeht es dem Qi. Wenn es gewohnt ist, einen bestimmten Weg zu gehen, so kann es das auch im Schlaf. Wir mögen uns an dieser Stelle erinnern, was wir in der Schule über den „Pawlowschen Hund" gelernt haben.

Der Körper muss sich auch erst an die Übungen gewöhnen. Erst wenn die Übungen schon im Kleinhirn gespeichert sind, wird das Großhirn wieder frei für neue Information. Wenn wir beispielsweise Radfahren lernen, dann hilft ja auch nur eines: Üben, Üben, Üben. Nur über Qigong zu lesen, wäre in etwa so, als ob wir Radfahren erlernen wollten, indem wir uns die Betriebsanleitung des Rades durchlesen.

Wer einen Tag früher zu trainieren beginnt, wird einen Tag früher Meister.

Leider lernt unser Körper viel langsamer als unser Intellekt. Bestimmte Körperhaltungen und -muster lassen sich daher nicht von heute auf morgen umstrukturieren.

Keine Zeit, Qigong zu üben?

Keine Zeit für Qigong zu haben ist für mich die Indikation Nummer Eins, erst recht zu üben! Wenn ich nicht einmal eine halbe Stunde am Tag für mich selbst Zeit habe, dann wird es höchste Zeit, gewisse Dinge in meinem Alltag zu überdenken. Es ist genau dieses tägliche Ritual des Übens, dieser 30-Minuten-Kurzurlaub im Alltag, der Balance in unser Leben bringen kann.

Auch wenn es viele Dinge gibt, die uns Energie geben können, ein Konzert, ein Spaziergang, ein Treffen mit einem lieben Freund, so stellt sich hier immer die Frage: Ja, aber wie oft tun wir dies tatsächlich? Wohl kaum täglich. Und genau hier liegt der wesentliche Unterschied: im Ritual. Das tägliche Ritual des Übens ist es, welches Qigong so wirkungsvoll macht. Und falls wir einmal keine Möglichkeit haben, tatsächlich zu üben, können wir immer noch in unserem Geiste die Übungen durchführen. Dieses Visualisieren im Geiste ist eine hervorragende Übung, die dem tatsächlichen Üben sehr nahe kommt. Ich kann nur empfehlen, diese Art des Trainings einmal auszuprobieren.

Qigong kennt keine Ferien?

Die Gefahr im Pausieren des täglichen Trainings liegt wohl darin, dass wir, wenn wir einen Tag auslassen können, auch allzu leicht zwei, drei oder vier Tage auslassen könnten. Nichtsdestotrotz bin ich der Meinung, dass ein Tag Pause manchmal wahre Wunder wirken kann. Die Betonung liegt auf manchmal! Wenn Sie jeden Tag Pause machen, könnte es sein, dass Sie lange auf das Wunder warten müssen.

Wenn wir ab und zu einen Tag pausieren, merken wir oft erst, wie schlecht es uns ohne Üben geht, und das nächste Training wird dann umso schöner. Auch braucht der Körper manchmal etwas Zeit, um „zu verdauen". Ein Tag Pause hilft somit gegen langweilige Routine und Sättigungsgefühl. Deswegen empfehle ich sowieso, mehr als nur ein Trainingsprogramm zu haben, sodass eine gewisse Abwechslung während des Übens gegeben ist. Dadurch können wir jeden Tag üben, ohne Langeweile zu verspüren. Variation und Abwechslung halten den Geist frisch und aufmerksam. Auch hier gilt wie immer: Das goldene Mittelmaß finden! So gut und förderlich Variation des Übens manchmal sein kann, überfordern Sie Ihren Körper nicht mit zu viel davon! „Verdauen" Sie immer zuerst alle neu gelernten Übungen, bevor Sie etwas Neues in Angriff nehmen.

Auch wenn wir uns für die Übungen genügend Zeit nehmen sollten, ist letztendlich die Qualität des Übens wichtiger als die Quantität. Hier steckt aber auch schon das Dilemma: Qualität braucht eben Zeit!

Wie lange?

Qigong beginnt ab einer halben Stunde pro Tag. Alles darunter ist Entspannung und nicht Qigong. Nur einmal in der Woche eine Stunde lang im Kurs zu üben hat daher nichts mit „gong", sprich „Ritual" zu tun. Um tatsächlich Qigong zu üben benötigt es mindestens 3,5 Stunden pro Woche, also im Durchschnitt 30 Minuten pro Tag. Dies war die chinesische Antwort.

Nun die westliche: Natürlich ist es legitim auch weniger zu üben, es muss ja nicht die gesamte Welt Qigong üben. Wenn Sie lieber Ka Fei und Ni Koh Thin statt Fang Song und Zhang Zhuang genießen wollen, so bin ich Ihnen persönlich auch nicht böse. Na ja, vielleicht ein klein wenig, Ihr Körper wird es auf jeden Fall sein.

Die Dosis macht das Glück

Eigentlich ist es ganz einfach: Wenn wir drei Minuten üben, bekommen wir die Wirkung von drei Minuten, wenn wir 25 Minuten üben, bekommen wir die Wirkung von 25 Minuten. Für die meisten Leute sind wohl 20-40 Minuten täglich ideal.

Idealerweise üben wir so lange, wie wir brauchen, um den maximalen gesundheitlichen und spirituellen Effekt zu bekommen. Dies ist individuell, genauso wie Essen oder Schlafen, manche brauchen viel, manche nur wenig. Das heißt aber nicht, dass man nur solange übt, wie es wunderbar gemütlich oder ohne Anstrengung ist.

Von „Fünf-Minuten-Qigong" halte ich persönlich nicht sehr viel. Ich verstehe aber natürlich auch, dass sich „Kurzzeit-Qigong" wesentlich besser verkauft, als „Stundenlanges Qigong". Lehrer, die „Stundenlanges Qigong" anbieten würden, wären während ihrer Kurse wohl stundenlang sehr einsam.

> Durch tägliches Qigongtraining üben wir den schwierigsten aller Kung Fu Stile:„Nei zhu gou gong fu" – „Innerer-Schweinehund-Kung-Fu"

Auch jede einzelne Übung innerhalb einer Übungsserie sollte gerade am Anfang öfter wiederholt werden, bevor die nächste Übung angegangen wird. Während der ersten Wiederholung fragt sich unser Körper gerade zu Beginn wohl noch:„Was um Gottes willen ist das?". Bei der zweiten Wiederholung hingegen denkt er vielleicht schon: „Ach, das kenn ich." Erst bei der dritten Wiederholung aber wird sich unser Körper allmählich denken: „Da kann ich mich doch glatt entspannen." Wenn wir schon oft geübt haben, so erkennt unser Körper die Übung vielleicht schon bei der ersten Wiederholung und beginnt sich schon während dieser zu entspannen.

Generell ist für Anfänger langes Üben meist noch sehr ermüdend, deswegen gilt hier oft: „Weniger ist mehr". Fortgeschrittene hingegen können bereits von längeren Übungszeiten profitieren, da sie schon gewohnt sind, während des Übens keine unnötige Kraft und Energie zu verschwenden. Hier gilt dann oft:„Mehr ist mehr". Anfänger sollten daher eher kürzer üben, dafür vielleicht aber öfter am Tag, während Fortgeschrittene oft mehr davon profitieren, wenn sie nur einmal täglich üben, dafür aber länger. Einerseits lässt sich durch längere Übungsdauer eine größere Vertiefung des Geistes erreichen, andererseits verfügen Fortgeschrittene auch über eine größere „Qi-Kapazität".

Was heißt das? Während des Übens erreichen wir oft einen Punkt, an dem wir das Gefühl haben, dass das eigene Qi „gesättigt" ist. Dies ist meist ein guter Punkt, das Training langsam zu beenden. Nach diesem Punkt beginnt meist eine Phase, in der wir mehr Qi verlieren, als wir hinzugewinnen. Ein Grund hierfür liegt darin, dass das Bewegen von Qi, so gut und wichtig es zwar ist, immer auch Qi verbraucht. Je weiter man jedoch in der Übungspraxis fortgeschritten ist, desto länger kann man diesen Punkt des Umkippens hinauszögern, desto größer wird auch der „Kübel", den man mit Qi füllen kann, desto größer ist die eigene Qi-Kapazität und desto größer ist letztendlich die Dichte und der Druck von Qi im Körper. Die größten Fortschritte finden fast nie in den ersten fünf Minuten des Trainings statt.

Auch aus dem Biofeedback weiß man, dass Tiefenentspannung mindestens zehn bis zwanzig Minuten braucht. Wenn wir einen Berg besteigen wollen, so müssen wir auch immer im Tal beginnen. Wenn wir also einen Achttausender besteigen wollen, so benötigt dies einfach mehr Zeit als die Besteigung eines Dreitausenders. Wenn wir nun jeden Tag nur fünf bis zehn Minuten üben, so wird sich dies zwar mit Sicherheit positiv auf unsere Gesundheit auswirken und wir werden mit der Zeit vielleicht auch ein guter „Bergsteiger", aber eben nur im Gebiet der Dreitausender und nicht im Himalaya.

Doch zuviel Ehrgeiz führt immer zu einem Verlust an Freiheit. Wir werden „selbstvergessen". Die Qualität des Übens, sprich wie präsent wir sind, ist letztendlich wichtiger als die Zeit des Übens. Das Stichwort lautet: Moderato! Den Garten jeden Tag ein bisschen wässern.

Finden Sie Ihre ganz persönliche, individuelle, richtige Dosis! Im Qigong hat es keinen Sinn, Ergebnisse erzwingen zu wollen. Verbesserungen und Fortschritte treten stufenweise auf, das heißt, manchmal werden Sie sich in einer Phase befinden, in der scheinbar nichts weitergeht, von Zeit zu Zeit werden sich aber aus heiterem Himmel neue Horizonte auftun, sodass Sie wieder eine Stufe höher steigen können. Geben Sie sich alle Zeit der Welt, um Fortschritte zu machen! Wenn Sie sich während des Übens nicht wohl fühlen, oder Sie von gewissen Empfindungen überfordert werden, dann ist weniger meist mehr.

Ein neuer Schüler fragt seinen Meister: „Meister, wie lange muss ich üben bis auch ich ein Meister bin?" Sein Lehrer antwortete: „ 20 Jahre."
„Ich bin aber ein sehr fleißiger Schüler, ich werde Tag und Nacht ohne Pause trainieren. Wie lange werde ich dann brauchen?", erwiderte der Schüler sofort. „ 40 Jahre", so die Antwort des Meisters.

Zuviel Ehrgeiz ist somit der größte Feind des Qigong. Verabschieden Sie sich besser gleich vom Bedürfnis, der oder die Beste sein zu wollen. Üben Sie Qigong stattdessen mit Freude!

Üben Sie mit Muße!

Der wichtigste Punkt ist und bleibt allerdings: Weiterüben! Nicht aufgeben! Erst eine Kontinuität des Übens kann längerfristig Spuren hinterlassen.

Zusammenfassung

Im Prinzip sind folgende Aspekte des Übens wichtig:

- Moderat
- Geduld
- Durchhaltevermögen
- Schritt für Schritt
- Regelmäßigkeit
- Umfassend

Cheng Man Ch´ing, ein berühmter Taiji-Quan-Meister, soll einmal gesagt haben: „Auf jede Minute Theorie kommt eine Stunde Training!" Ich hoffe, Sie sind sich über die Folgen dieses Satzes bewusst. Je mehr ich hier erzähle, desto mehr müssen Sie daheim trainieren!

4. Die Übungen

Die Vorbereitungsübung

Nehmen Sie sich vor jedem Training einige Augenblicke Zeit, um zur Ruhe zu kommen, bevor Sie mit den eigentlichen Übungen beginnen. Im Prinzip kann dieser Teil des Übens individuell gestaltet werden. Die essenzielle Frage, die wir uns hierbei nur stellen müssen, ist: Was muss ich persönlich tun, um in den „Qigong-Zustand" zu kommen? Hier möchte ich Ihnen nun eine Möglichkeit vorstellen, wie Sie Ihr Qigongtraining beginnen können, ganz gleich, welchen Stil Sie üben. Ich empfehle, sich gerade am Anfang (aber auch noch nach vielen Jahren Übungspraxis) ein Ritual zusammenzustellen, wie man seine Qigongeinheit jedes Mal beginnt.

> **Die Augen schließen und nach Innen schauen**

Meist ist es ratsam, mit geschlossenen Augen zu üben, da man sich so besser konzentrieren kann.

> **Füße schulterbreit parallel stellen**

Stehen Sie weder zu breit, noch zu schmal. Die Schultern ruhen über den Hüften, die Hüften über den Knien, die Knie über den Fußgelenken.

Achten Sie darauf, dass Ihr Gewicht gleichmäßig auf den Fußsohlen verteilt ist. Etwa zwei Drittel des Körpergewichtes sollte sich hinten befinden, ein Drittel vorne.

Die Füße, und hier insbesondere die zweiten Zehen sollten parallel zueinander stehen, da dies energetisch am neutralsten ist. Wenn die Fußspitzen eher nach außen zeigen, so geht einerseits leichter Qi verloren, andererseits kann es natürlich ganz bewusst dazu verwendet werden, um „schlechtes" Qi abzuleiten. Wenn die Fußspitzen weiter nach innen zeigen, so hilft dies zwar Qi im Körper zu bewahren, Qi-Stagnation könnte aber die Folge sein. Vor allem fällt es in so einer Position schwerer den Dammbereich zu entspannen. Dies wäre dann die „Warten-vor-der-Toilette-Position". Von vorne gesehen sollten die Beine daher nicht in der Position eines Dreieckes mit der Spitze im Dammpunkt, sondern senkrecht gerade und durch einen Bogen im Dammpunkt miteinander verbunden sein.

Nach außen gerichtete Füße schieben unser Becken etwas nach vorne, während nach innen gerichtete es eher nach hinten schieben. Erst wenn die Füße parallel stehen, kann sich unser Becken im Zentrum entspannen. Am Anfang müssen wir meist noch einige Zeit nachkorrigieren bis wir die richtige Position gefunden haben.

Das Steißbein baumeln lassen, die Hüfte leicht nach vorne kippen und sinken lassen. Die Leiste, den Unterbauch und Dammpunkt locker lassen

Durch diese minimale Bewegung des Bauchnabels in Richtung Nasenspitze entspannen sich Unterbauch, Leiste, Hüfte und Lendenwirbelsäule. Dies findet weniger durch eine An-spannung der unteren Bauchmuskulatur, als viel mehr durch eine Entspannung der unteren Rückenmuskulatur statt. Diese Bewegung ähnelt in etwa derjenigen, die wir durchführen, wenn wir uns auf einen Sessel setzen.

Indem wir den unteren Teil der Wirbelsäule baumeln lassen, kann sich unser Lebenstor, Mingmen, im unteren Rücken öffnen.

Achten Sie auch darauf, ob das Becken nicht vielleicht zu der einen oder anderen Seite verschoben ist, und versuchen Sie dies gegebenenfalls ein wenig zu korrigieren. Ein kleiner Knick in der Hüfte sollte sichtbar ist. Ein lockerer Unterbauch ist essenziell für eine tiefe Atmung; ein lockeres Becken und eine lockere Hüfte fördern die Qi-Zirkulation in dem Ex-trameridian Du-Mai.

Die Entspannung des Dammbereiches wiederum ist essenziell für die drei Extrameridiane Ren-Mai, Du-Mai, Chong-Mai. Erfühlen Sie diesen Bereich Ihres Körpers. Zum Entspannen des Dammbereiches hilft es manchmal, ihn vorher langsam und graduell anzuspannen, um dann wieder weiter und weiter loszulassen. Dies ist eine hervorragende Übung zur Stär-kung des Nierenqi, die Sie jederzeit zwischendurch machen können. Sie hilft bei vielen Er-krankungen des Unterbauches, wie z. B. Organsenkungen oder Inkontinenz.

Dadurch werden sekundär die Knie leicht gebeugt

Wie alle Gelenke sollten auch die Knie nie ganz durchgestreckt sein. Die Fußspitzen sollten von oben noch sichtbar bleiben, beugen Sie daher nicht zuviel und überprüfen Sie von Zeit zu Zeit, ob die Standhöhe angenehm für Sie ist.

Geben Sie dabei Acht, dass Sie Ihr Gewicht nicht mit nach vorne verlagern oder in der Hüfte blockieren. Durch das leichte Beugen der Knie verringern wir die Spannung im Lendenwir-belsäulenbereich.

Richten Sie die Wirbelsäule auf und ziehen Sie das Kinn ein wenig an. Dadurch den Halsansatz aufrichten

Hierdurch befindet sich Ihr Kopf genau über der Wirbelsäule und Sie müssen ihn nicht mehr mit Hilfe Ihrer Nackenmuskulatur tragen. Dadurch ersparen Sie sich auf elegante Weise ein Zervikalsyndrom und das „klare Yang" kann auch wieder in den Kopf steigen. Sie fördern die

Verbindung von Kopf und Körper und bewahren einen klaren Geist. Nicht umsonst befinden sich die meisten von Sun Si Miaos „Himmelsfensterpunkten", welche häufig zur Behandlung von psychischen und mentalen Problemen akupunktiert werden, im Hals-Nackenbereich. Eine aufrechte Wirbelsäule und ein aufrechter Oberkörper fördern die Zirkulation von Qi in den Extrameridianen Du-, Ren- und Chong-Mai. Obwohl in den Extrameridianen im Vergleich zu den zwölf Hauptmeridianen von Haus aus kein Qi „zirkuliert", so fließt Qi in ihnen doch den Umständen im Körper entsprechend.

Übertreiben Sie allerdings nicht. Wenn Ihre Mitmenschen schon vor Ihnen zu salutieren beginnen, dann war Ihre Haltung zu militärisch anstatt einfach nur locker.

Schultern locker sinken lassen

Die Schultern und Handgelenke sind Engpässe für Qi und sollten daher immer locker und gelöst sein. Achten Sie darauf, die Schultern weder nach vorne einfallen zu lassen, noch sie verkrampft mit Hilfe der Rückenmuskulatur nach hinten zu ziehen.

Brustkorb leeren

Damit Qi bis in den Dan Tian sinken kann, sollten Sie den Brustkorb nicht wie beim Militär hinausstrecken, sondern leicht nach innen sinken lassen. Dies geschieht vor allem durch ein Entspannen und Öffnen der Schulterblätter. Dadurch kann sich auch unser Herzbereich lösen.

Lassen Sie beide Schultern sinken und sich zur Seite nach Außen ausdehnen.

Arme und Hände leicht öffnen

Unter den Achseln sollte etwas Platz sein, die Arme sollten nicht ganz anliegen. Die Finger sollten ein klein wenig geöffnet sein. Öffnen Sie die Hände, bis das Bewusstsein und somit auch Qi angekommen sind. Dadurch kann Qi ungehindert zu dem Akupunkturpunkt Laogong fließen. Hierdurch wird auch Qi in den Fingern aktiviert. Nach chinesischer Vorstellung ist jeder Finger einem ganz bestimmten Organsystem zugeordnet.

Ich nenne diese Position „Stehen wie die Cowboys".

Zunge sanft hinter den Schneidezähnen an den oberen Gaumen legen

Dadurch schließen Sie den „kleinen Himmelskreislauf" zwischen Ren- und Du-Meridian. Es kommt zu vermehrter Speichelbildung und Sie atmen automatisch durch die Nase. Achten

Sie darauf, die Zunge wirklich nur ganz sanft anzulegen. Sie sollten das Gefühl haben, als ob Ihre Zunge den Gaumen beinahe berührt und beinahe doch nicht.

Himmelstor öffnen

Lenken Sie Ihre Aufmerksamkeit nach oben und entspannen Sie den Scheitel Ihres Kopfes. Sie können sich auch vorstellen, am Scheitel aufgehängt zu sein und vom Himmel zu baumeln. Dadurch richtet sich Ihre Wirbelsäule noch ein wenig mehr auf. Ihr Kopf wird quasi nach oben gezogen. Hierdurch trägt sich der Kopf selbst und balanciert elegant am Schultergürtel. Öffnen Sie das Himmelstor wie einen Trichter nach oben. Ganz gleich, wie Sie es sich letztendlich vorstellen, wichtig ist, dass Sie eine Verbindung mit dem weiten, blauen Himmel herstellen.

Werfen Sie im Alltag einfach ab und zu einen Blick in den Himmel! Beobachten Sie die Wolken, die Farben, die Weite und die Leichtigkeit, die er uns bietet. Versuchen Sie, diese Klarheit förmlich aufzusaugen, zu integrieren und dann während Ihrer Qigongpraxis wieder aufzurufen.

Vom Kopf aus durch den Körper nach unten loslassen und den Körperschwerpunkt sinken lassen

Überprüfen Sie noch einmal Ihre komplette Körperhaltung. Was würden Sie verändern, wenn Sie noch drei Stunden so stehen müssten? Lassen Sie das Körpergewicht wie eine Flüssigkeit nach unten fließen. Lassen Sie sich vom Himmel baumeln. Es kann ein Gefühl auftreten, als ob Sie von weit oben auf Ihren Körper hinunter schauen. Die Bandscheiben zwischen den Wirbelkörpern haben viel Platz.

Erdetor öffnen

Lenken Sie Ihre Aufmerksamkeit zu den Fußsohlen und versuchen Sie den Boden unter Ihren Füßen zu erfühlen. Sie können sich auch vorstellen, wie ein Baum viele Meter tief in der Erde zu wurzeln. Einige Qigonglehrer empfehlen hier, die Zehen leicht am Boden anzukrallen, meiner Meinung nach ist es besser, die Zehen in Gedanken wie Saugnäpfe an die Erde zu drücken, oder den Boden einfach anhaften zu lassen.

Wenn Sie unbedingt Ihre Krallen ausfahren wollen, dann krallen Sie eher mit der großen Zehe und vor allem mit dem Fußballen, nicht mit den Zehen! Dadurch verbinden Sie den Akupunkturpunkt Yongquan („sprudelnde Quelle" oder „Niere 1") mit der Erde. Nachdem Sie Himmels- und Erdetor geöffnet haben, sollten Sie das Gefühl haben, als ob sich Ihr Körper und vor allem Ihre Wirbelsäule verlängert hätten. Sie befinden sich jetzt „zwischen Himmel und Erde".

Lauschen

Hören Sie der Stille zu. Nehmen Sie mit dem Hier und Jetzt Kontakt auf. „Erhören" Sie zuerst den eigenen Körper, dann den Raum, in dem Sie sich befinden, dann die ganze Stadt und letztendlich das ganze Universum. Nehmen Sie sehr weit entfernte Geräusche wahr, lauschen Sie auch nach oben!

Selbst wenn anscheinend gar keine Stille herrschen sollte, so ist sie doch immer vorhanden. Denn Stille ist immer da, manchmal kommen nur zusätzliche Geräusche hinzu, sodass wir glauben, sie nicht mehr hören zu können. Durch das Lauschen stärken wir unser Wasserelement, die Nieren. Wir orientieren uns wie Fledermäuse im Raum, ganz so, als ob wir blind wären und uns nur mit unserem Gehör im Raum zurechtfinden müssten.

Durch dieses Lauschen bringen wir unsere Stimmen im Kopf zum Schweigen, und beenden unser andauerndes Denken. Wir versuchen wahrzunehmen, was wir mit unserer Umgebung gemeinsam haben, was uns verbindet. Wir „erhören" und vor allem „erfühlen" sie. Dadurch werden wir eins mit ihr.

Das Dritte Auge öffnen

Entspannen Sie den Stirnbereich, insbesondere den Bereich zwischen den Augenbrauen. „Entrunzeln" Sie die Stirn und vergrößern Sie den Abstand zwischen Ihren Augenbrauen. Lenken Sie Ihre Aufmerksamkeit in diesen Bereich, vielleicht können Sie sogar ein Leuchten in diesem Bereich wahrnehmen. Versuchen Sie, auch mit geschlossenen Augen die Welt zu sehen. Dies entspannt die Augen und schärft den Blick für Dinge, die vielleicht nicht ganz offensichtlich sind. Dieser ruhige, entspannte Blick befriedet das Holzelement in uns, die Leber. Nehmen Sie sich für diesen Teil genügend Zeit und verkrampfen Sie sich nicht!

Lächeln

Hierbei lassen wir so ganz allmählich wie einen Sonnenaufgang ein Lächeln entstehen. Dies entspannt unser Gesicht und vor allem unseren Geist. Das ganze Gesicht locker lassen: die Wangen, den Unterkiefer, die Lippen, die Augen, die Nase, die Stirn, die Ohren,…

Alle Fünf Organe öffnen sich laut Traditioneller Chinesischer Medizin im Gesicht. Wenn sich nun das Gesicht entspannt, so „entspannen" sich auch unsere Organe, vor allem aber unser Herz, das Feuerelement in uns.

Auch mit dem Herzen lächeln

Lassen Sie Ihr Herz an dieser Freude teilnehmen. Das Herz ist in der TCM das Kaiserorgan des Körpers und hat sich somit ein Lächeln verdient. Auch unser Geist wohnt im Herzen und soll sich an unserem Lächeln erfreuen. Ein lächelndes Herz produziert einen ruhigen Herzschlag. Sie ersparen sich somit ein Antidepressivum als auch ein Antiarrhythmikum. Die „Herzöffnungen" sind laut TCM eng mit unserer Wahrnehmung und somit mit unseren Sinnesorganen verbunden. In der Yogi-Tradition wird das Herzchakra entwicklungsgeschichtlich als erstes entwickelt.

Das Lächeln breitet sich über den gesamten Körper aus

Wie Sonnenstrahlen durchflutet dieses Lächeln unseren Körper. Manchmal hilft es, zuerst den Augen zuzulächeln, um dann mit den Augen den gesamten Körper anzulächeln. Lassen Sie Ihr Lächeln von den Augen aus in den gesamten Körper fließen! Jede Zelle des Körpers lächelt und leuchtet.

Den eigenen Atem beobachten und bis in den Unterbauch fließen lassen

Wenn Sie den Unterbauch bereits entspannt und locker gelassen haben, so kann Ihr Atem ungehindert und von selbst frei fließen. Beobachten Sie, wie die Luft durch die Nase eindringt, nach hinten in den Rachen fließt, von dort durch die Luftröhre, weiter in die Lungen, bis hinunter in den Dan Tian. Beim Ausatmen beobachten Sie, wie die Atemluft genau den umgekehrten Weg wieder hinaus fließt. Erzwingen Sie nichts! Beobachten Sie, ob Ihre Atmung vielleicht in der Mitte blockiert und stecken bleibt. Beobachten Sie nur und lassen Sie los! Dies öffnet unser Metallelement, die Lungen.

Der Bauch, als auch der Dan Tian werden beim Atmen groß und wieder klein

Lassen Sie beim Einatmen Ihre Bauchmuskeln, aber auch Ihre Rückenmuskulatur locker und beobachten Sie, wie sich Ihr Bauch nach allen Richtungen „aufbläst". Stellen Sie sich einen leuchtenden Energieball im Unterbauch vor, der bei der Einatmung immer größer wird.

Beim Ausatmen wird sowohl dieser Energieball (Dan Tian), als auch der Bauch selbst wieder kleiner. Verbleiben Sie mit Ihrer Aufmerksamkeit einfach so lange, bis sich Qi bemerkbar macht. Achten Sie darauf, dass sich dieser Energieball in alle Richtungen ausdehnt!

Stehen wie ein Baum

Wenn Sie wollen, können Sie die Hände langsam nach vorne heben, die Fingerspitzen beider Hände zeigen zueinander und sind nur wenige Zentimeter voneinander entfernt. Die Handflächen sind in Höhe des Unterbauches und zeigen auf den Dan Tian. Arme und Schultern sind locker und entspannt und bilden einen Energiekreislauf. Auch die Schulterblätter sollten in dieser Position am Rücken lockergelassen werden. Wenn Sie diese Position allerdings noch nie von einem Lehrer persönlich vermittelt bekommen haben, reicht es auch, die Hände einfach weiter an der Seite zu lassen. Stellen Sie sich vor, wie ein Baum in der Erde verwurzelt zu sein, Ihr Kopf weit oben im Himmel. Friede.

Loslassen

Lassen Sie los! Lösen Sie jegliche unnötige Spannung im Körper, verabschieden Sie sich von allen Gedanken. Sobald diese zur Ruhe gekommen sind, kann unsere Milz ruhen, das Erdeelement in uns. Lassen Sie Vergangenheit und Zukunft los. Lassen Sie Zeit und Ort los.

Das eigene Zentrum finden

Finden Sie die Körpermitte, Ihr Zentrum. Finden Sie die Körperhaltung, in der Sie ohne Kraftanstrengung stehen können. Finden Sie den Punkt, an dem Sie „von selbst" stehen bleiben.

Unten voll, oben leer

Lassen Sie Ihren Schwerpunkt sinken. Ihre Beine sollten sich voll und schwer anfühlen, Ihr Kopf leicht und klar.

Leere – „Kong"

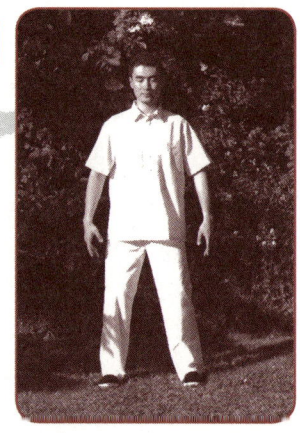

Versuchen Sie mit allen Sinnen gleichzeitig im Hier und Jetzt zu sein. Spüren Sie gleichzeitig jede einzelne Zelle Ihres Körpers. Treten Sie in einen Zustand der Leere, einen Zustand, in dem sowohl alles, als auch nichts existiert. Ein Zustand jenseits von Zeit und Raum. Werden Sie eins mit dem ganzen Universum, verbinden Sie sich mit dem Dao!

Ba He Fa – Die Acht-Harmonien-Methode

Ba He Fa ist ein wundervolles Übungssystem, welches dazu dient, in möglichst ausgewogener Weise sowohl alle fünf Wandlungsphasen, als auch Yin und Yang im Körper zu stärken und zu harmonisieren.

Diese Methode besteht im Wesentlichen aus vier Übungssets, welche nacheinander, aber auch unabhängig voneinander praktiziert werden können:

· Acht Qigongübungen
· Acht Meridiandehnübungen
· Acht Akupressurübungen
· Acht Meditationsübungen

Jeder Teil besteht aus jeweils fünf Übungen für die fünf Wandlungsphasen, zwei Übungen für Yin und Yang und einer zusätzlichen Übung zur Harmonisierung. Hierbei wird immer mit der Übung für das Holzelement begonnen, es folgen im „Sheng-Zyklus" Feuer-, Erde-, Metall- und Wasserelement, danach erst Yang, dann abschließend Yin. Die harmonisierende Übung wird entweder als erstes oder letztes praktiziert. Je nach Grundkonstitution und individuellem Befinden können gewisse Übungen intensiver oder häufiger geübt werden. So können die Übungen auf wunderbare Weise individuell angepasst und gezielt therapeutisch eingesetzt werden.

Ba He Qi Gong – Das Acht-Harmonien-Qigong

Ba He Qi Gong stellt sicherlich das „Herzstück" des Ba He Fa dar und sollte daher mit großer Sorgfalt geübt werden.

1. Übung für die drei Leibeshöhlen: „Den Himmel und die Erde vereinen"

Diese Übung verbindet uns einerseits mit Himmel und Erde, andererseits harmonisiert sie den Qifluss in den drei Leibeshöhlen des Körpers. Die Chinesen bezeichnen diese als San Jiao, den Dreifachen Erwärmer. Wir können bei dieser Übung sowohl Yin aus der Erde, als auch Yang aus dem Himmel aufnehmen. Durch das Auseinanderziehen der Wirbelsäule wird auch diese gedehnt und geöffnet. Durch die Bewegung der Arme und vor allem der Schultern wird die Lunge durchlüftet, das Steigen und Sinken des Qi reguliert den Blutdruck.

Personen mit Bluthochdruck sollten vor allem die sinkende Bewegung betonen, diejenigen mit niedrigem eher die steigende.

Die Übungsausführung

Lassen Sie aus der Ausgangsstellung beide Hände nach vorne und unten sinken und nehmen Sie Qi aus der Erde auf, indem Sie wie in einer Schöpfbewegung die Handflächen wieder nach oben wenden. Die Hände steigen vor dem Körper mit den Handflächen nach oben bis zur Schulter. Atmen Sie während dieser Bewegung ein.

Drehen Sie anschließend beide Hände um, sodass die Handflächen wiederum nach oben zeigen. Pressen Sie nun beide Hände gegen den Himmel und gehen dabei leicht in die Knie. Dadurch wird die Wirbelsäule gestreckt. Die Fingerspitzen beider Hände zeigen zueinander. Atmen Sie während dieser Bewegung aus.

Nehmen Sie Qi nun kreisförmig aus dem Himmel auf, indem Sie die Hände nach Außen öffnen, dann mit den Fingerspitzen weit in den Himmel strecken und anschließend über dem Kopf mit den Handflächen nach unten wenden. Die Fingerspitzen zeigen nun zueinander, die Handgelenke sind gebeugt. Atmen Sie während dieser Bewegung ein.

Senken Sie nun beide Hände zuerst über dem Körper, ab Kopfhöhe vor dem Körper. Füllen Sie den Körper von oben mit Qi an. Führen Sie mindestens drei Wiederholungen durch.

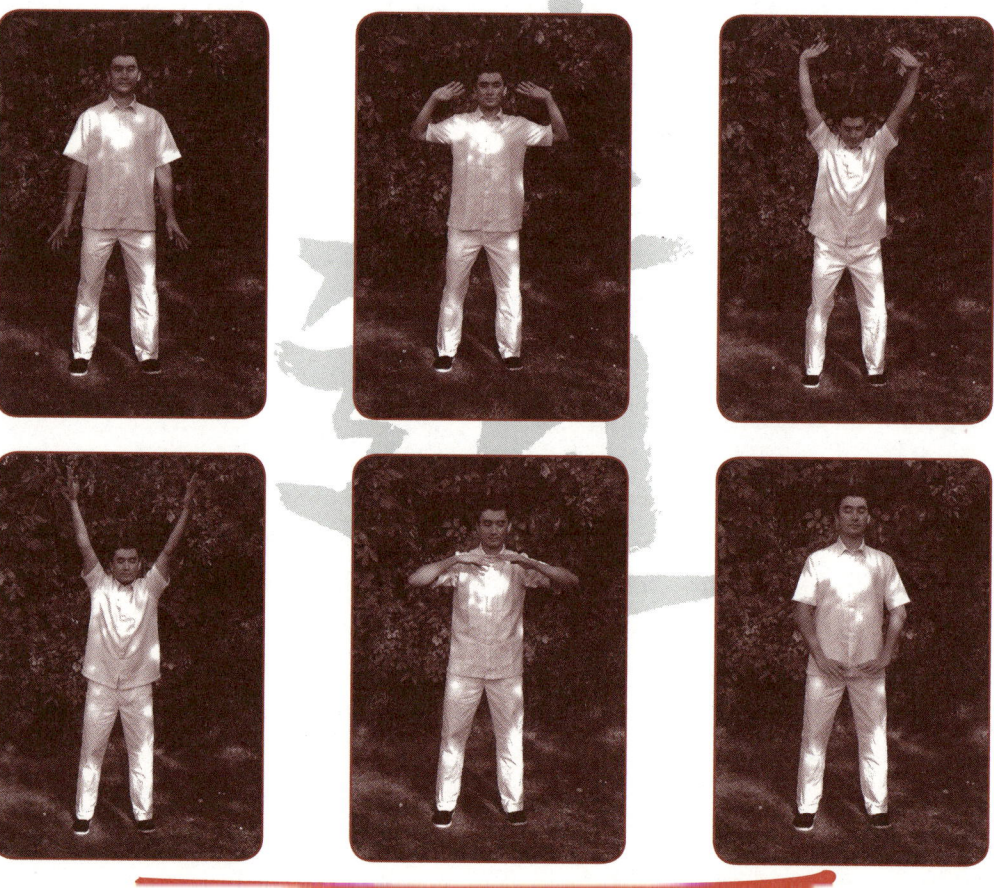

2. Übung für das Holzelement: „Den Himmel und die Erde drücken"

Diese Übung harmonisiert wunderbar den Qifluss der Leber, aber auch den von Milz und Magen. Durch das Öffnen und Dehnen der Flanke sprechen wir hervorragend Leber- und Gallenblasenmeridian an. Auch hier wird die Verbindung zu Himmel und Erde gestärkt, im Gegensatz zur ersten Übung aber in einer Diagonalen.

Die Übungsausführung

Nehmen Sie noch einmal Qi aus der Erde auf und lassen Sie Ihre Hände mit den Handflächen nach oben bis auf Höhe des Brustkorbes steigen. Atmen Sie während dieser Bewegung ein.

Gegen Ende dieser Bewegung geht die linke Hand etwa 10 cm voran, dreht mit der Handfläche nach unten und kommt letztendlich etwa eine Handbreite oberhalb der rechten Hand vor dem Brustkorb zum Liegen. Atmen Sie während der Bewegung aus. Ziehen Sie nun die beiden Hände auseinander, die linke nach links unten, die rechte nach rechts oben. Die Fingerspitzen zeigen noch zueinander, die Handfläche der linken Hand nach unten, die der rechten Hand nach oben. Während dieser Bewegung dreht der Kopf langsam nach links. Kurz bevor beide Arme ausgestreckt sind, dreht die rechte Handfläche nach oben. Die Fingerspitzen der linken Hand zeigen nach rechts, die der rechten Hand nach links.

Strecken Sie nun die rechte Hand gegen den Himmel, die linke zur Erde. Öffnen Sie vor allem den Brustkorb und die rechte Flanke des Brustkorbes. Atmen Sie während dieser Bewegung ein. Durch diese Bewegung wird der Körper mit einer Verdrehung der Arme in einer Diagonalen gedehnt.

Drehen Sie nun beide Handflächen zueinander, sodass die linke Handfläche nach oben und die rechte nach unten zeigt. Bewegen Sie beide Hände vor dem Körper aufeinander zu, bis die rechte Hand etwa 5–10 cm oberhalb der linken vor dem Herzen ankommt. Atmen Sie während dieser Bewegung aus.

Führen Sie dieselbe Bewegung auf der anderen Seite durch, indem Sie die Hände wieder auseinanderziehen. Die linke Hand wandert hierbei nach links oben, die rechte nach rechts unten. Die Fingerspitzen zeigen noch zueinander, die Handfläche der linken Hand ist nach oben gerichtet, die der rechten nach unten. Gleichzeitig dreht der Kopf langsam nach rechts. Kurz bevor beide Arme ausgestreckt sind, dreht die linke Handfläche nach oben. Die Fingerspitzen der linken Hand zeigen noch immer nach rechts, die der rechten Hand nach links. Strecken Sie nun die linke Hand gegen den Himmel, die rechte zur Erde. Atmen Sie während dieser Bewegung ein.

Danach drehen Sie wieder beide Handflächen zueinander, sammeln das Qi ein und führen die Übung wieder auf der rechten Seite durch. Führen Sie auf jeder Seite mindestens zwei Wiederholungen durch.

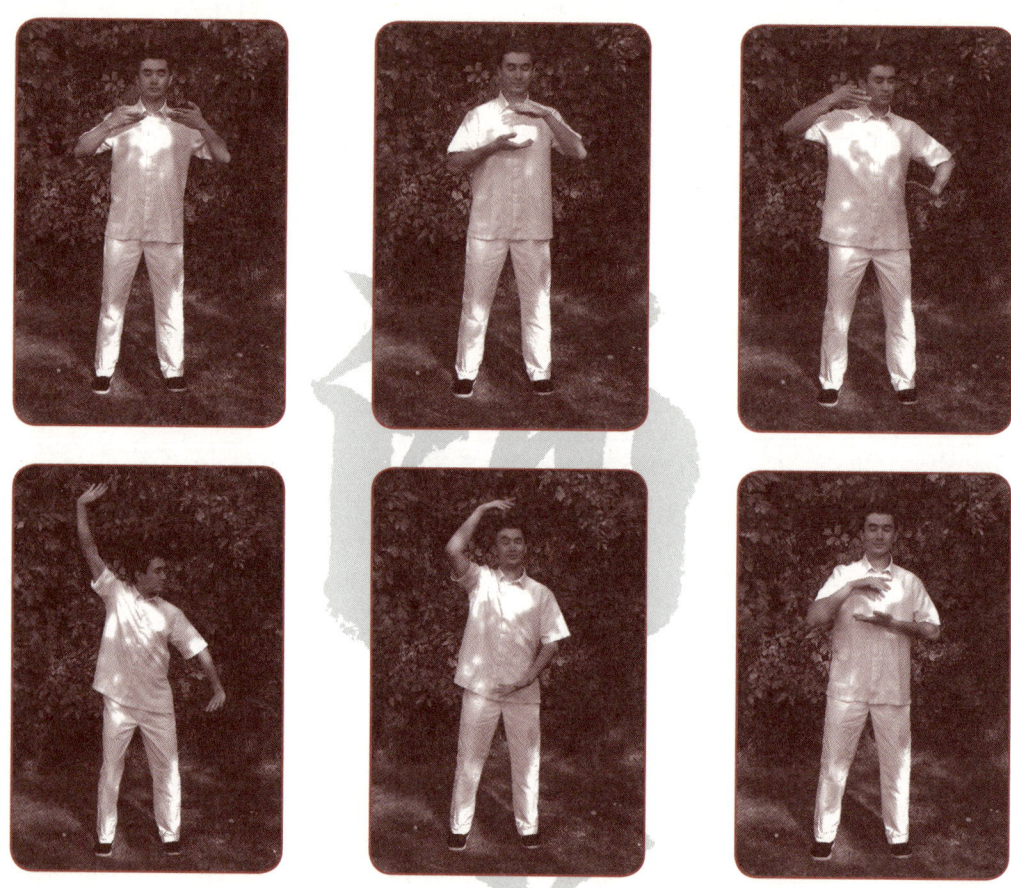

3. Übung für das Feuerelement: „Den Kaiserpalast öffnen"

Diese Herzübung besteht eigentlich aus drei Teilen. Im ersten Teil können wir uns vorstellen, unser Herz liebevoll zwischen unseren Händen zu halten. Dies ist eine hervorragende Übung, um die „Liebe des Herzens" zu spüren. Ich nenne diesen Teil der Übung auch „Checkpoint des Lächelns". Ein Spieler der dieses Feld betritt, muss so lange verweilen, bis er lächelt. Ohne Lächeln kein Passierschein! Im zweiten Teil wird Qi im Perikardmeridian (Herzbeutelmeridian) bewegt und dadurch dieser Energiekanal durchgängig gemacht. Im dritten Teil darf sich unser Herz öffnen und gleicht dadurch einem wunderschönen Feuerwerk, das den Himmel erleuchtet.

Die Übungsausführung

1. Sobald beide Hände wieder vor dem Brustkorb angelangt sind, drehen Sie beide Hände in der Art und Weise, dass sie vor dem Herzen zum Liegen kommen, die Handflächen etwa 10 cm voneinander entfernt, Fingerspitzen nach oben zeigend. Halten Sie die Hände so, als

ob Sie etwas unglaublich Wertvolles in den Händen halten würden und beschützen und liebkosen wollten.
Verbleiben Sie in dieser Position einige Atemzüge lang.

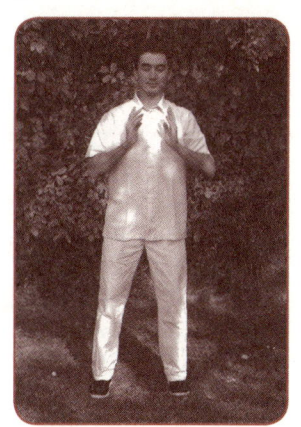

2. Bewegen Sie nun beide Hände in derselben Position nach links und drehen Sie auch Hüfte und Kopf zur selben Seite. Atmen Sie während dieser Bewegung aus. Die linke Handfläche zeigt links vom Körper auf Brusthöhe zu Ihnen, während Sie mit dem rechten Mittelfinger an der Mitte der linken Handfläche (Laogong) vorbei streichen, und dann knapp am linken Arm (entlang des Perikardmeridians) bis zum Brustkorb entlangfahren. Sobald Sie mit der rechten Hand vor dem Brustkorb ange- langt sind, folgt die linke Hand, bis wieder beide Hände vor dem Herzen ruhen.
Atmen Sie während dieser Bewegung ein. Der Übergang zur rechten Seite erfolgt fließend.
Führen Sie mindestens zwei Wiederholungen auf jeder Seite durch.

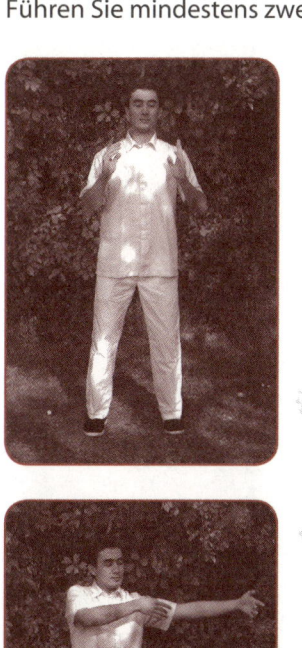
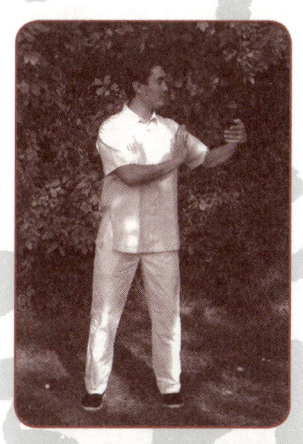
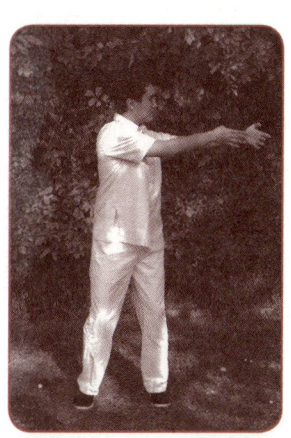
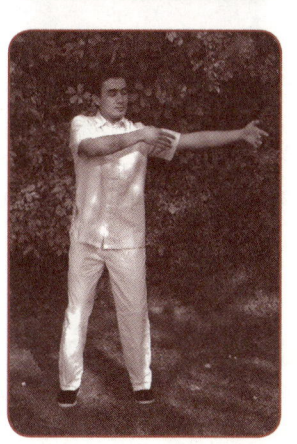
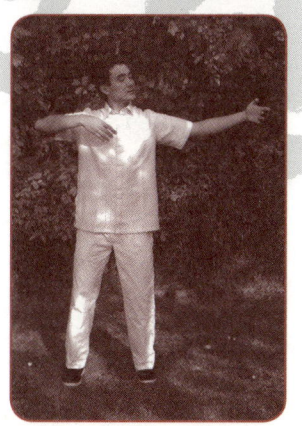
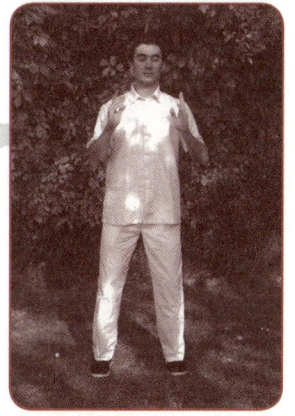

3. Halten Sie anschließend wieder beide Hände für einige Augenblicke vor dem Herzen und lächeln Sie! Schließen Sie nun beide Fäuste und ziehen Sie beide Arme etwas näher zum Körper, so als ob Sie sich tief im Inneren verziehen wollten. Atmen Sie während dieser Bewegung ein.

Öffnen Sie nun ganz plötzlich und schnell beide Fäuste und Arme und steigen Sie mit dem linken Bein in einen etwas breiteren „Reiterstand". Die Arme wandern in einer Kreisbahn zuerst nach oben, dann nach außen, nach unten und schließlich wieder zueinander.

Öffnen Sie während dieser Bewegung beide Augen, ganz so, als ob Sie zum ersten Mal die Farben der Welt erblicken würden, als ob Sie zum ersten Mal die ganze Schönheit der Welt erkennen würden, weil Sie zum allerersten Mal so richtig aus den Augen schauen würden!

Am Ende dieser Bewegung können Sie mit den Armen und Händen auch leichte Flatterbewegungen durchführen, um das Qi zusätzlich zu aktivieren. Die Handflächen zeigen hierbei zueinander, die Fingerspitzen zeigen nach vorne. Atmen Sie während dieser Bewegung aus.

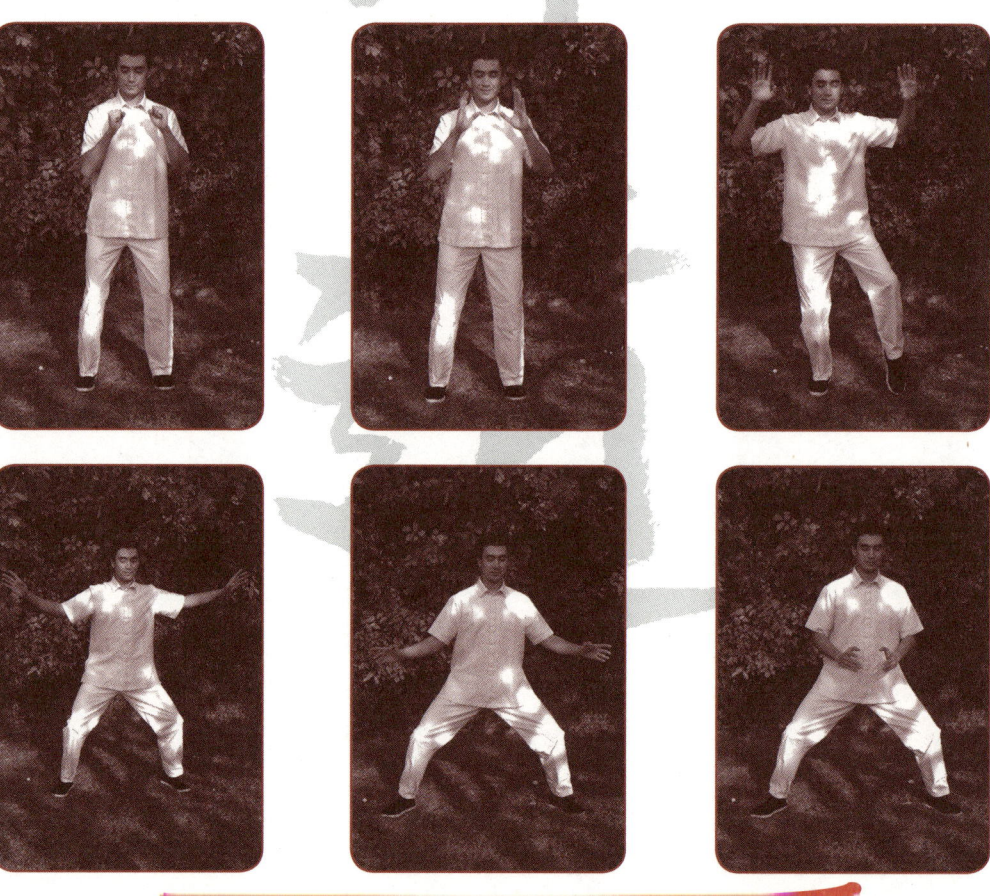

4. Übung für das Erdeelement: „Mit der Erdkugel spielen"

Alle Übungen, welche den Dan Tian nach außen dehnen und wieder komprimieren, wirken sehr gut auf unsere „Mitte". Durch das Verdrehen des Körpers während der Übung werden zusätzlich noch Bauch- und Beckenmuskeln, als auch die Bänder und Faszien im Inneren des Bauchraumes gedehnt und entspannt.

Die Übungsausführung

Beide Handflächen befinden sich nun knapp vor dem Unterbauch, zeigen zueinander und sind etwa 10-20 cm von einander entfernt. Vergrößern Sie nun langsam den Abstand zwischen beiden Handflächen. Entspannen Sie den Bauch (aber auch Ihre Flanken und den unteren Rücken) und lassen Sie ihn ganz groß werden. Genauso vergrößert sich auch Ihr Zentrum, Ihre Mitte, Ihr Dan Tian. Gehen Sie gleichzeitig etwas weiter in die Knie, indem Sie das Becken und den Unterkörper langsam sinken lassen. Atmen Sie während dieser Bewegung ein.

Führen Sie anschließend beide Handflächen wieder langsam zueinander bis zur Ursprungsposition und strecken Sie beide Knie wieder ein wenig durch. Atmen Sie während dieser Bewegung aus. Auch wird Ihr Bauch, und somit Ihr Dan Tian wieder kleiner.

Führen Sie diese Übung mit einer gewissen „Elastizität" durch. Ziehen Sie mit dieser Handbewegung Ihre Mitte langsam auseinander und komprimieren Sie sie wieder bei der Ausatmung, sodass sich eine Art „Pulsation" von Ausdehnung und Verdichtung ergibt.

Führen Sie die Bewegung nun auch auf der linken Seite durch, indem Sie beim Beugen der Knie den Körper nach links wenden und die Wirbelsäule vor allem im Bereich des Bauches ein wenig verdrehen. Hierbei sollten Sie stets auf eine aufrechte Wirbelsäule achten. Anschließend führen Sie die Bewegung auch auf der rechten Seite durch.

Zum Abschluss sollten Sie die Übung nochmals in der Mitte durchführen.

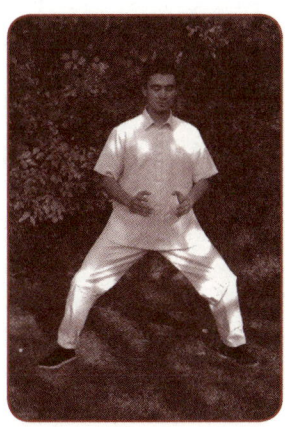 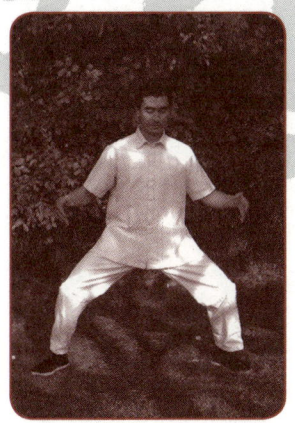 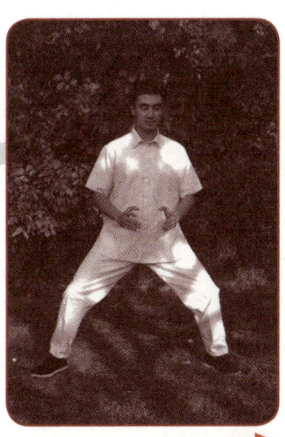

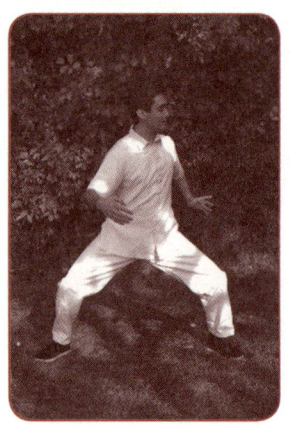 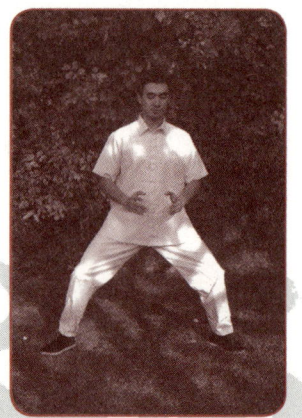 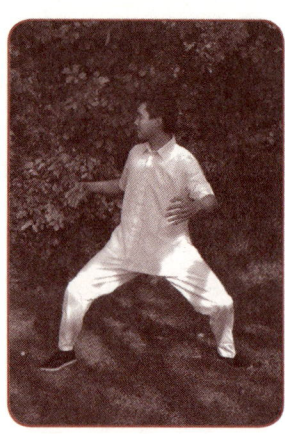

5. Übung für das Metallelement: „Die Flügel schwingen"

Diese Übung öffnet sehr gut den Schulter und Brustbereich, vor allem den dort liegenden Akupunkturpunkt Zhongfu (Lunge 1). Dadurch erhält die Lunge wieder genügend Platz, um gut durchatmen zu können.

Durch das Anlegen von Daumen und Zeigefinger werden Lungen- und Dickdarmmeridian, beide dem Metallelement angehörend, miteinander verbunden. Man nennt dies „die Metallfinger schließen" oder die „ShangShang-Punkte vereinen".

Der Übungsablauf

Ziehen Sie den linken Fuß wieder auf Schulterbreite zurück. Atmen Sie während dieser Bewegung aus.

Senken Sie nun beide Hände neben dem Körper nach unten und drehen Sie den Körper (vor allem die Hüfte und die Wirbelsäule) nach rechts. Die Füße bleiben hierbei fest verwurzelt, der Kopf hoch oben, die sich drehende Wirbelsäule wird auseinander gezogen, der Schwerpunkt bleibt in der Körpermitte.

Nun heben Sie beide Arme mit den Handkanten der Kleinfingerseite voran langsam bis auf Schulterhöhe, die linke Hand nach vorne, die rechte nach hinten. Hierzu müssen Sie den Körper und vor allem den Schulterbereich ein wenig verwinden, die Knie leicht strecken. Drehen Sie nun langsam die Handflächen nach oben, indem Sie vor allem auch den Schulter- und Brustbereich mitdrehen. Der Daumen legt sich nun an den Zeigefinger der selben Hand, wobei die Außenseite des Daumens an der Daumenseite des Zeigefingers in der Höhe der Nagelfalz zum Liegen kommt. Beugen Sie nun auch die Ellbogen und führen Sie beide Hände zur Schulter zurück. Atmen Sie während dieser Bewegung ein.

Beugen Sie nun die Knie leicht und führen Sie beide Hände vor der Schulter langsam wieder entlang der Körperseite hinunter. Gleichzeitig drehen Sie den Körper zur Mitte zurück.

Atmen Sie während dieser Bewegung aus.

Sobald die Hände mit den Fingerspitzen nach unten zeigend am tiefsten Punkt angekommen sind, führen Sie dieselbe Übung nach links durch. Letztendlich ähnelt die Bewegung der Arme einem Unendlichkeitszeichen, welches Sie abwechselnd nach links und nach rechts durchführen. Führen Sie auf jeder Seite mindestens zwei Wiederholungen durch.

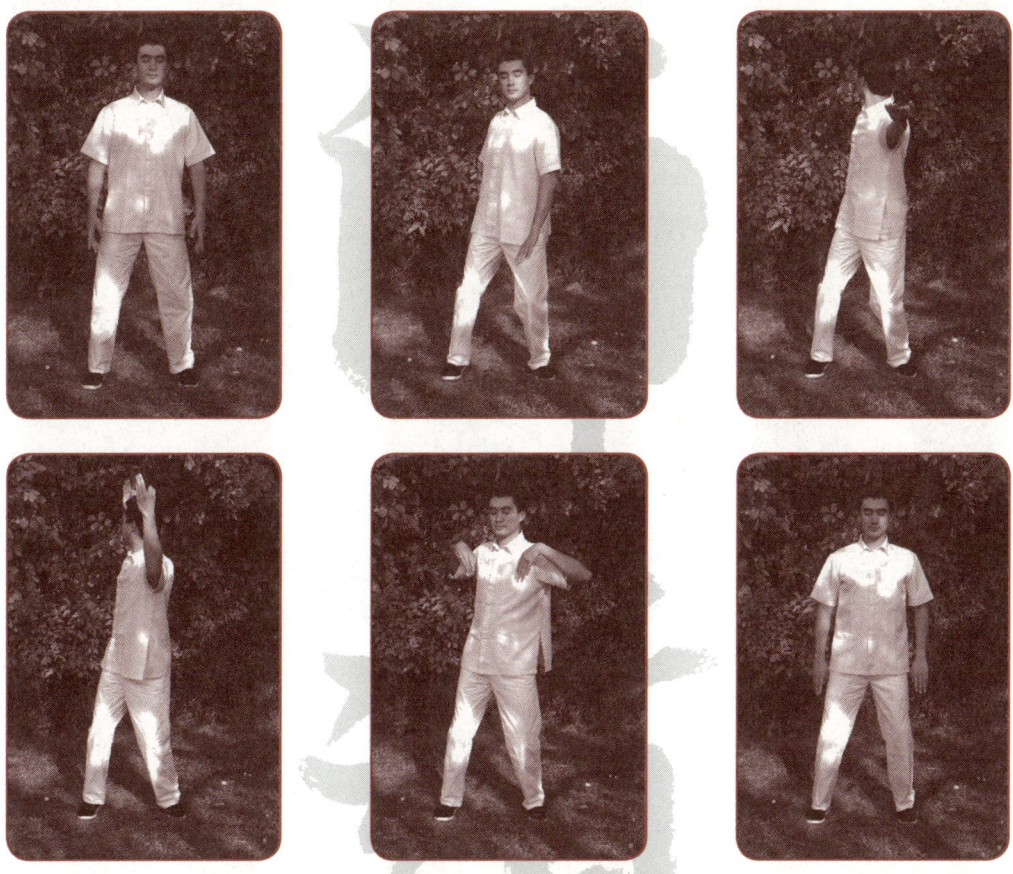

Zum Abschluss drücken Sie beide Handflächen nach dem Einklappen der Arme (und vor dem Senken neben dem Körper) auf beiden Seiten nach Außen. Die Handflächen zeigen hierbei zur Seite, die Fingerspitzen nach oben, als ob sie auf beiden Seiten etwas sehr Schweres wegdrücken wollten. Atmen Sie während dieser Bewegung aus. Kurz bevor die Arme ganz durchgestreckt sind, schließen Sie beide Fäuste und nehmen Qi von der Seite auf. Ziehen Sie beide Hände zum Körper zurück. Öffnen Sie beide Fäuste und führen Sie die Hände vor den Brustkorb. Die Handflächen zeigen letztendlich nach unten, die Fingerspitzen zueinander. Atmen Sie während dieser Bewegung ein.

Senken Sie nun beide Hände vor dem Körper nach unten ab. Dadurch sinkt Qi wieder hinunter in den Bauchraum. Atmen Sie während dieser Bewegung aus.

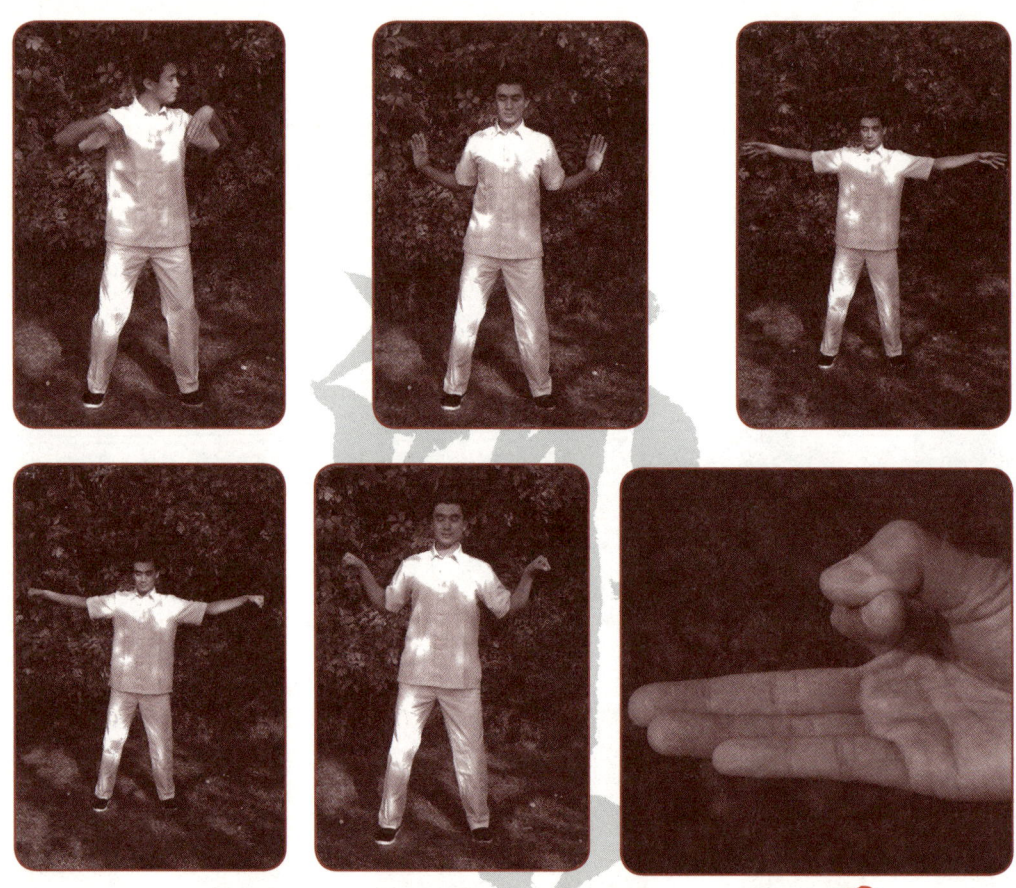

6. Übung für das Wasserelement: „Den Schildkrötenpanzer streicheln"

Wie Sie sehen werden, besteht auch die Übung für das Wasserelement aus mehreren Teilen. Im ersten Teil wird eher das Yang der Niere angesprochen, im zweiten eher das Yin. Da Yin und Yang immer untrennbar miteinander verbunden sind und die Niere die Wurzel allen Yin und Yangs im Körper darstellt, werden auch hier beide Aspekte geübt. Im dritten Teil wird an der Rückseite der Beine der Blasenmeridian aktiviert.

Die Übungsausführung

1. Senken Sie die Hände über den Füßen noch weiter ab und wandern Sie mit Ihrer Aufmerksamkeit zum Akupunkturpunkt „Sprudelnde Quelle" (Niere 1) am Übergang des vorderen zum mittleren Drittels der Fußsohle hinunter. Atmen Sie während dieser Bewegung aus. Nehmen Sie nun wieder mit einer schöpfenden Bewegung beider Hände Qi aus der Erde auf und heben Sie beide Hände bis auf Höhe des Unterbauches. Die Handflächen zeigen hierbei nach oben. Atmen Sie während dieser Bewegung ein.

Drehen Sie beide Hände in einer kreisenden Bewegung langsam um, sodass die Handflächen nach unten zeigen. Atmen Sie während dieser Bewegung aus. Bewegen Sie anschließend beide Hände auf Höhe des Unterbauches gerade nach vorn vom Körper weg. Die Hände sind dabei eng nebeneinander, die Fingerspitzen zeigen nach vorn. Öffnen Sie beide Hände zur Seite hin und kreisen Sie auf Höhe der Taille zur Seite. Die Handflächen zeigen hierbei zum Körper, die Fingerspitzen nach unten. Einatmen!

Die Hände kreisen nach hinten, schließen Sie beide Fäuste und legen Sie beide Handrücken auf die Nieren, wobei die Daumenseiten nach oben gerichtet sind. Ausatmen!

Heben Sie nun die Fersen vom Boden ab und pressen Sie gleichzeitig die Handrücken gegen den Rücken und nach oben. Atmen Sie während dieser Bewegung ein.

Lassen Sie anschließend die Fersen wieder auf den Boden zurückfallen. Auch die Fäuste senken sich am Rücken wieder ein wenig. Atmen Sie während dieser Bewegung aus.

Achten Sie einerseits auf eine aufrechte Wirbelsäule, andererseits darauf, nicht zu stark auf den Boden zurück zu fallen. Ziel der Übung ist es, eine Vibration im gesamten Körper, vor allem aber im Nierenbereich auszulösen. Wiederholen Sie diese Bewegung acht Mal.

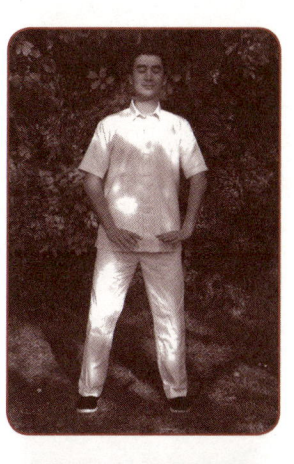
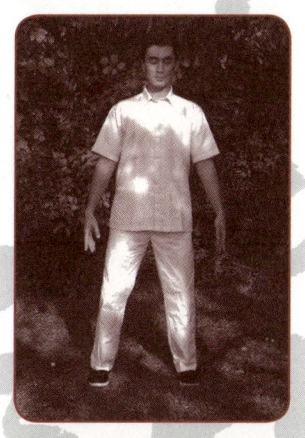
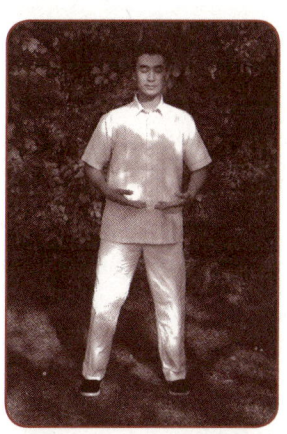
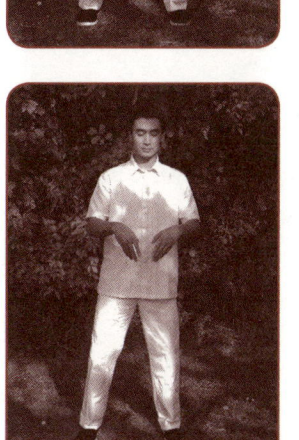
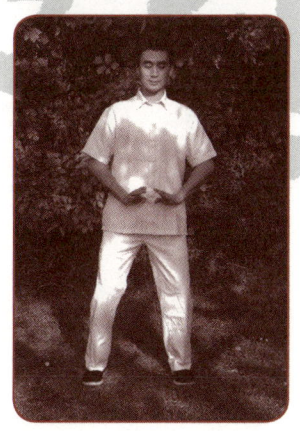
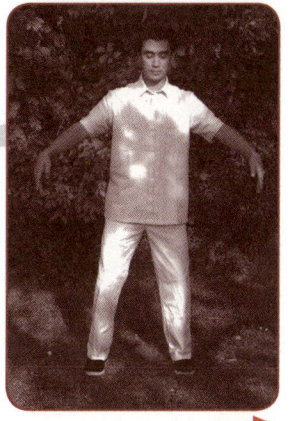

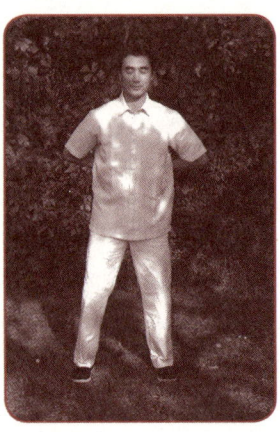 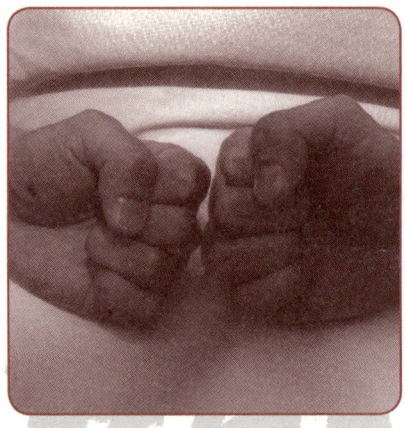 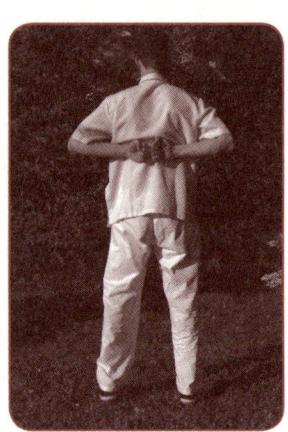

Diese Übung dient dazu, das Yang der Niere zu aktivieren. Bereits der Übergang verbindet die sprudelnden Quellen an unseren Füßen mit unserem Zentrum. Bei der nachfolgenden „eigentlichen" Übung ist vor allem auch die Phase nach dem Aufprallen der Fersen von entscheidender Bedeutung. Während dieser sollte in den Körper nachgefühlt werden.

Wir sollten versuchen, die Vibration (vor allem in der Nierengegend) nachzuspüren. Erst wenn sich diese gelegt hat, sollte man die Fersen wieder heben.

Hierbei kommt es nicht darauf an, wie hoch man die Fersen hebt und wie fest man auf den Boden knallt, sondern wie gut man diese Vibration weiterleiten und erspüren kann. Während des Fallenlassens der Fersen sollte gleichzeitig der Kopf in Richtung Himmel gezogen werden, um eine Belastung der Bandscheiben zu verhindern.

Nach der Übung tritt sehr oft ein Gefühl der Wärme im Körper auf.

2. Anschließend öffnen Sie beide Fäuste und legen beide Handrücken auf die Nieren. Kreisen Sie beidseitig spiralenförmig von groß immer kleiner werdend über beiden Nieren. Zuerst in der Mitte hinauf, dann nach außen, dann hinunter und wieder zur Wirbelsäule, kreisförmig immer kleiner werdend, dann in die andere Richtung, auch immer kleiner werdend. Führen Sie in jeder Richtung acht Kreise durch.

Streichen Sie dann von den Nieren mit den Handrücken drei Mal bis zum Steißbein hinunter und wieder hinauf.

Hier verbinden Sie die Nierenenergie mit dem Du Meridian.

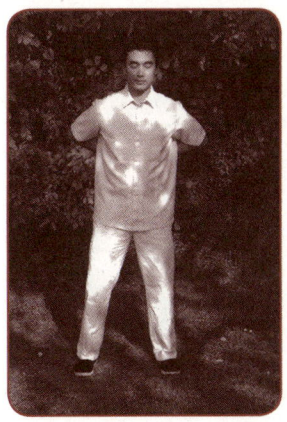 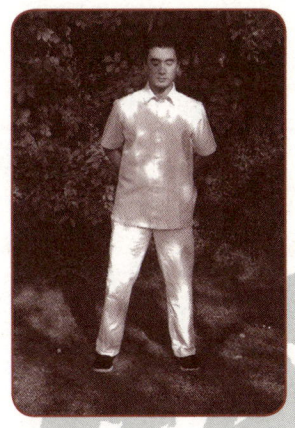 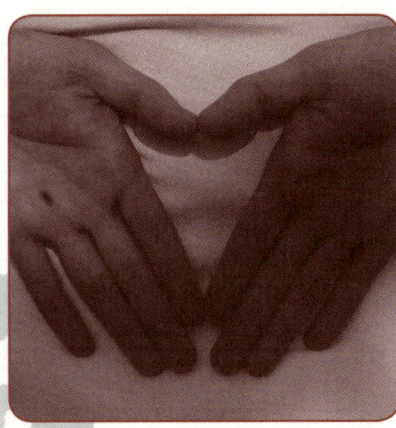

Hierbei ist es von entscheidender Bedeutung, auch mit der Vorstellung Qi im Inneren kreisen zu lassen. Streichen Sie nicht einfach schnell über die Oberfläche des Rückens, sondern massieren Sie in die Tiefe. Bleiben Sie eher an einer Stelle und verschieben Sie das Gewebe unter der Haut. Wenn Sie nun gleichzeitig das Steißbein senken und das Becken nach vorne kippen, so können Sie den unteren Rücken noch mehr entspannen, öffnen und mit den Handflächen „verschmelzen" lassen. Dieser Teil der Übung stärkt das Nieren-Yin.

3. Wenden Sie nun beide Hände, sodass die Handflächen auf den Nieren zu liegen kommen. Beugen Sie behutsam den Oberkörper nach vorne und streichen Sie mit den Händen auf der Rückseite beider Beine hinab. Lassen Sie Oberkörper und Kopf ganz hinunter hängen. Atmen Sie während dieser Bewegung aus.

Wechseln Sie an den Füßen auf die Beininnenseite und streichen Sie hier mit den Händen wieder hinauf, während Sie sich langsam Wirbel für Wirbel wieder aufrichten. Geben Sie Ihrem Blut genügend Zeit wieder in den Körper zurückzufließen. Der Kopf baumelt bis zum Schluss locker nach unten, auch wenn er noch so neugierig ist!

Erst ganz am Ende der Bewegung richten Sie auch den Kopf wieder auf und kreisen hierbei einmal mit den Schultern nach hinten. Die Hände drehen sich kreisförmig, sodass die Handflächen letztendlich wieder zum Boden zeigen.

Atmen Sie während dieser Bewegung wieder ein. Die Hände befinden sich nun vor dem Unterbauch, die Fingerspitzen zeigen nach vorne.

Auch in diesem Übergang am Ende der Übung verbinden wir noch einmal den Punkt „Yongquan" an der Fußsohle mit unserem Dan Tian.

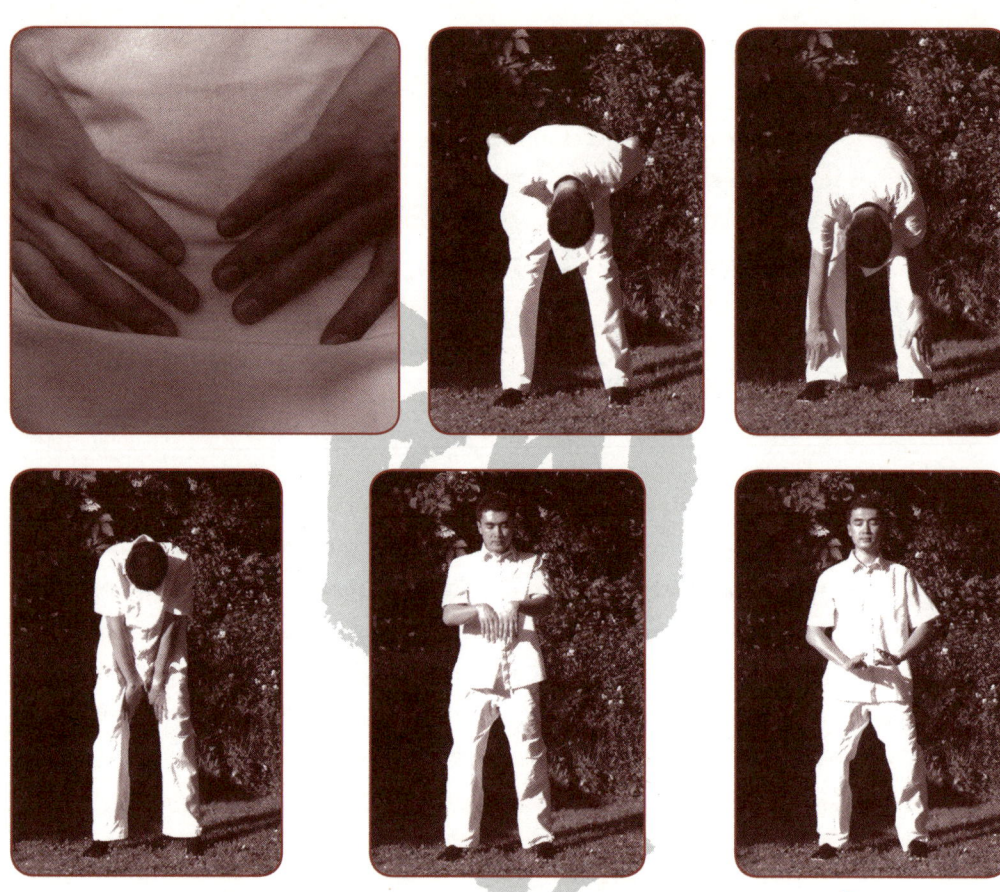

7. Übung für Yang: „Die Sterne aus dem Himmel schütteln"

Diese Übung dient vor allem dazu, Yang aus dem Himmel und dem Universum aufzunehmen. Die Arme sollten hierbei weit nach oben gehoben werden, allerdings ohne den Boden unter den Füßen zu verlieren. Der Körper wird somit auseinander gezogen und zwischen Himmel und Erde gedehnt. 90 Prozent der Aufmerksamkeit befinden sich weit oben im Universum, zehn Prozent tief in der Erde.

Das Rollen der Wirbelsäule und somit des gesamten Körpers sollte möglichst sanft und harmonisch erfolgen. Sie können sich hierbei auch eine Wasserpflanze, die sich im Meer mit der Strömung mitbewegt, vorstellen. Beim Senken der Arme vor dem Körper sollten diese im Körperinneren mit der Aufmerksamkeit verfolgt werden. Hierbei fließt Qi langsam bis in unser Zentrum hinab.

Der Faustschlag und das Aufstampfen mit dem Fuß dienen auch hier zur Erzeugung einer Vibrationswelle, die den gesamten Körper durchlaufen sollte. Über den Yongquan Punkt (Niere 1) wird das Yang des Körpers aktiviert. Sie können die Übung noch verstärken, indem

Sie hierbei einen „Kampfschrei" von sich geben. Ob Sie hierbei „Ha", „Ho" oder „He" von sich geben, ist nur von sekundärer Bedeutung. Wichtig ist nur, dass Sie es einerseits mit aller Kraft und voller Entschlossenheit durchführen, andererseits darauf achten, dass Fuß, Faust und Schrei genau zeitgleich erfolgen.

Diese Übung verbindet auf wunderbare Weise die Weichheit einer Schlange mit der Explosivität eines Kranichs. Je nach individueller Vorliebe und Grundkonstitution kann diese Übung in drei „Härtegraden" mit steigender yangisierender Wirkung durchgeführt werden: ohne Faustschlag, mit Faustschlag oder mit Faustschlag und Kampfschrei.

Die Übungsausführung

Führen Sie beide Hände seitlich nach außen und heben Sie diese neben dem Körper langsam an. Die Handflächen sollten bis Schulterhöhe nach vorne, ab Schulterhöhe dann nach oben zeigen. Holen Sie mit den Armen weit aus und führen Sie sie über dem Kopf wieder zueinander. Öffnen Sie auch den Brustkorb, indem Sie die Schultern und Schulterblätter nach Außen und Unten sinken lassen, ohne allerdings den Bereich des Mingmen zu verschließen. Die Handflächen zeigen letztendlich über dem Kopf zueinander, die Fingerspitzen nach oben in den Himmel. Atmen Sie während dieser Bewegung ein.

Beginnen Sie nun den gesamten Körper wellenförmig zu bewegen. Ein großer Teil des Impulses geht hierbei von der Wirbelsäule aus, welche sich in allen drei Dimensionen wellenartig bewegt. Versuchen Sie die Wirbelsäule sowohl nach vorne und hinten, als auch nach links und rechts zu rollen. Gleichzeitig können Sie sich noch zusätzlich ein wenig nach links oder rechts verdrehen. Diese Bewegung sollte sich über beide Arme bis in die Finger fortsetzen. Strecken Sie sich währenddessen weit nach oben in den Himmel und sammeln Sie Qi aus dem gesamten Universum ein.

Beginnen Sie nun beide Arme über dem Körper wieder langsam zu senken. Die Wirbelsäule und der gesamte Körper bewegen sich weiterhin wellenförmig, allerdings nur mehr nach links und rechts. Die Hände sinken vor dem Körper langsam nach unten ab, die Handflächen zeigen nach unten, die Fingerspitzen zueinander. Qi fließt durch das Himmelstor in den Körper. Atmen Sie während dieser Bewegung ruhig mehrmals ein und aus.

Während die Fingerspitzen langsam nach vorne drehen, sinken die Hände über den Füßen weiter. Atmen Sie während dieser Bewegung aus.

Federn Sie noch einmal nach, indem Sie beide Hände (und hier vor allem die Handgelenke) einige Zentimeter wieder anheben während Sie einatmen, und wieder senken während Sie ausatmen.

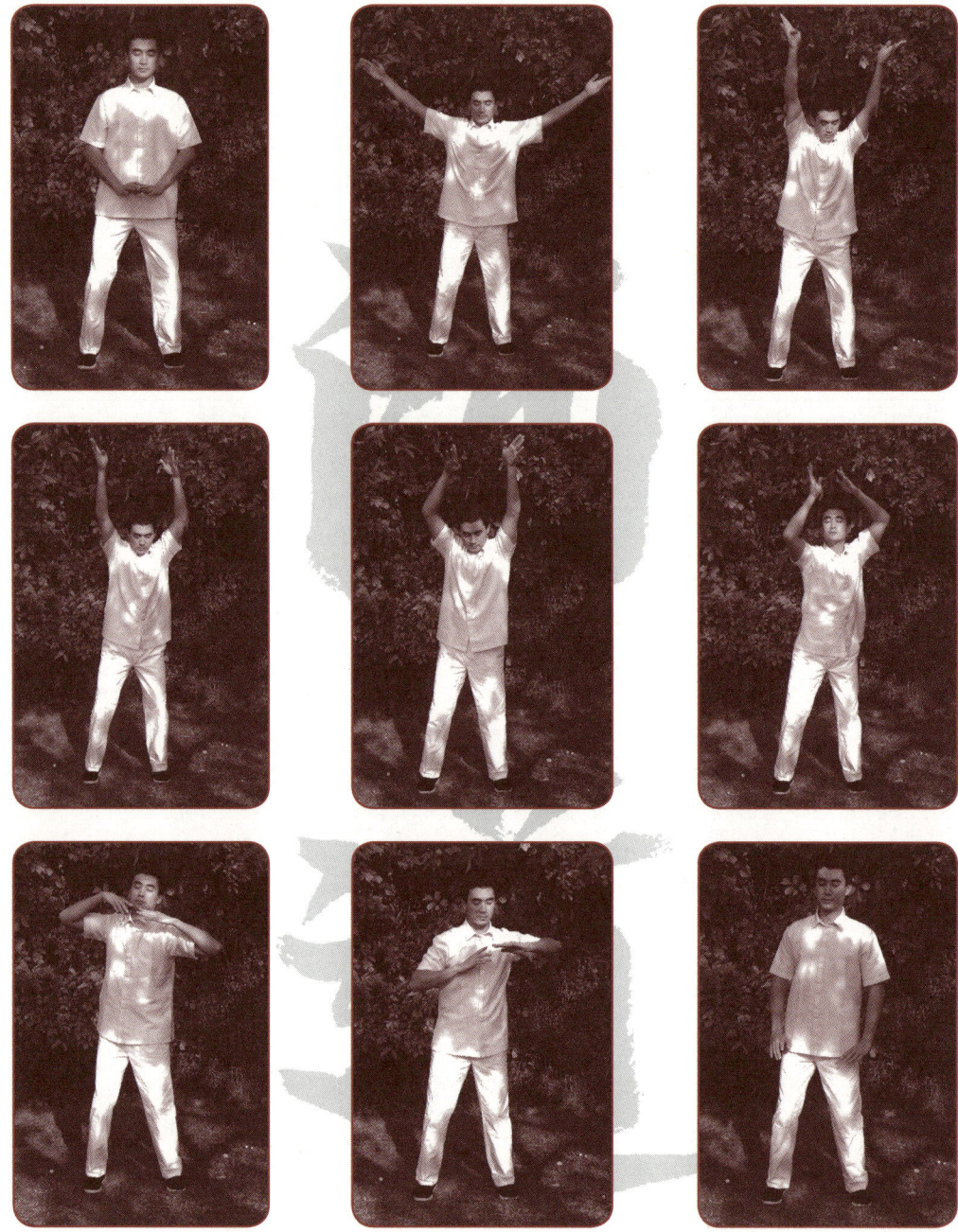

Schließen Sie nun die rechte Hand zu einer Faust und heben Sie diese bis knapp unterhalb der Brust an. Heben Sie ausnahmsweise auch den rechten Ellbogen an, sodass die Faust zum Boden gerichtet ist. Gleichzeitig heben Sie den rechten Fuß vom Boden und drücken die linke Hand noch etwas weiter nach unten. Die Handfläche der linken Hand zeigt nach unten, die Fingerspitzen nach rechts. Atmen Sie während dieser Bewegung ein.

Drehen Sie nun die linke Hand um, sodass die Handfläche nach oben zeigt und positionieren Sie sie genau vor dem Dan Tian. Die rechte Faust schlägt nun mit dem Handrücken in die linke offene Hand, genau gleichzeitig lassen Sie den rechten Fuß wieder auf den Boden fallen. Atmen Sie während dieser Bewegung aus.

Öffnen Sie die rechte Hand und drehen Sie beide Handflächen nach unten zum Boden. Atmen Sie während dieser Bewegung ein.

Senken Sie beide Hände über den Füßen ab und verdichten Sie so das Qi. Atmen Sie während dieser Bewegung aus.

Heben Sie die Hände noch einmal einige Zentimeter und atmen Sie ein. Senken Sie sie anschließend wieder und atmen Sie aus. „Federn" Sie auf diese Weise zweimal nach.

Anschließend öffnen Sie wieder beide Arme zur Seite und beginnen die Übung von vorne. Dieses Mal schlagen Sie allerdings mit der linken Faust in die rechte Hand und heben dabei den linken Fuß. Führen Sie auf jeder Seite mindestens zwei Wiederholungen durch.

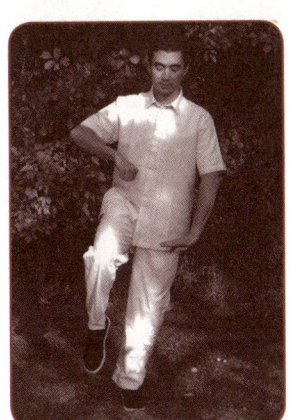 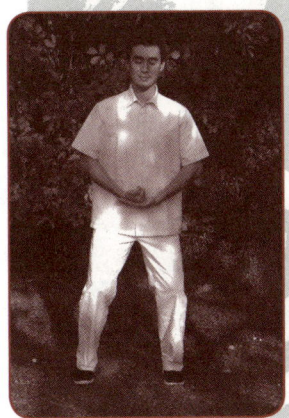 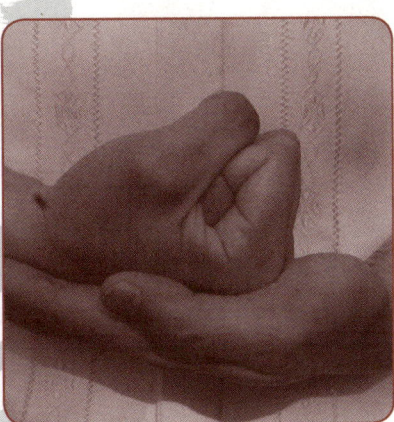

8. Übung für Yin: „Tief in der Erde wurzeln"

Diese Übung dient dazu, Yin aus der Erde aufzunehmen. In der Vorstellung gehen wir viele Meter in die Erde hinein, um uns von dort neue Energie zu holen. Gleichzeitig achten wir auf eine ausreichende Aufrichtung. 90 Prozent der Aufmerksamkeit befinden sich tief in der Erde, zehn Prozent hoch oben im Himmel. Während der Übung verfolgen wir Qi, wie es aus der Erde durch unsere Beine langsam hinauf in unser Zentrum und anschließend wieder hinab bis in unsere Füße fließt.

Die Übungsausführung

Nach dem Absenken der Hände drehen Sie diese kreisförmig um, bis die Handflächen wieder nach oben zeigen. Heben Sie nun beide Hände knapp vor dem Körper bis zum Unterbauch. Qi fließt hierbei aus der Erde über das Erdetor durch beide Beine zum Dan Tian hinauf und wird dort gespeichert. Atmen Sie während dieser Bewegung ein.

Drehen Sie beide Hände kreisförmig um und senken Sie diese wieder beidseits knapp vor dem Körper und über den Füßen ab. Hier wird Qi in den Beinen verteilt und gespeichert. Atmen Sie während dieser Bewegung aus.

Drehen Sie die Hände wieder kreisförmig und nehmen Sie erneut Qi aus der Erde auf. Führen Sie mindestens vier Wiederholungen durch.

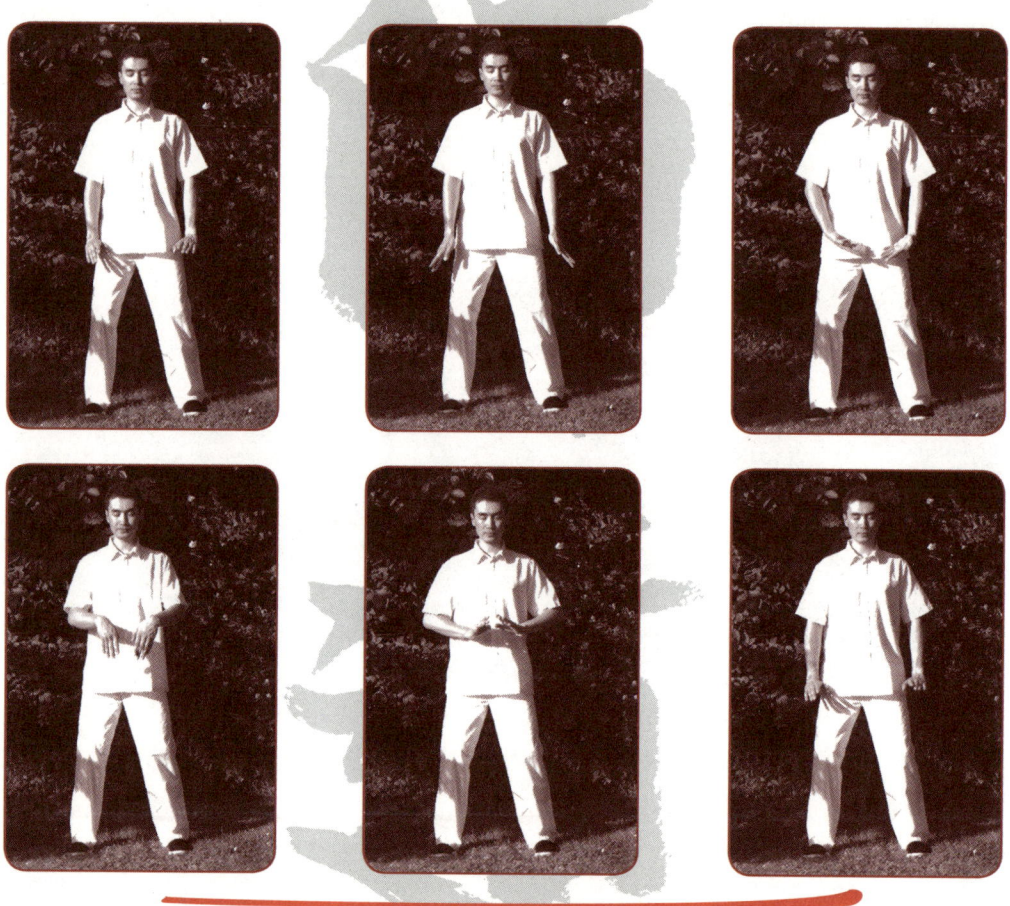

Zum Abschluss: „Qi einsammeln und Nieren-Qi festigen."

Diese Übung dient dazu, alles Qi einzusammeln und im Dan Tian zu speichern. Qi fließt hierbei aus dem gesamten Körper zu unserem Zentrum zurück und wird dort angereichert.

Durch das Anheben des Dammes stärken wir anschließend noch unser Nieren-Qi in seiner Funktion des Speicherns und Bewahrens. Dadurch können wir sicher sein, dass das neu gewonnene Qi auch gespeichert bleibt, dass „die Wanne einen Stöpsel hat".

Durch Anheben und Loslassen des Dammbereiches und Unterbauches wird vor allem der am Damm befindliche Akupunkturpunkt Huiyin (Ren 1) stimuliert. An diesem Punkt treten die drei so wichtigen Extrameridiane Ren, Du und Chong aus dem Inneren des Körpers an die Oberfläche.

Der gemeinsame Verlauf dieser drei Extrameridiane von unserem Dan Tian (in klassischen Texten eigentlich aus dem Uterus beziehungsweise aus den Nieren) gerade nach unten zum Akupunkturpunkt Huiyin wird manchmal als „anzestrale Sehne" bezeichnet und ist von äußerster Bedeutung für unsere Gesundheit. Hierbei sollten wir vor allem mit unserer Vorstellung, unserem Fokus anheben und nicht so sehr mit banaler Muskelkraft.

Wer unter hohem Blutdruck leidet, sollte diese Übung allerdings nicht zu oft durchführen, da sie das Qi in so einem Falle zu sehr nach oben heben würde. Einfaches „Stehen wie ein Baum" wäre hier eine geeignete Alternative, um die Übungen zu beenden.

Eine ausführlichere Methode, eine Qigongeinheit zu beenden, finden Sie auf Seite 121ff. Die längere Abschlussübung dient dazu, Innen- und Außenwelt aufeinander abzustimmen und so die Ruhe während des Übens mit in den Alltag zu nehmen.

Die Übungsausführung

Lassen Sie zum Schluss die Hände seitlich nach außen und auch ein wenig nach hinten gleiten. Rollen Sie gleichzeitig die Wirbelsäule mitsamt dem Kopf etwas nach vorne. Die Hände bewegen sich auf Hüfthöhe kreisförmig nach vorne bis sie sich in der Mitte beinahe wieder treffen.

Bewegen Sie nun die Hände wieder auf den Dan Tian zu und richten Sie gleichzeitig die Wirbelsäule Wirbel für Wirbel wieder auf. Führen Sie drei Wiederholungen durch und sammeln Sie dadurch alles Qi ein. Legen Sie anschließend die Hände auf den Dan Tian, ganz so, als ob Sie etwas unendlich Wertvolles bewahren und behüten wollten. Männer legen zuerst die linke, dann die rechte Hand auf den Dan Tian. Frauen legen zuerst die rechte, dann die linke Hand auf den Dan Tian.

Anschließend atmen Sie ein und lassen das Zwerchfell hierbei möglichst los und locker. Dadurch kann der Atem bis tief in den Unterbauch zum Dammbereich fließen und Qi wird nochmals in diesem Bereich angereichert. Gleichzeitig werden Damm und Beckenbodenmuskeln entspannt. Der dort befindliche Akupunkturpunkt Huiyin wird somit geöffnet.

Während der Ausatmungsphase werden der Damm und die Beckenbodenmuskulatur langsam angehoben. Mit der nächsten Einatmung lässt man wieder locker. Führen Sie acht Wiederholungen durch und vergessen Sie nie die Entspannungsphase dazwischen!

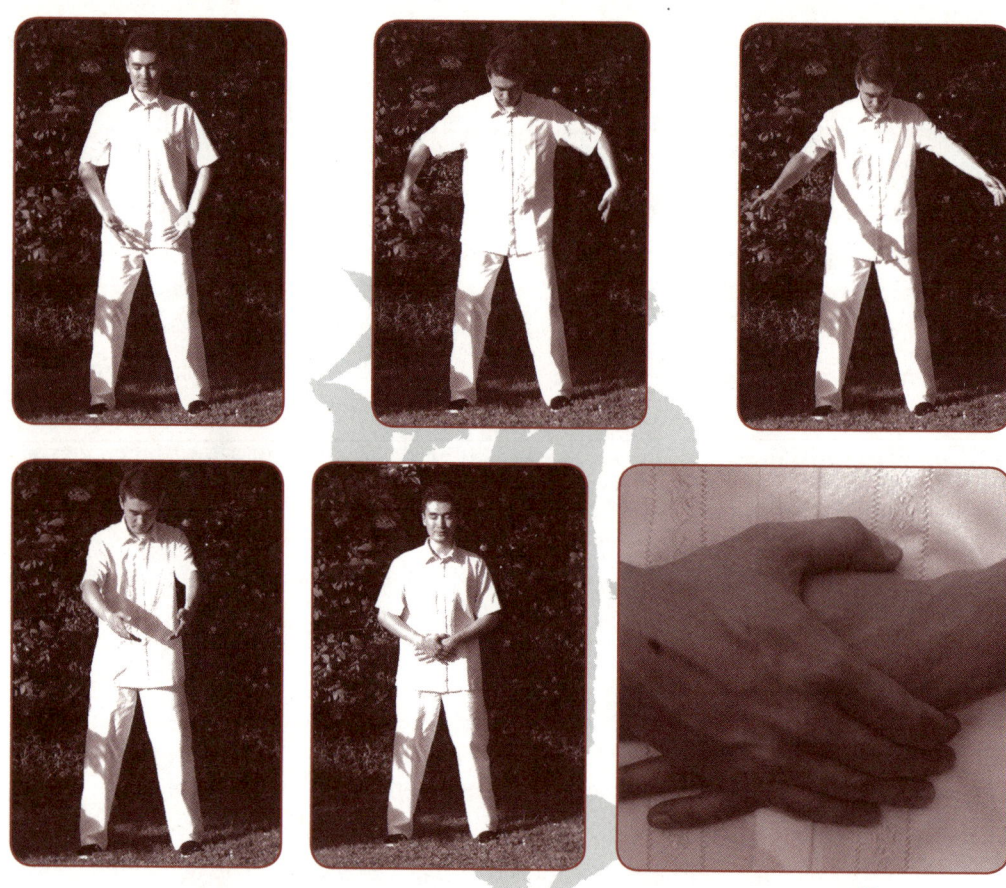

Genießen Sie noch einige Augenblicke die Ruhe, ziehen Sie zum Schluss das linke Bein zum rechten heran, streifen Sie die Arme seitlich ab und beenden Sie anschließend Ihr Training mit einem Lächeln.

Ba He Jing Gong – Die Acht-Harmonien-Meridianübungen

Bei diesen Meridiandehnübungen sollten Sie nicht mit übertriebenem, sportlichem Ehrgeiz an die Sache herangehen, sondern gerade hier Ihrem Körper genügend Zeit geben, sich Atemzug für Atemzug weiter zu lockern und zu entspannen.

Bei den Übungen nehmen wir während des Ausatmens Position ein und halten diese während des Einatmens. Beim nächsten Ausatmen sollten wir versuchen noch mehr im gedehnten Bereich loszulassen und ein klein wenig weiter zu dehnen. Die Betonung liegt hier auf KLEIN und WENIG.

Beim nächsten Einatmen halten wir die Position, beim folgenden Ausatmen versuchen wir wieder, ein kleines bisschen nachzugeben, und so weiter. Dehnen heißt also nicht einfach an beiden Enden anziehen, bis es länger wird, sondern dem Körper die Möglichkeit zu geben, von selbst loslassen und nachgeben zu können.

Nach mindestens drei (Ein- und Aus-) Atemzügen, lösen wir mit der Einatmung die Haltung auf und begeben uns in die Ausgangsstellung des normalen schulterbreiten Standes. Mit der nächsten Ausatmung können wir dann schon die nächste Position einnehmen.

Achten Sie darauf, beim Dehnen des Muskels nicht zu wippen, da dies den Muskel nur noch mehr aktiviert.

1. Meridianübung für das Holzelement:
„Den Lebermeridian besänftigen"
Die Übungsausführung

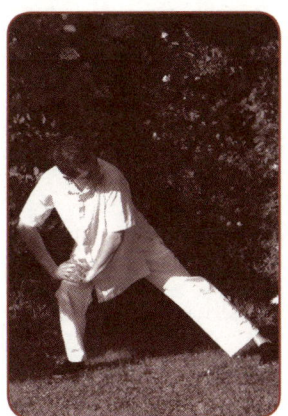

Stellen Sie die Füße in etwa doppelter Schulterbreite auf den Boden. Verlagern Sie nun Ihr Gewicht nach rechts und beugen Sie dabei rechtes Knie und rechte Hüfte. Legen Sie beide Hände auf das rechte Knie. Das linke Bein verweilt gestreckt, die Fußstellung wird hierbei nicht verändert.

Dehnen Sie dadurch Innen- und Außenseite des linken Beines und somit Leber- und Gallenblasenmeridian.

Führen Sie die Übung nach einigen Atemzügen auch auf der anderen Seite durch.

2. Meridianübung für das Feuerelement:
„Den Herzmeridian erleuchten"
Die Übungsausführung

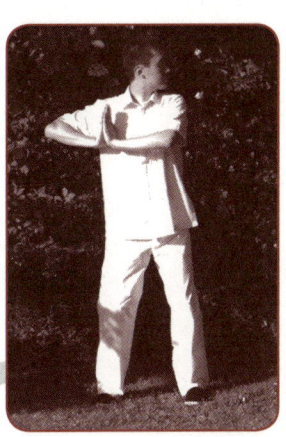

Legen Sie beide Handflächen (wie beim Beten in der Kirche) vor der Brust aneinander. Die Fingerspitzen sollten senkrecht nach oben zeigen, die Handflächen und Fingerinnenseiten während der ganzen Übung in Kontakt bleiben.

Verschieben Sie nun beide Hände in derselben Position nach links, indem Sie mit der rechten Hand leichten Druck ausüben und mit der linken nachgeben.

Gleichzeitig drehen Sie den Kopf zur gegenüberliegenden rechten Seite. Sie können auch gleichzeitig den Oberkörper (eigentlich mehr gedanklich) ein wenig nach rechts verschieben.

Hier werden vor allem Herz- und Dünndarmmeridian an der Kleinfingerseite der Hand und Ellenseite des Unterarmes gedehnt.

Führen Sie die Übung nach einigen Atemzügen auch auf der anderen Seite durch.

3. Meridianübung für das Erdeelement:
„Den Magenmeridian nähren"
Die Übungsausführung

Stellen Sie sich auf das linke Bein und nehmen Sie den rechten Fuß hinter Ihrem Rücken in beide Hände, indem Sie das rechte Knie stark beugen.

Achten Sie vor allem auf eine Dehnung im Bereich der Oberschenkelvorderseite, aber auch im Bereich des Bauches und des Brustkorbes. Hier fließt der Magenmeridian am seitlichen Rand der vorderen Bauchmuskulatur über die Brustwarzen nach oben.

Führen Sie die Übung nach einigen Atemzügen auch auf der anderen Seite durch.

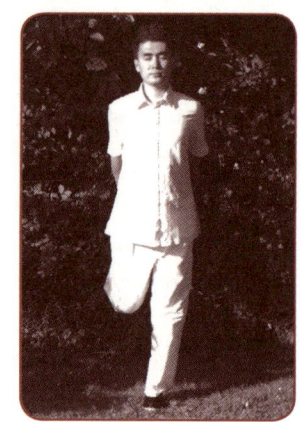

4. Meridianübung für das Metallelement:
„Den Lungenmeridian klären"
Die Übungsausführung

Haken Sie hinter dem Rücken beide Daumen ineinander, legen Sie die gestreckten Zeigefinger aneinander und beugen Sie den dritten, vierten und fünften Finger.

Beugen Sie nun den Oberkörper langsam nach vorne und strecken Sie die Hände mit fixierten Daumen hinter dem Rücken gegen den Himmel nach oben.

Diese Übung dehnt Lungen- und Dickdarmmeridian, welche über die Schultervorderseite entlang des Armes zu Daumen und Zeigefinger fließen.

Wechseln Sie nach einigen Atemzügen die Position der Daumen.

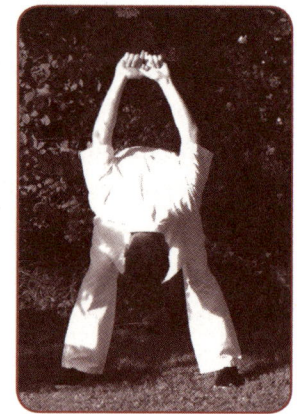

5. Meridianübung für das Wasserelement:
„Den Nierenmeridian wärmen"
Die Übungsausführung

Beugen Sie mit gestreckten Beinen den Oberkörper nach vorne und lassen Sie diesen mit Armen und Kopf nach unten hängen.

Versuchen Sie die Dehnung von der Fußsohle über die Rückseite der Beine und den Bereich seitlich der Wirbelsäule bis hinauf zum Hinterkopf zu spüren. Durch diese Übung wird vor allem der Blasenmeridian gedehnt.

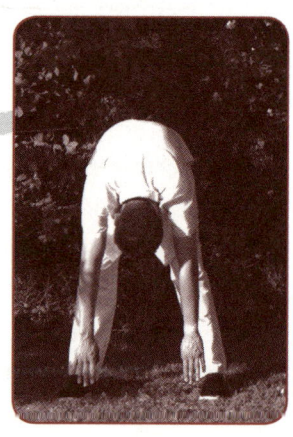

Beim Aufrichten sollten Sie zuerst die Knie beugen und sich dann aus den Knien heraus Wirbel für Wirbel aufrollen.

Achtung – Sie üben gerade Qigong und dies ist nicht die altbekannte Gymnastikübung, wo Sie versuchen, mit den Händen um jeden Preis den Boden zu berühren! Und bitte auch nicht beim Dehnen nachwippen, um noch etwas tiefer zu kommen!

6. Meridianübung für Yang:
„Das Meer des Yangs öffnen"
Die Übungsausführung

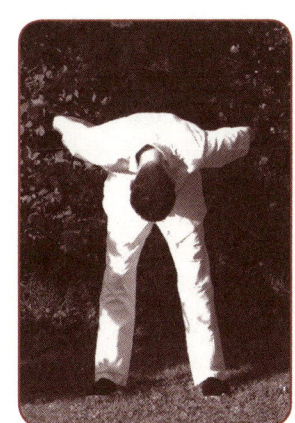

Für diese Übung wird der Du-Meridian, welcher auch „Das Meer des Yangs" genannt wird und entlang der Wirbelsäule vom Damm bis zum Kopf fließt, gedehnt.

Legen Sie hierzu beide Hände an die Taille, und zwar so, dass die Daumen vorne am Bauch und die restlichen Finger hinten am Rücken zu liegen kommen. Rollen Sie nun den Oberkörper langsam nach vorne ein und lassen Sie den Kopf hängen (ganz ähnlich der Übung für das Wasserelement). Ziehen Sie gleichzeitig mit den Händen das Becken, die Hüfte und somit Steißbein und unterste Wirbel nach unten und vorne.

Die Dehnung sollte bei dieser Übung in der Wirbelsäule stattfinden, versuchen Sie daher, sich Wirbel für Wirbel wie eine Katze einzurollen.

7. Meridianübung für Yin:
„Das Meer des Yins öffnen"
Die Übungsausführung

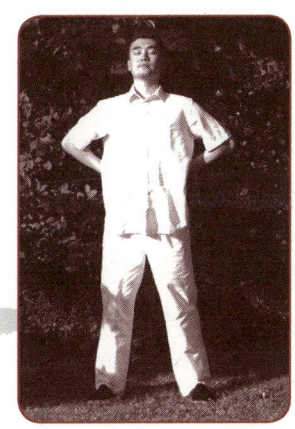

Hierbei wird der Ren-Meridian, welcher auch als „Das Meer des Yins" bezeichnet wird, gedehnt. Dieser verläuft in den Medianen der Vorderseite vom Damm über Unterbauch, Nabel und Brustbein bis zum Kopf.

Auch bei dieser Übung legen Sie beide Hände an die Taille, diesmal allerdings mit den Daumen hinten am Rücken und mit den restlichen Fingern vorne am Bauch. Strecken und runden Sie nun die Wirbelsäule nach hinten, als ob Sie sich auf einen großen Ball lehnen würden, ohne allerdings nach hinten zu kippen.

Dehnen Sie hierbei die Vorderseite des Oberkörpers und konzentrieren Sie sich auf die Medianlinie. Der Kopf sollte bei dieser Übung in einer Verlängerung zur Wirbelsäule gehalten werden und nicht zu stark nach hinten fallen.

8. Meridianübung für den Dai-Mai:
„Mit dem Gürtelmeridian kreisen"
Die Übungsausführung

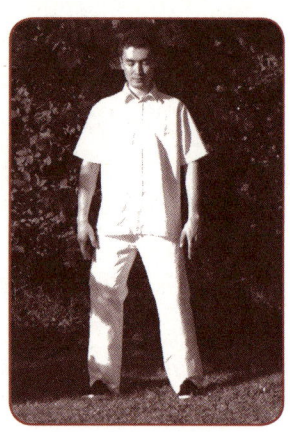

Hierbei kreisen wir mit der Hüfte neun Mal in die eine Richtung, anschließend wechseln wir in einer S-förmigen Schleife die Richtung und kreisen dann in die andere Richtung.

Die Schleifen sollten auf jeden Fall zuerst immer größer und nach dem Richtungswechsel, was noch viel wichtiger ist, immer kleiner werden.

Die Bewegung entspricht in etwa jener Bewegung, die wohl die meisten von uns in der Kindheit mit einem „Hula-Hoop-Reifen" mehr oder weniger erfolgreich geübt haben. Durch diese Bewegung wird hervorragend Qi im gesamten Bauch und Unterbauch sowie entlang des Dai-Mais aktiviert. Dieser sehr wichtige und oft als „Gürtelmeridian" bezeichnete Meridian umschließt als einziger alle anderen Meridiane, die am Körper nach unten oder oben fließen und somit obere und untere Körperhälfte verbinden. Er ist somit mitverantwortlich, wie viel Qi nach oben und wie viel Qi nach unten fließen darf. Außerdem wird durch diese Übung nochmals unser Zentrum aktiviert und Qi letztendlich dort konzentriert.

Die Bewegung kann auch nur sehr klein vollzogen werden, sodass sie äußerlich vielleicht gar nicht sichtbar ist und nur im Inneren „energetisch" geübt wird.

Ba He Xue Gong – Die Acht-Harmonien-Akupressur

Massieren Sie die folgenden Punkte beidseits für jeweils mindestens eine Minute, nach Möglichkeit auch länger. Massieren Sie sowohl kreisförmig in beide Richtungen, als auch nur mit Druck. Legen Sie hierbei Ihre gesamte Aufmerksamkeit in den Punkt hinein und versuchen Sie, die exakte Lokalisation des Punktes zu erfühlen. Suchen Sie genau die Stelle, an der Sie das Gefühl haben, ein klein wenig mehr in die Tiefe zu kommen. Folgen Sie hierbei dem Gewebe. Wenn Sie das Gefühl haben, nicht tiefer kommen zu können, so verbleiben Sie ein wenig. Warten Sie ab, atmen Sie, eventuell können Sie Winkel oder Position noch einmal korrigieren. Versuchen Sie nach Möglichkeit mit der Ausatemphase tiefer zu kommen und mit der Einatemphase zu verweilen.

Nach einiger Zeit wird das Gewebe sich weiter öffnen und Sie wieder eine Schicht tiefer lassen. Dies geschieht dann, wenn der Sympathikus-Nerv seinen Widerstand aufgibt und der Reiz nicht mehr als gefährlich oder schädlich eingestuft wird. Dann erst übernimmt der Parasympathikus-Nerv und erlaubt dem Reiz in die Tiefe zu kommen. Dies führt dazu, dass dieser Reiz nicht mehr punktuell wirkt, sondern diffuser, sich ausbreitend. Nehmen Sie sich also einfach so lange Zeit, bis Sie wirklich das Gefühl haben „am Punkt" zu sein.

Manchmal kann dieser Punkt auch ein wenig schmerzhaft sein. Diese Art von Schmerz unterscheidet sich allerdings vom „gewöhnlichen" Schmerz, da er zwar schmerzhaft, gleichzeitig aber auch angenehm und interessant ist. Es ist somit ein „wohltuender" Schmerz, Sie spüren, „es tut sich was". Ganz gleich, was Sie nun fühlen, wichtig ist, dass Sie irgendetwas fühlen. Dies kann ein Gefühl der Schwere, der Vibration oder auch etwas ganz anderes sein. Nehmen Sie sich auf jeden Fall genügend Zeit und lenken Sie all Ihre Aufmerksamkeit an den von Ihnen gewählten Punkt. Ein altbekannter Leitsatz in der Akupunktur ist:„Der Punkt ist dort, wo du ihn spürst."

1. Akupressur für das Holzelement:
„Die Leber besänftigen"

Pressen Sie den Punkt Taichong (Leber 3). Dieser befindet sich auf dem Fußrücken in einer Vertiefung zwischen dem ersten und zweiten Metatarsalknochen, sprich zwischen großer Zehe und zweiter Zehe, aber eben ein wenig weiter oben.

Tasten Sie sich von den „Schwimmhäuten" zwischen den Zehen etwa ein, zwei Querfinger nach hinten, bis Sie eine (meist schmerzhafte) Vertiefung noch vor dem proximal angrenzenden Knochen finden.

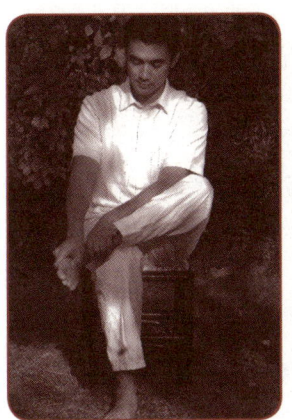 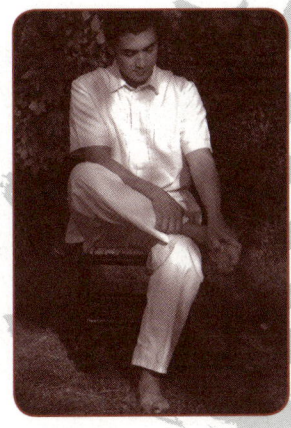 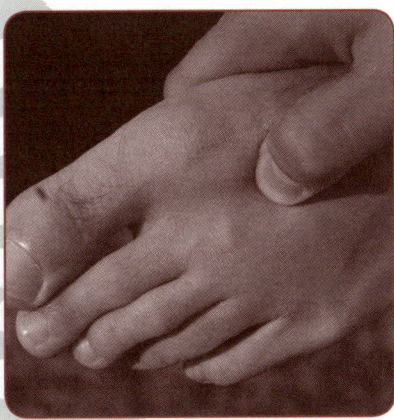

2. Akupressur für das Feuerelement:
„Den Brustkorb öffnen"

Massieren Sie den Punkt Neiguan (Perikard 6), welcher sich drei Querfinger von der Handgelenksfalte entfernt zwischen den Sehnen des Musculus palmaris longus und des Musculus flexor carpi radialis an der Unterarminnenseite befindet. Dies sind im Prinzip jene beiden Sehnen, die Sie am Handgelenk vor allem dann spüren, wenn Sie eine Faust ballen.

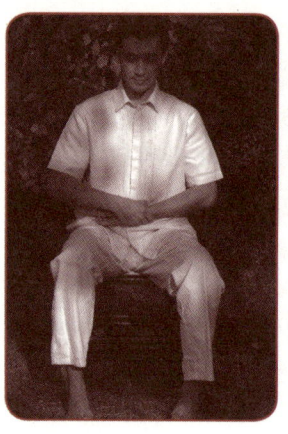 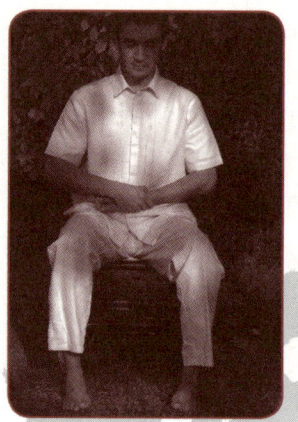 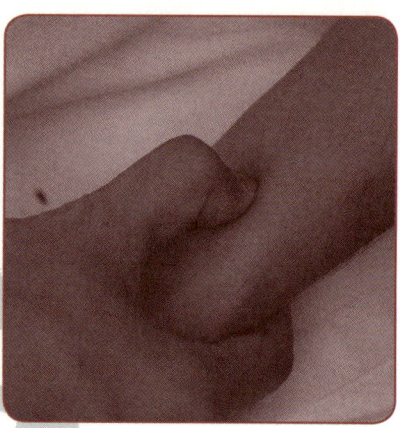

3. Akupressur für das Erdeelement:
„Das Qi nähren"

Akupressieren Sie den Punkt Zusanli (Magen 36). Dieser befindet sich einen Querfinger lateral (seitlich außen) der Vorderkante des Schienbeines, etwa vier Querfinger unterhalb des Unterrandes der Kniescheibe.

Wenn Sie von unten das Schienbein an der Vorderkante nach oben entlang streichen, werden Sie merken, dass sich der Knochen an einem bestimmten Punkt unterhalb des Kniegelenkes verbreitert. An dieser Stelle liegt der Punkt (seitlich des Knochens).

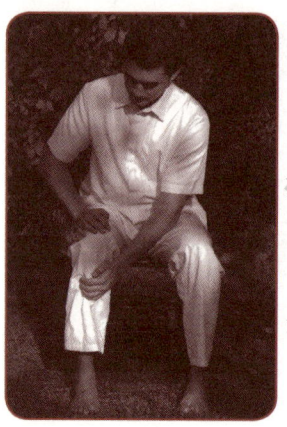 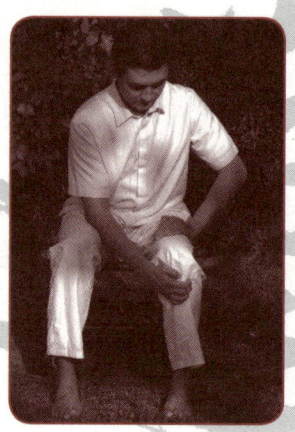 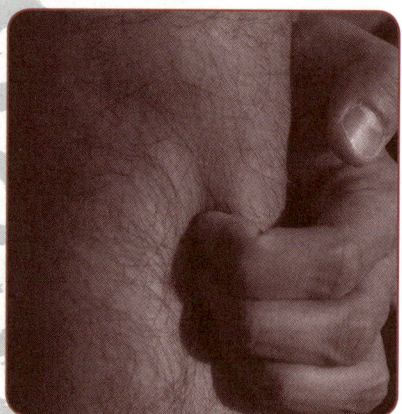

4. Akupressur für das Metallelement:
„Die Lunge öffnen"

Massieren Sie den Punkt Zhongfu (Lunge 1), welcher sich eine Daumenbreite unterhalb des Schlüsselbeines in einer Vertiefung vor dem Schultergelenk befindet. Vor allem wenn Sie die Schultern nach vorne ziehen, werden Sie eine Rille vor dem Gelenk bemerken.

Dies ist auch in etwa jener Bereich, in dem die Brustmuskulatur am Schultergelenk ansetzt.

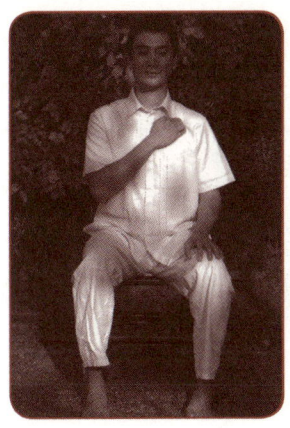 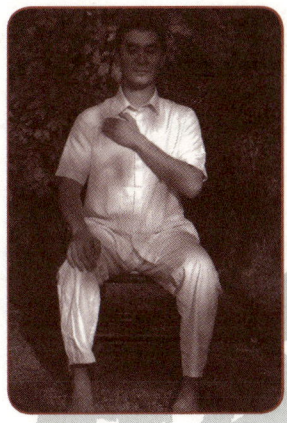 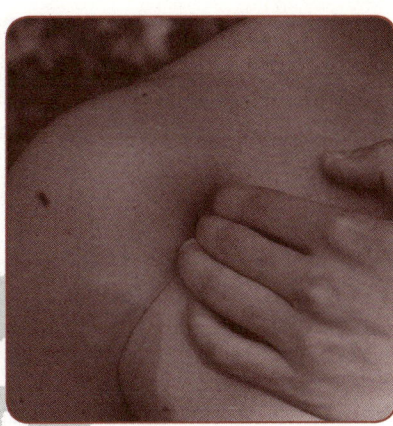

5. Akupressur für das Wasserelement:
„Die Niere wecken"

Pressen Sie den Punkt Yongquan (Niere 1). Dieser befindet sich in der Mitte der Fußsohle, am Übergang vom vorderen zum mittleren Drittel. Vor allem beim Beugen der Zehen ist in diesem Bereich eine Vertiefung tastbar.

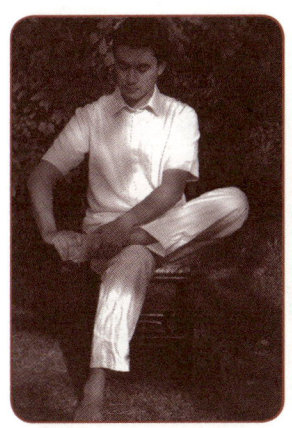 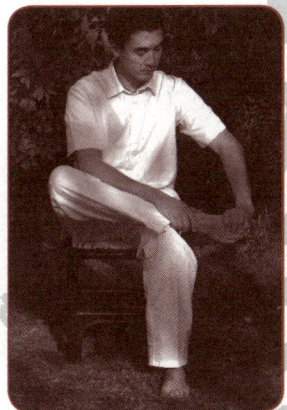 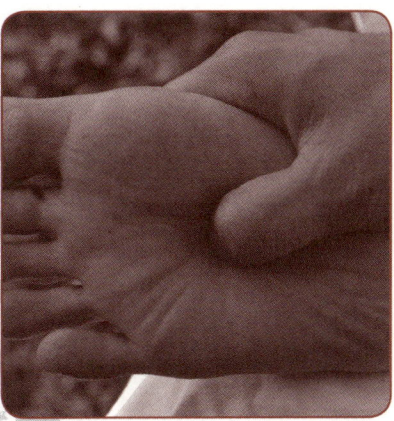

6. Akupressur für Yang:
„Das Lebenstor entfachen"

Legen Sie hinter dem Rücken eine Hand in die andere und massieren Sie mit dem Handrücken kreisend den Punkt Mingmen (Du 4). Dieser befindet sich genau unterhalb des Dornfortsatzes des zweiten Lendenwirbelkörpers. Dies liegt in etwa gegenüber vom Nabel.
Sie können den Punkt auch auf folgende andere Weise lokalisieren: Auf Höhe des Beckenknochenoberrandes befindet sich der Dornfortsatz des vierten Lendenwirbels. Von dort tasten Sie sich nun zwei Wirbel hinauf bis zu Mingmen.
Kreisen Sie zuerst in die eine Richtung, dann in die andere.

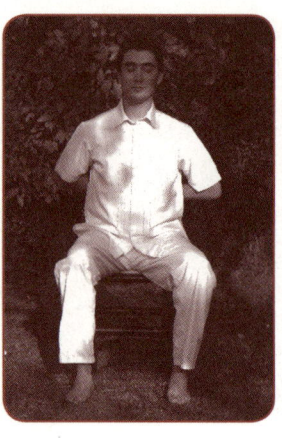 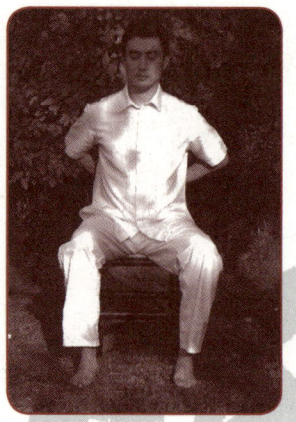 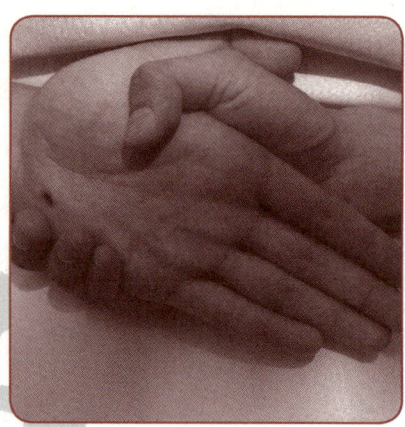

7. Akupressur für Yin:
„Den Nabel öffnen"

Legen Sie vor dem Körper beide Hände übereinander und massieren Sie mit der Handfläche den Nabel. Kreisen Sie zuerst ein wenig in die eine Richtung, dann in die andere. Hier befindet sich der Punkt Shenque (Ren 8).

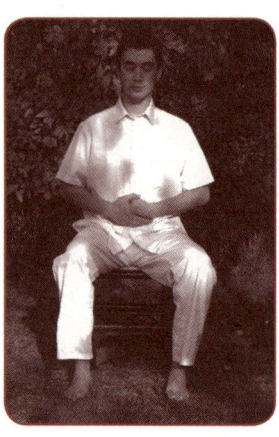 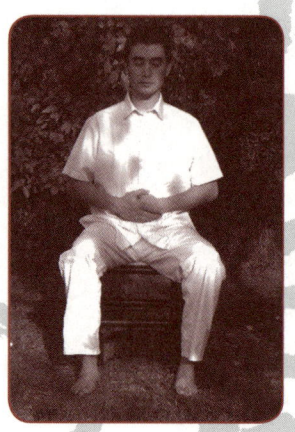 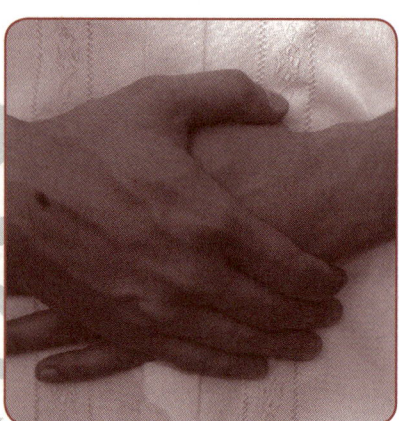

8. Akupressur für Shen:
„Den Geist erhellen"

Um den Geist „Shen" mittels Akupressur anzusprechen massieren Sie mit beiden Mittelfingern den Punkt Yintang, welcher sich genau zwischen den Augenbrauen befindet.

Es ist dies in etwa auch der Bereich des Dritten Auges. Sicher ist Ihnen auch schon einmal aufgefallen: Viele Menschen massieren diesen Bereich „instinktiv" nebenbei, wenn sie angestrengt geistig arbeiten oder über einem Problem grübeln. Während der Akupressur-Übung sollten Sie aber nöglichst ganz konzentriert in sich hineinfühlen und sich nicht von anderen Gedanken ablenken lassen, damit Sie den richtigen Punkt stimulieren.

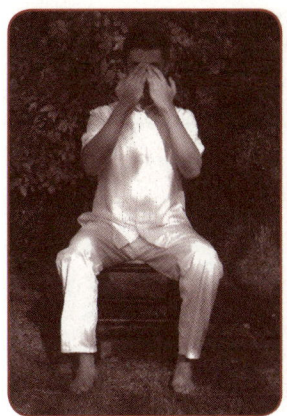 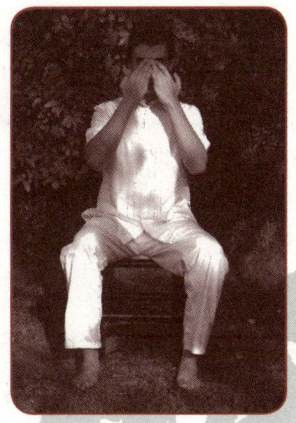 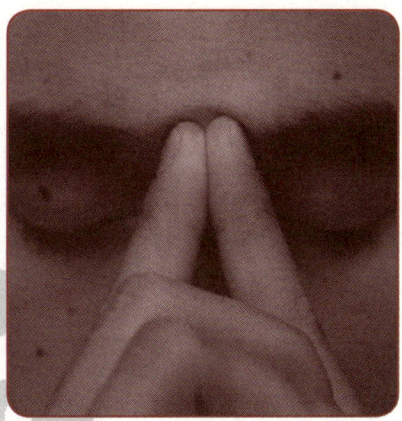

Natürlich gibt es noch eine Vielzahl an Akupunkturpunkten, die präventiv eingesetzt werden können. Viele davon befinden sich in einer Grube an Durchtrittsstel-
len von Gefäß- und Nervenbündeln und besitzen eine andere elektrische Leitfä-
higkeit als die Umgebung. Einige sind aber auch in Gelenksnähe an Muskeln und
Sehnenansätzen lokalisiert.

Vor allem am Blasenmeridian entlang des Rückens finden sich die sehr wichtigen
Shu-Punkte. Aufgrund ihrer Lokalisation können sie allerdings nur von Mitglie-
dern des chinesischen Nationalzirkus selbst erreicht werden.

Ba He An Gong – Die Acht-Harmonien-Ruheübungen

Wie schon am Anfang des Buches erwähnt, sind diese Übungen des „stillen Qigong" außen
Yin (d.h. sehr ruhig), innen aber Yang (d.h. sehr aktiv). Sie werden prinzipiell sitzend durchgeführt, einige können aber auch im Liegen geübt werden.

Die Übungsposition

Für die Übungen setzen wir uns am besten aufrecht auf einen Sessel. Hierbei sollten wir
nur auf dem vorderen Drittel der Sitzfläche Platz nehmen. Unsere beiden Sitzhöcker sollten
auf der Sitzfläche aufliegen. Unsere Beine sind etwa 90 Grad abgewinkelt, die Füße ruhen
parallel etwa schulterbreit auf dem Boden. Auch hier sollte auf einen guten Bodenkontakt
geachtet werden. Das Kinn wird leicht angezogen, die Wirbelsäule aufgerichtet, die Zunge
wird sanft an den oberen Gaumen gelegt.

Wie im Stehen suchen wir uns auch im Sitzen die für uns bequemste Position, in der wir für
längere Zeit mühelos verbleiben können.

Die Yogis unter uns wählen für diese Übungen natürlich den Lotussitz (mit überkreuzten Beinen) auf einem Kissen am Boden. Hierbei sollten Sie darauf achten, die Knie möglichst nahe in Richtung Boden zu bringen, sodass die Hüften höher als die Knie zur Ruhe kommen. Auch hier ruhen die Hände entspannt auf den Oberschenkeln.

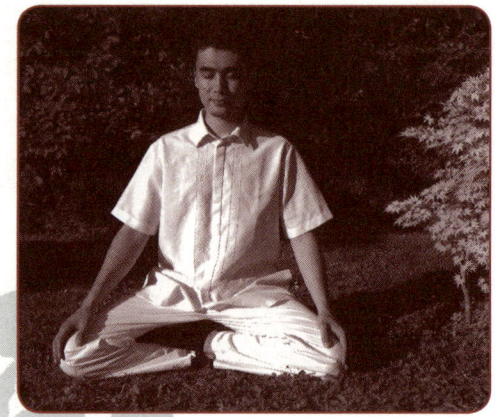

Ich empfehle, nicht alle stillen Übungen in einem Durchgang zu üben. Wählen Sie sich nur ein oder zwei aus den folgenden für eine Übungseinheit aus und variieren Sie dafür von Tag zu Tag oder nach Lust und Laune.

1. und 2. Übung für Yin und Yang: „Der Kleine Himmelskreislauf"

Der „Kleine Himmelskreislauf" („Xiao Zhou Tian") ist ein äußerst bedeutsamer Energiekreislauf des Körpers zwischen dem Ren- und Du-Meridian, zwei wichtigen Extrameridianen. Der Du-Meridian beginnt im Unterbauch, kommt am Damm an die Körperoberfläche, verläuft entlang der Wirbelsäule nach oben zum Hinterkopf, von dort weiter über das Himmelstor und die Stirn, vorbei am dritten Auge, über die Nasenspitze bis zum Oberkiefer. Der Energiefluss des Ren-Meridians beginnt an der Zungenspitze und verläuft in der Körpermitte über Hals, Brustbein, Bauch, Bauchnabel und Unterbauch wieder zurück zum Damm, um sich dort mit dem Du-Meridian zu verbinden. Der Ren-Mai wird auch als „Meer des Yins" bezeichnet, während der Du-Mai als „Meer des Yangs" gilt.

Nur für die neugierigen Nasen unter Ihnen: Der „Große Himmelskreislauf" („Da Zhou Tian") ist der Energiekreislauf aller 12 Hauptmeridiane.

Die Übungsausführung

1. In unserer Vorstellung folgen wir dem „Kleinen Himmelskreislauf", nicht zu schnell, aber auch nicht zu langsam, nicht an der Oberfläche, sondern etwas in der Tiefe. Wir lenken unsere Aufmerksamkeit zuerst zum Dan Tian.

Anschließend schicken wir unsere Aufmerksamkeit und somit unser Qi auf einer Bahn weiter zum Dammbereich. Von dort wandert unser Fokus langsam weiter entlang des Du-Mais zum Steißbein und von dort Wirbel für Wirbel nach oben. Dabei unterstützen wir das Aufsteigen des Qi durch sanfte Wellenbewegungen der Wirbelsäule nach vorne und hinten. Wir beobachten, wie Qi wie in einem Gefäß über Mingmen (unterhalb des zweiten Lendenwirbelkörperfortsatzes) und Dazhui (unterhalb des siebten Halswirbelkörperfortsatzes) bis zum „Jadekissen" (Hinterkopf) in einer Säule aufsteigt, dann weiter zum Himmelstor (höchster Punkt des Kopfes) und von dort in der Medianen über die Stirn und das Dritte Auge (zwischen den Augenbrauen) zur Nasenspitze und von dort zum Oberkiefer.

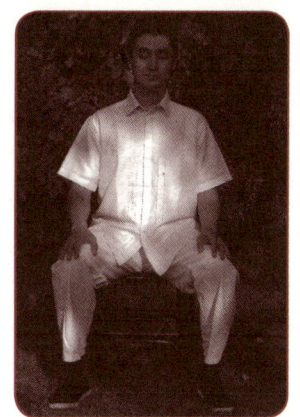

2. Von dort fließt Qi, sprich unsere Aufmerksamkeit wie Wasser ohne Unterbrechung über die Zungenspitze und den Hals entlang, über Brustbein, Bauch und Nabel bis zum Dan Tian zurück.

Von dort beginnt der nächste Durchgang über den Unterbauch zum Dammbereich und weiter zur Wirbelsäule. Nach einigen „Umrundungen" sammeln wir Qi im Dan Tian und speichern es.

3. Übung für das Holzelement: „Die Stagnation auflösen"

Sinn dieser Übung ist es, den gesamten Körper vollständig zu entspannen, um so unserem Qi wieder freie Bahn zu verschaffen. Diese Übung kann auch sehr gut im Liegen durchgeführt werden.

Die Übungsausführung

Hierbei beginnen wir am Kopf. Mit der Einatmung legen wir unsere Aufmerksamkeit (und somit Qi) in die Mitte des Kopfes.

Bei der folgenden Ausatmung stellen wir uns vor, den gesamten Kopf von innen nach außen zentrifugal zu entspannen und lockerzulassen. Wir können uns hierbei auch eine Lichtwelle oder einen Schwall voller Entspannung vorstellen, die sich von Innen nach Außen ausbreiten. Dies wiederholen wir drei bis fünf Mal (wer will, darf auch öfter).

Nun legen wir unsere Aufmerksamkeit bei der Einatmung in die Mitte des Halses und Nackenbereiches.

Auch hier stellen wir uns bei der nachfolgenden Ausatmung vor, den gesamten Bereich von innen nach außen locker zu lassen. Wir wiederholen drei bis fünf Mal.

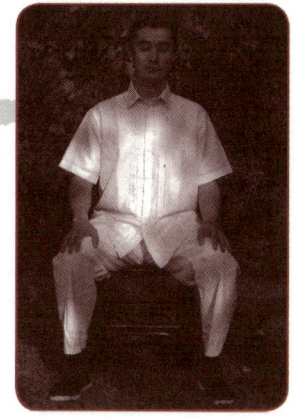

So fahren wir dann nacheinander mit Armen, Brustkorb, Oberbauch, Unterbauch, Oberschenkel, Unterschenkel und Füßen fort. Auch die verbindenden Gelenke nicht vergessen! Wie immer sollten wir auch hier nicht „locker denken", sondern versuchen „locker zu fühlen".

Am Ende bleiben wir noch einige Zeit mit der Aufmerksamkeit im Körper und genießen diesen entspannten Zustand.

4. Übung für das Feuerelement: „Mit dem Herzen lächeln"

Diese Übung ist wohl eine der einfachsten, dafür aber auch eine der schönsten Übungen im Qigong. Achten Sie während des Übens darauf, welches Gefühl in Ihnen entsteht. Schenken Sie dieses Gefühl ganz sich selbst.

Die Übungsausführung

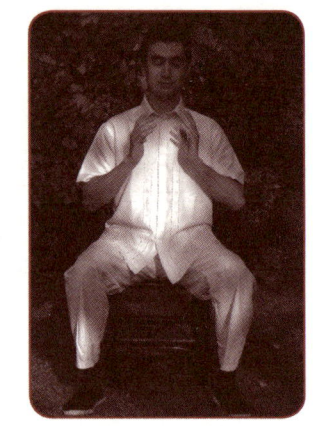

Wir führen beide Hände bis auf wenige Zentimeter vor das Herz, wobei die Handflächen zueinander zeigen. Die Hände befinden sich etwa 10 cm voneinander entfernt. Wir stellen uns vor, etwas sehr Wertvolles zwischen den Händen zu halten, vielleicht auch so, als ob wir unserem Geist ein Zuhause geben wollten.

Anschließend lassen wir wie einen Sonnenaufgang allmählich ein Lächeln entstehen, welches sich langsam über unser Gesicht und den Rest des Körpers ausbreitet. Wie Sonnenstrahlen durchflutet dieses Lächeln unsere Organe, vor allem aber unser Herz. So verbleiben wir einige Zeit.

Anschließend legen wir beide Hände übereinander und auf das Herz. Wir genießen die Wärme der Hände und lassen alles Qi im Herz- und Brustbereich frei fließen.

5. Übung für das Erdeelement: „Den Saft des ewigen Lebens kosten"

Diese Übung stärkt ganz wunderbar unsere Verdauungskraft. Sie ist eine einfache Übung, die auch vor dem Essen durchgeführt werden kann. Auch unsere Zähne und unser Zahnfleisch werden sich an dieser Übung erfreuen.

Den während dieser Übung entstehenden Speichel nannten die Daoisten traditionell den „Saft des ewigen Lebens".

Die Übungsausführung

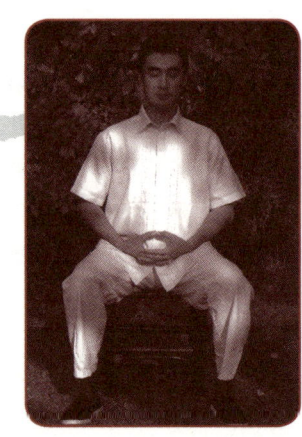

Hierzu beginnen wir mit einem langsamen Öffnen des Kiefers und ein wenig auch des Mundes. Wir versuchen hierbei, vor allem in der Kiefer- und Kaumuskulatur zu entspannen.

Anschließend schließen wir sachte den Kiefer wieder und legen unsere Zähne aneinander. Dann öffnen wir wieder. Wir wiederholen dies mehrmals und versuchen Kiefer und Kauapparat immer mehr zu entspannen. Anschließend schließen wir den Mund wieder.

Wir beginnen nun mit unserer Zunge an unseren Zähnen und

unserem Zahnfleisch entlang zu lecken. Wir streichen hierbei sowohl über Ober- als auch Unterkiefer, über die Außen-, als auch Innenseite. Dies tun wir mehrere Male. Wir sammeln hierbei den entstehenden Speichel im Mund.

Anschließend schlucken wir diesen Speichel ganz bewusst und voller Aufmerksamkeit hinunter und verfolgen ihn durch die Speiseröhre hinunter zum Magen und noch weiter bis zum Dan Tian, wo wir dann mit unserer Aufmerksamkeit verbleiben.

6. Übung für das Metallelement: „Die Nase klären"

Diese Übung öffnet Lunge und Nase und versorgt uns mit frischem Atmungsqi. Gleichzeitig drehen wir bei dieser Übung auch unsere Wirbelsäule, was unsere Nieren aktiviert und somit die Einatmung zusätzlich unterstützt.

Der hier angesprochene Akupunkturpunkt Yingxiang (Dickdarm 20) klärt nicht nur die Nase, sondern auch den Geist und vielleicht sogar das Leben an sich.

Die Übungsausführung

Wir schließen unsere Fäuste, winkeln beide Daumen außen etwas an und legen das Daumen-Interphalangealgelenk (nicht das Grundgelenk) mit der Rückfläche auf den Akupunkturpunkt Yingxiang (Dickdarm 20) neben beiden Nasenflügeln. Wir können hier die Wurzeln unserer Eckzähne durchspüren.

Zuerst massieren wir kreisend diese beiden Punkte neben den Nasenflügeln.

Anschließend streichen wir mehrmals neben der Nase bis zum Dritten Auge hinauf und wieder hinunter.

Nun verdrehen wir die gesamte Wirbelsäule vom untersten bis zum obersten Wirbel nach links und achten darauf, weiterhin aufrecht in der Mitte zentriert zu sein. Somit drehen wir auch den Kopf nach links.

Während wir dies tun, verschließen wir mit dem linken Daumen das linke Nasenloch und atmen kräftig durch das rechte ein. Hierbei öffnen wir gleichzeitig beide Arme, indem wir die Ellbogen bis auf Schulterhöhe öffnen, beide Daumen bleiben neben der Nase.

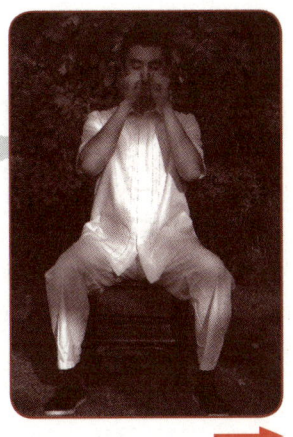

Wir drehen unsere Wirbelsäule langsam zurück zur Mitte, auch der Kopf folgt. Dann senken wir wieder beide Ellbogen bis zum Brustkorb und atmen durch die Nasenlöcher aus.

Wir führen dieselbe Übung nach rechts durch und wiederholen sie auf beiden Seiten mehrmals. Anschließend lassen wir unseren Atem frei fließen und achten auf ein Gefühl der Weite in unseren Lungen.

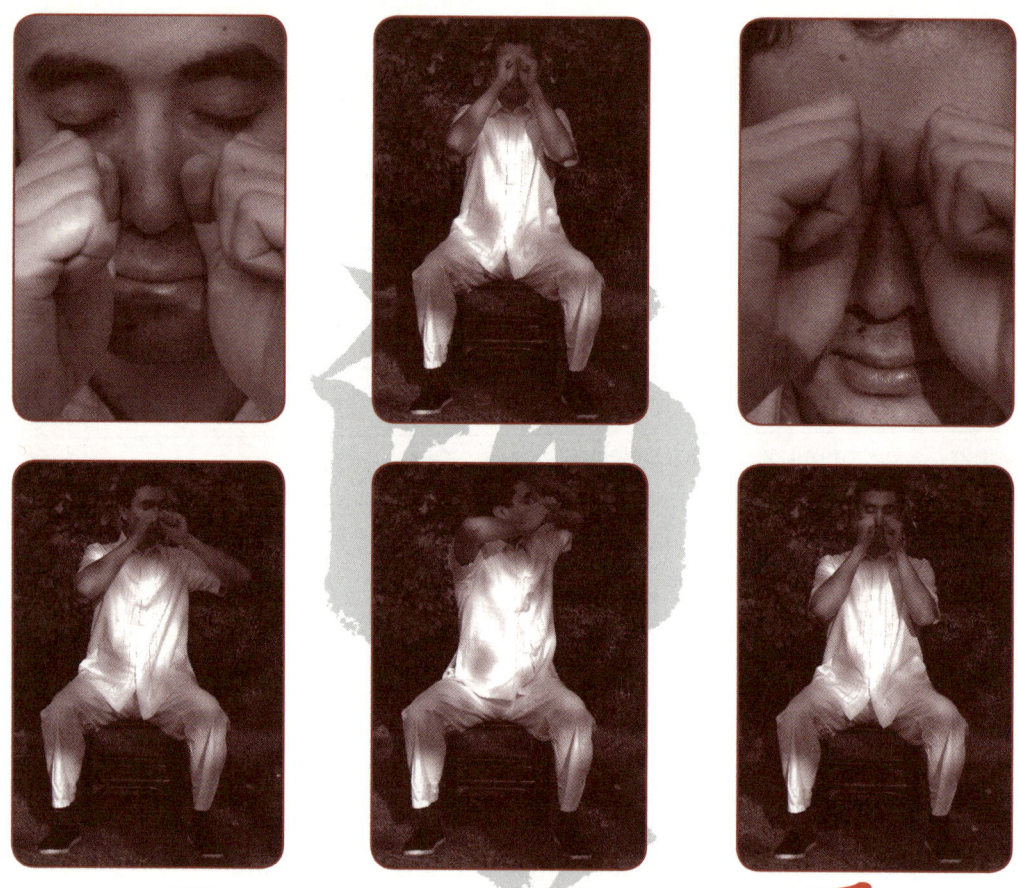

7. Übung für das Wasserelement: „Mit den Nieren atmen"

Diese Übung nährt und wärmt unsere Nieren und entspannt den unteren Rücken.

Die Übungsausführung

Hierzu legen wir beide Hände mit den Handflächen in den unteren Rücken auf unsere Nieren. Wir achten hierbei darauf, auch in den Schultern und im Rücken möglichst entspannt zu bleiben.

Mit unseren Handflächen versuchen wir den Atem in unserem Rücken zu spüren. Wir versuchen die Expansionsbewegung des Bauches beim Einatmen vor allem in den hinteren Bereich zu unseren Nieren zu lenken. So verbleiben wir einige Zeit.

Anschließend reiben wir einige Male mit unseren Handflächen am unteren Rücken auf und ab. Dann verbleiben wir wieder auf unseren Nieren und lenken unsere Aufmerksamkeit und somit unser Qi dorthin.

Nach einiger Zeit beugen wir den Oberkörper nach vorne und versuchen den Kopf in Rich tung Boden zu bringen. Die Hände verbleiben noch im Rücken. Wir halten diese Position einige Zeit und spüren wie unser Atem durch diese Position noch mehr in den Rücken gelenkt wird.

Dann richten wir uns wieder auf. Wir spüren wieder einige Zeit. Dann reiben wir wieder ein paar Mal über den Rücken und wiederholen die Übung mehrmals.

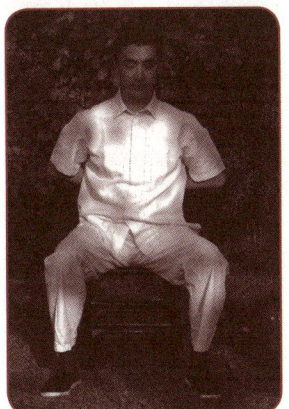 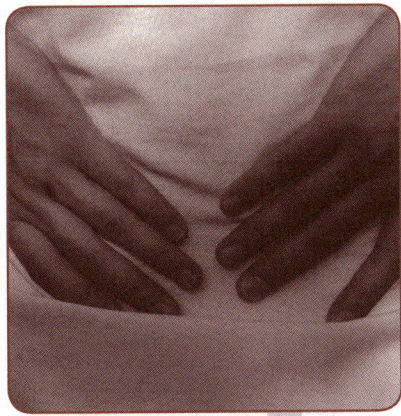 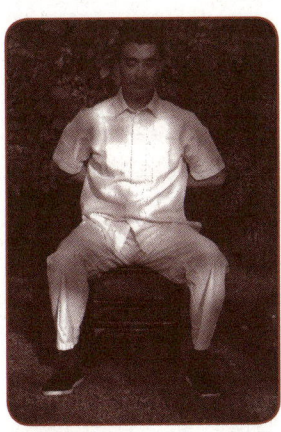

8. Übung für die drei Leibeshöhlen: „Qi in die drei Dan Tian gießen"

Diese Übung harmonisiert Qi in allen drei Leibeshöhlen. Es ist gleichzeitig auch eine reinigende Übung.

Die Übungsausführung

Hierbei bewegen wir die Hände seitlich des Körpers nach außen und kreisförmig nach vorne zur Mitte. Die Handflächen sammeln während dieser Bewegung Qi aus der Umgebung ein und „gießen" es dann in den unteren Dan Tian („Xia Dan Tian"), indem wir die Handflächen wieder in Richtung Körper zurückbewegen.

Dies tun wir drei Mal, dann heben wir die Hände auf Brusthöhe, führen dieselbe Bewegung wieder durch und „gießen" somit drei Mal Qi in den mittleren Dan Tian („Zhong Dan tian"),

Dann heben wir die Hände auf Kopfhöhe und „gießen" insgesamt sechs Mal Qi in den oberen Dan Tian („Shang Dan Tian"), unser Drittes Auge.

Dann führen wir die Übung wieder drei Mal auf Brusthöhe und letztendlich wieder drei Mal in Höhe des Unterbauches durch.

Zum Abschluss legen wir die Hände auf den (unteren) Dan Tian und sammeln und speichern Qi dort. Hierbei ist es angenehmer, die Finger beider Hände ineinander zu verschränken und mit dem Handrücken in den Schoß zu legen. Die Daumenspitzen berühren sich hierbei und bilden mit den restlichen Fingern einen Kreis.

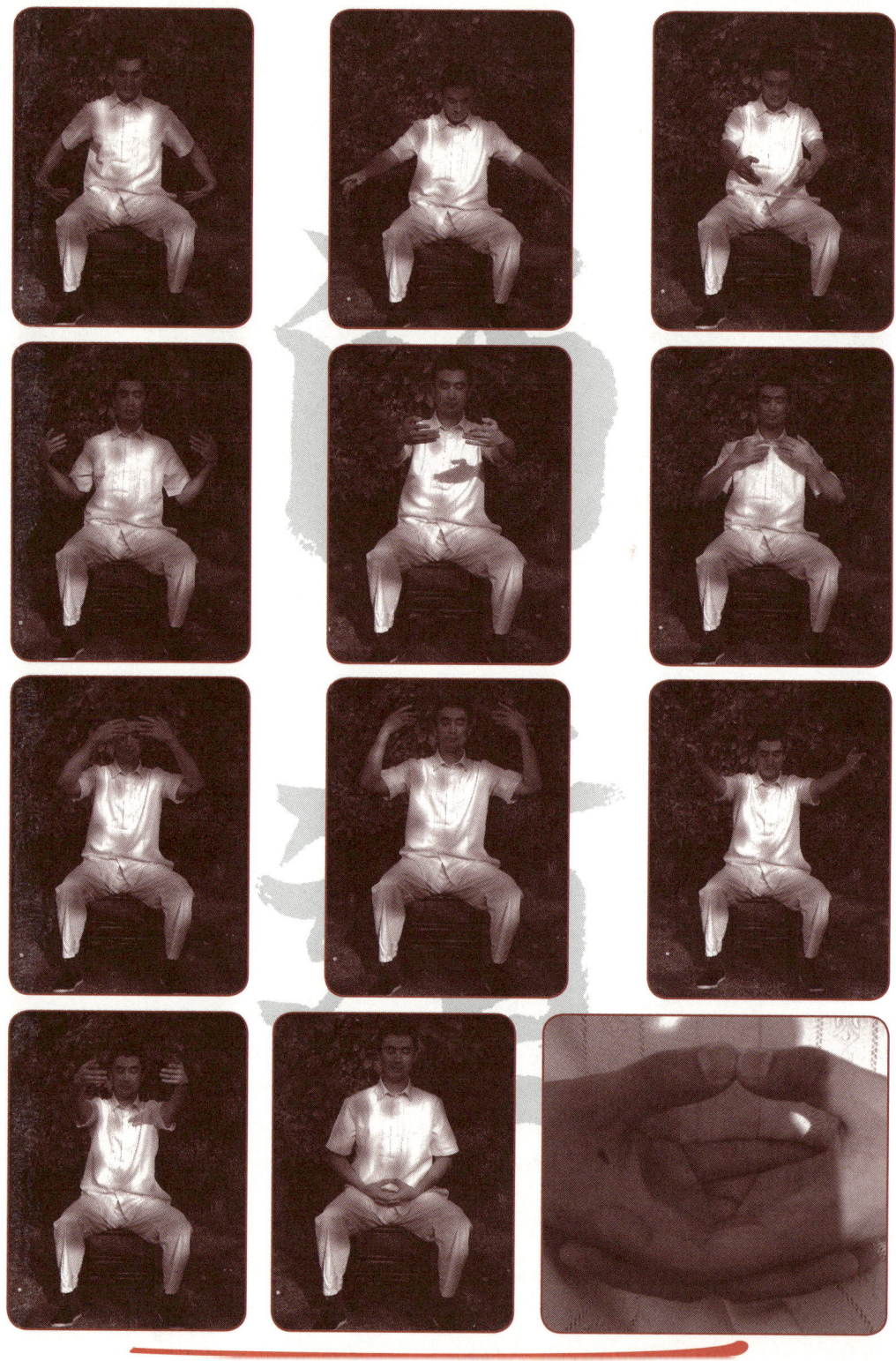

Die Abschlussübung

Eine Qigong-Übungseinheit korrekt abzuschließen, ist von entscheidender Bedeutung für den gesundheitsfördernden Effekt des Trainings. Hierzu gibt es zahlreiche Möglichkeiten und Variationen, Grundprinzip sollte jedoch immer sein, Qi noch einmal einzusammeln und im unteren Dan Tian zu speichern.

Hier möchte ich Ihnen eine gute Möglichkeit zeigen, wie Sie Ihr Qigongtraining beenden können, ganz gleich welche Übungen Sie gerade geübt haben.

Qi ernten

Sammeln Sie mit Hilfe Ihrer Vorstellung alles Qi noch einmal ein. Sie können dies verstärken, indem Sie die Arme kreisförmig auf beiden Seiten nach oben heben und oberhalb Ihres Himmelstores alles Qi sammeln.

Senken Sie die Arme langsam nach unten, während Sie mit Hilfe der Handflächen alles Qi durch das Himmelstor in den Körper und weiter in den Dan Tian drücken.

Anschließend kreisen Sie mit den Händen einmal vor den Körper und sammeln dort alles Qi ein. Konzentrieren Sie sich auf die sammelnde, erntende, zentrierende Wirkung der Übung.

Qi zum Dan Tian schicken

Legen Sie nun die Handflächen mit der Intention, etwas sehr Wertvolles bewahren zu wollen, auf den Unterbauch über den Dan Tian.

Männer legen zuerst die linke Hand auf, dann die rechte darüber (Yang wird mit Yin reguliert). Frauen legen genau umgekehrt zuerst die rechte, dann die linke Hand auf den Unterbauch (Yin wird mit Yang reguliert).

Stellen Sie sich noch einmal einen Energieball im Unterbauch vor, der beim Einatmen größer und beim Ausatmen wieder kleiner wird. Lassen Sie alles Qi aus den Handflächen (Laogong), aber auch aus dem gesamten Körper wieder in den Unterbauch fließen. Schaffen Sie eine Verbindung, indem Sie sich vorstellen, ihre Hände würden mit dem Dan Tian verschmelzen. Sie können sich auch das Bild, einen Lichtstrahl aus den Handflächen nach Innen zu schicken, vor Augen halten. Verabschieden Sie sich dann freundlich von Ihrem Energiezentrum.

Fühlen Sie noch einmal in Ihren Körper hinein. Was hat sich verändert?

Was fühlt sich anders an?

Geben Sie Ihrem Körper Zeit zu berichten, wie es ihm geht.

Die Außenwelt in die Wahrnehmung einbeziehen

Öffnen Sie langsam die Augen (wenn Sie mit verschlossenen Augen geübt haben), bleiben Sie aber noch mit der Aufmerksamkeit einige Zeit innerhalb des Körpers. Verschieben Sie anschließend langsam Ihre Aufmerksamkeit in die Außenwelt, nehmen Sie den Raum wahr, in dem Sie sich befinden, fokussieren Sie aber nichts. Lenken Sie Ihre Aufmerksamkeit eher auf die Peripherie des Gesichtsfeldes und versuchen Sie sogar „nach hinten zu sehen". Versuchen Sie, durch den Raum hindurch zu blicken und die ganze Erde und das ganze Universum zu „sehen".

Lassen Sie Ihren Blick wieder langsam in die nähere Umgebung zurückkehren, sammeln Sie noch einmal das ganze Universum im Dan Tian ein.

Grundsätzlich sammelt sich während des Qigong auch in Ihrer Umgebung sehr viel Qi an. Wenn Sie also noch kurz stehen bleiben, können Sie dieses Qi noch ein wenig weiter aufnehmen. Geben Sie dem Qi noch einige Augenblicke Zeit sich zu „setzen".

Das Qi „versiegeln"

Ziehen Sie nun Ihre „Wurzeln" aus der Erde und ziehen Sie den linken Fuß zum rechten. Dies nennt man „das Qi versiegeln".

Dann erst sollten Sie langsam, aber deutlich weggehen und den Körper (vor allem die Füße) ein wenig locker schütteln. Nach dem Üben sollten Sie für zwei bis drei Minuten nichts tun, um Ihrem Körper die Zeit zu geben, die Übungen zu verdauen und zu integrieren.

Wenn die Zeit knapp wird, empfehle ich sogar ein bis zwei Minuten kürzer zu üben, um diese „Verdauungsphase" gewährleisten zu können.

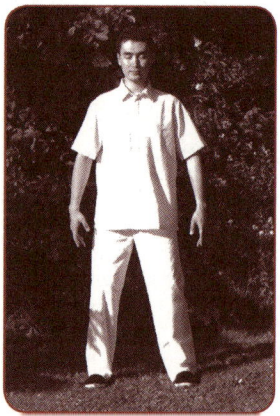 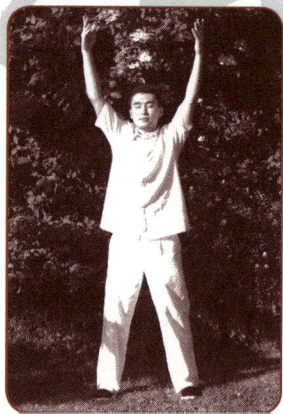 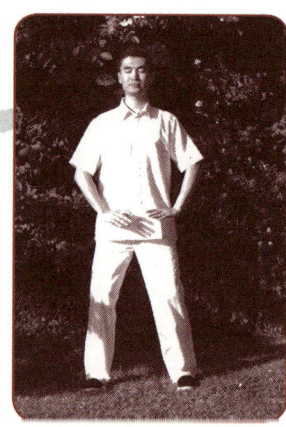

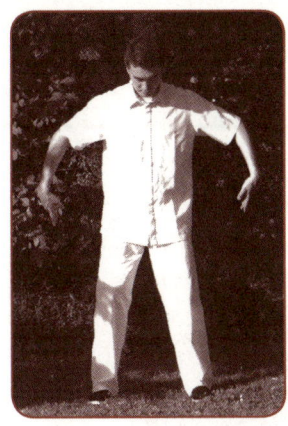
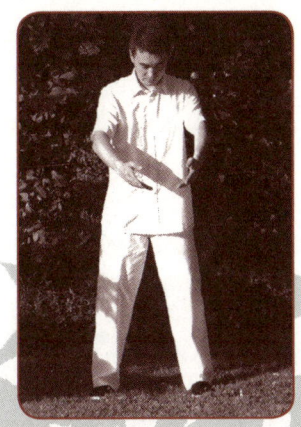
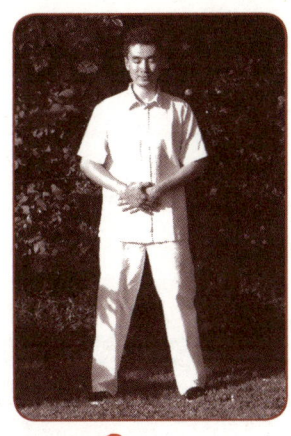

Warum ein Ausklang so wichtig ist

Diese Abschlussübung soll noch einmal helfen, Qi im Dan Tian einzusammeln. Sie soll uns aber auch noch einmal mit dem Universum verbinden und somit ermöglichen, die Ruhe während des Übens auch in den Alltag mitzunehmen, indem Innen- und Außenwelt aufeinander abgestimmt werden.

Abgesehen von den tatsächlichen Bewegungsabfolgen der Abschlussübung, stellt das bloße Stehen und Nachfühlen einen ganz zentralen Punkt dar, der nicht vernachlässigt werden sollte. Erst dadurch kann sich Qi wieder „setzen", zur Ruhe kommen und im Dan Tian gespeichert werden.

Genießen Sie diese Phase, in der es absolut nichts zu tun gibt, in der es keine auch noch so gesunde „Aufgabe" zu bewältigen gibt. Stellen Sie Ihren Geist einfach nur auf „Empfang". Dadurch kehren wir in unser Zentrum zurück.

Selbstmassage und Akupressur

1. Selbstmassage nach dem Qigongtraining

Nach dem Qigong-Training befindet sich auch bei korrektem Abschluss meist noch viel Qi in den Händen. Um dieses Qi nicht zu verschwenden, macht es Sinn, eine Selbstmassage dem Training folgen zu lassen. Hierbei werden nicht nur Qi, sondern auch Blut und Lymphe wieder in Schwung gebracht.

Die folgenden Techniken können aber auch unabhängig von einem Qigong-Training oder unabhängig von einander durchgeführt werden. Hierbei gilt es selbst herauszufinden, welcher Druck im Moment gerade ideal ist. An den meisten Tagen wird es wahrscheinlich günstiger sein, nicht nur die Hautoberfläche, sondern vor allem auch das Gewebe darunter, manchmal vielleicht sogar bis zu den Knochen zu massieren. An anderen Tagen ist es vielleicht angenehmer, ohne tatsächliche Berührung, sondern nur „mittels Qi" zu massieren. In jedem Fall sollten aber die äußeren Bewegungen im Inneren mitvollzogen werden.

Die Selbstmassage in 17 Schritten

1. Die Hände vor dem Herzen aneinander warm reiben.

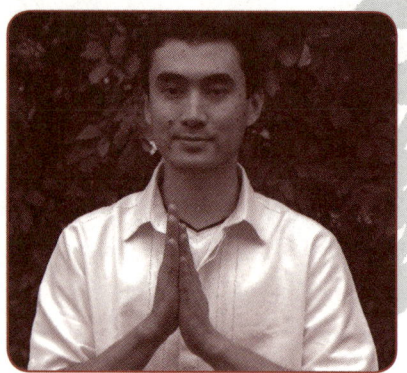 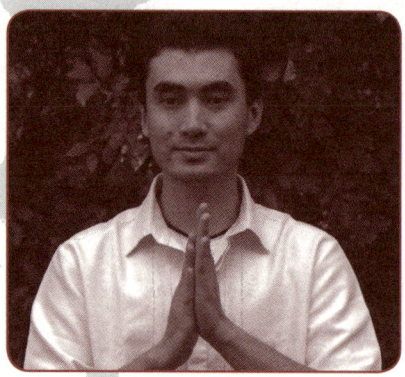

2. Das Gesicht „waschen": Mit den Handflächen das Gesicht kreisförmig massieren. Streichen Sie in der Mitte nach oben, auf der Stirn zur Seite und von dort wieder hinunter.

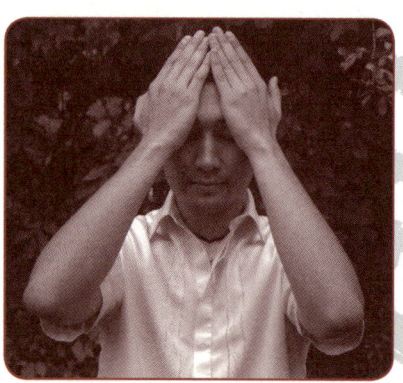 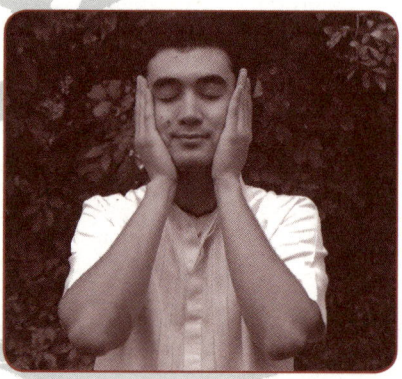

3. Die Akupunkturpunkte Fengchi (Gallenblase 20) im Nacken mit den Daumen sanft ausmassieren:
Diese Punkte liegen in den beiden „Grübchen" am Ansatz der Nackenmuskulatur, oder falls Sie auf genaue anatomische Beschreibungen Wert legen: In der Fossa pterygopalatina zwischen dem musculus trapezius und dem musculus sternocleidomastoideus im Bereich des nervus occipitalis minor. Alles klar?

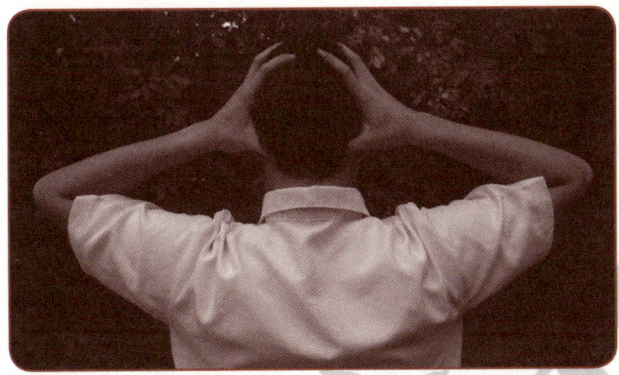

4. Mit den Fingern wie mit einem Kamm durch die Haare entlang der Kopfhaut kämmen, von vorne nach hinten bis in den Nacken und zu den Schultern, sowohl weiter oben, als auch weiter seitlich am Kopf.

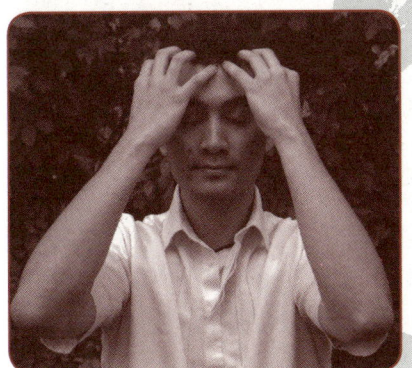 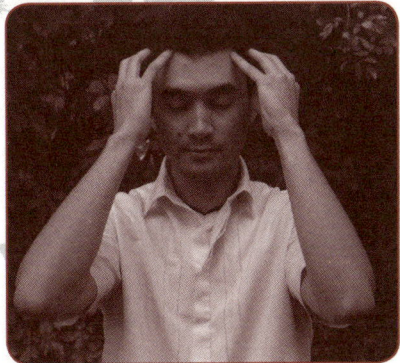

5. Den Nacken, die Halswirbelsäule und den Übergang zur Brustwirbelsäule reiben, vor allem auch den Bereich unterhalb des siebten Halswirbelfortsatzes. Hier liegt der wichtige Akupunkturpunkt Dazhui (Du 14).

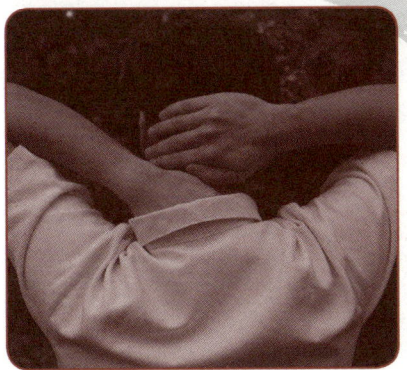 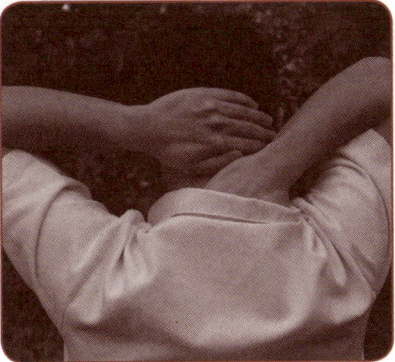

6. Die Ohren zwischen Daumen und Zeigefinger kneten und massieren.

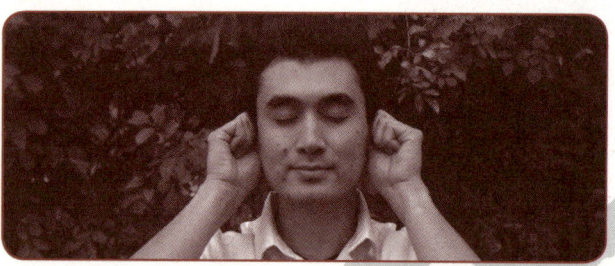

7. Die Arme abwechselnd beidseits massieren: Außen von den Fingern nach oben bis zur Schulter und innen wieder hinunter zur Hand streichen.

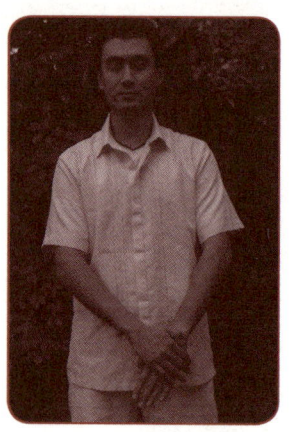 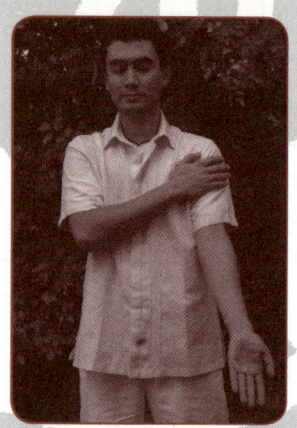 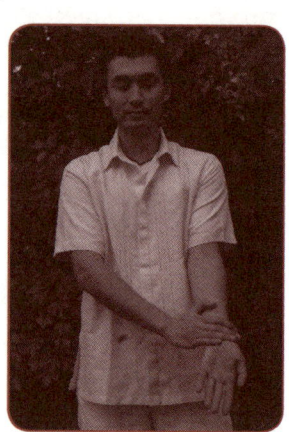

8. Die Hände auf den Brustkorb legen und mehrmals kreisförmig von oben bis zum Unterbauch nach unten streichen: von außen oben zur Mitte, nach unten, zur Seite und wieder nach oben.

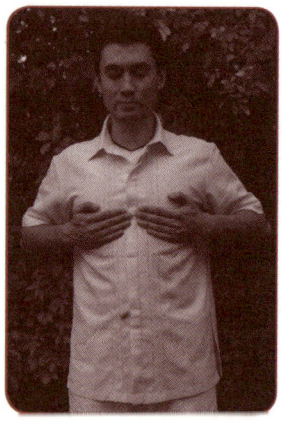 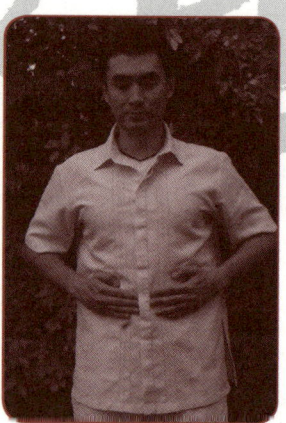 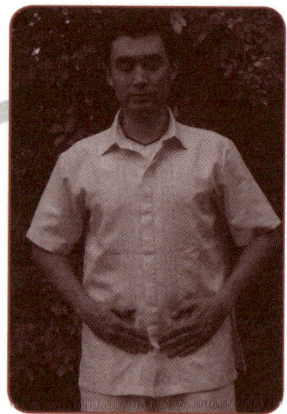

9. Mit der Hohlhand den Oberkörper von oben nach unten beidseits beklopfen. Beklopfen Sie auch die Seite des Rumpfes. Hier fließt der Gallenblasenmeridian, in dem Qi gerne stagniert. Jegliche Klopfbewegungen sollten immer auf eine elastische, federnde Art und Weise durchgeführt werden.

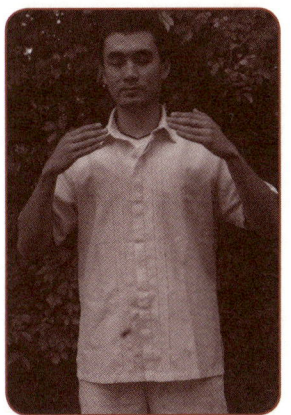 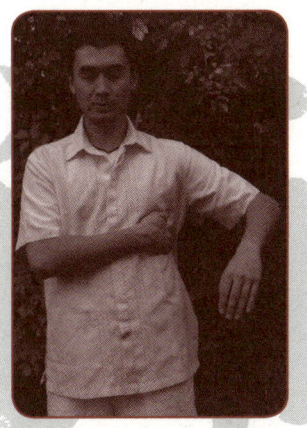 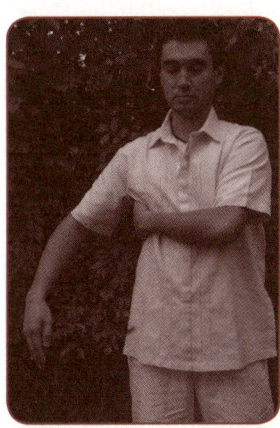

10. Legen Sie beide Handrücken auf die Nieren und kreisen Sie beidseitig spiralenförmig von groß immer kleiner werdend über beiden Nieren. Zuerst in der Mitte hinauf, dann nach außen, dann hinunter und wieder zur Wirbelsäule, kreisförmig immer kleiner werdend, dann in die andere Richtung, auch immer kleiner werdend.

Dadurch massieren Sie beide Nieren und wärmen diese. Hierbei ist es von entscheidender Bedeutung, auch mit der Vorstellung Qi im Inneren kreisen zu lassen. Streichen Sie nicht einfach schnell über die Oberfläche des Rückens, sondern massieren Sie in die Tiefe. Bleiben Sie eher an einer Stelle und verschieben Sie das Gewebe unter der Haut.

Wenn Sie nun gleichzeitig das Steißbein senken und das Becken nach vorne kippen, können Sie den unteren Rücken entspannen und mit den Handflächen „verschmelzen" lassen.

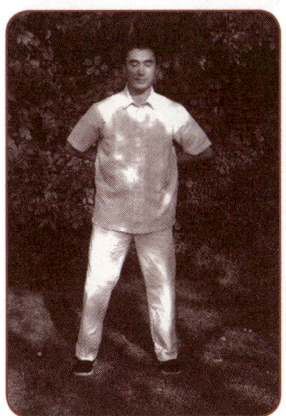 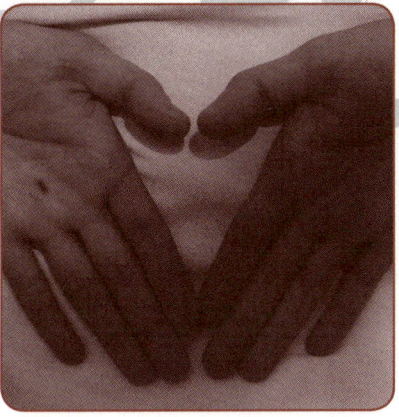 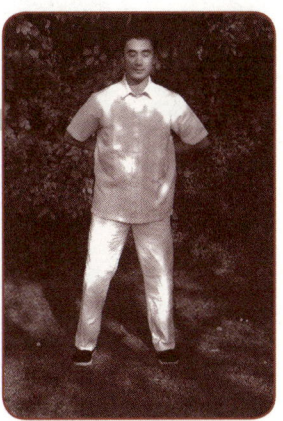

11. Legen Sie anschließend beide Hände hinter dem Rücken übereinander und massieren Sie mit dem Handrücken das Lebenstor unterhalb des Wirbelfortsatzes des zweiten Lendenwirbels abwechselnd kreisförmig in beide Richtungen. Dieser Punkt liegt ungefähr gegenüber vom Nabel. Auch hier sollten Sie die Übung sehr langsam und vor allem mit Aufmerksamkeit und somit mit Qi durchführen!

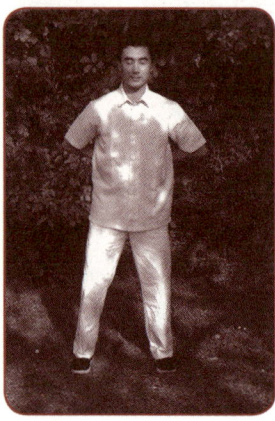
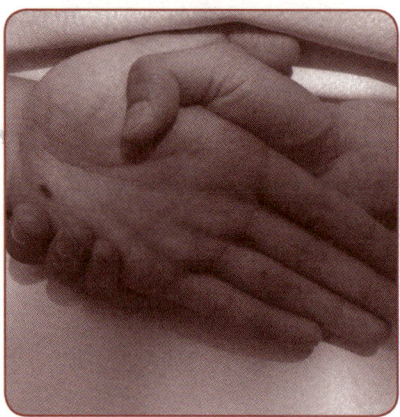
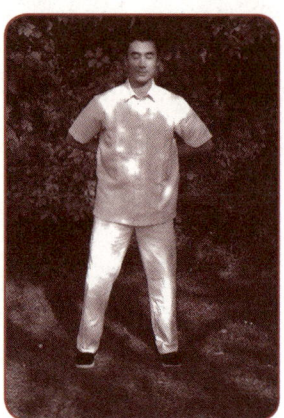

12. Streichen Sie von Mingmen mit den Handrücken bis zum Steißbein hinunter und wieder hinauf. Fächern Sie beide Hände langsam auf bis Sie von den Nieren zum Steißbein hinunter und wieder hinauf streichen. Legen Sie zum Abschluss noch beide Handflächen über die Nieren und genießen Sie die Wärme der Hände.

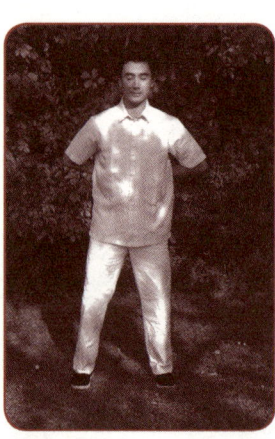
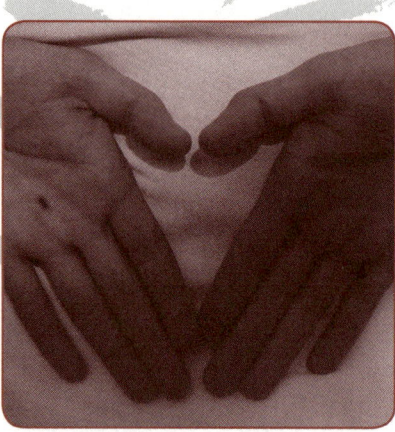
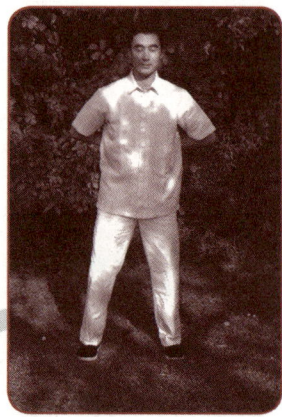

13. Streichen Sie nun mehrmals mit den Handflächen vom Rücken die Beine hinten und außen hinunter und vorne und innen bis zu den Leisten wieder hinauf. Streichen Sie über den Dan Tian und über die Flanken wieder nach hinten zu den Nieren. Führen Sie mehrere Wiederholungen durch.

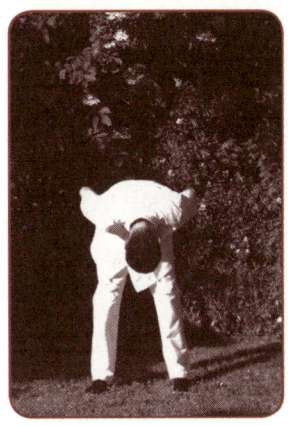 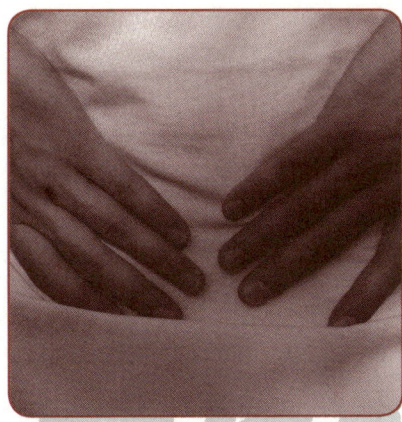 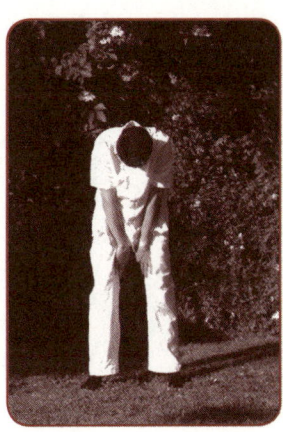

14. Die linke Hand auf den Dan Tian legen, mit der rechten Hand die linke Nackenmuskulatur lockern, hier im Besonderen den Akupunkturpunkt Jianjing (Gallenblase 21). Dieser befindet sich genau in der Mitte zwischen Wirbelsäule und Schultergelenk, am höchsten Punkt der Schulter. Zur Bedeutung dieses Punktes gibt es ein sehr treffendes englisches Sprichwort: „If Gallbladder 21 is up and tight, you are uptight."

Anschließend mit den Fingern den Ansatz der Brustmuskulatur an der Schulter lockern. In der Vertiefung zwischen Schultergelenk und Brustmuskulatur befinden sich die Akupunkturpunkte Zhongfu (Lunge 1) und Yunmen (Lunge 2). Dann Handwechsel und die andere Seite lockern.

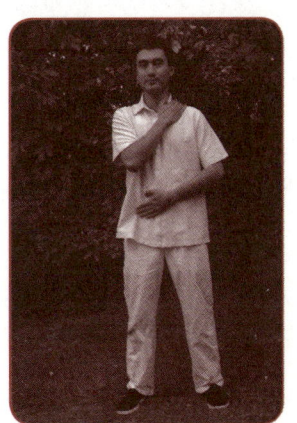 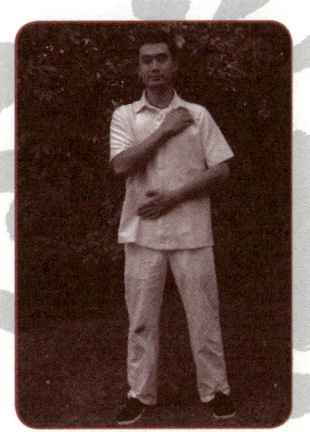 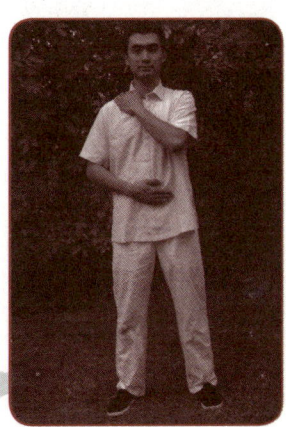

15. Die linke Hand zuerst auf die Brust legen und mit beiden Handflächen abwechselnd vom Hals über das Brustbein bis hinunter zum Unterbauch streichen (siehe Abb. Seite 130). Dosieren Sie dabei den Druck Ihrer Hände so, wie es Ihnen im Moment angenehm ist. Sie können sie kräftig aufpressen, oder aber sich sogar ganz ohne direkte Berührung nur „mittels Qi" massieren.

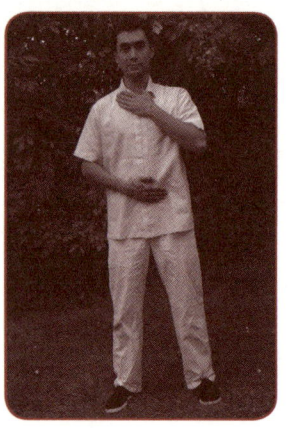 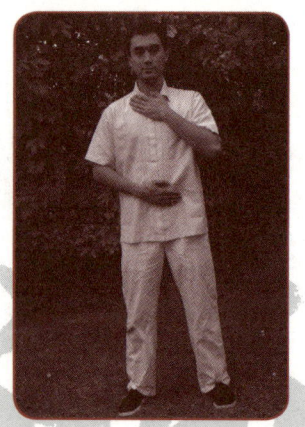 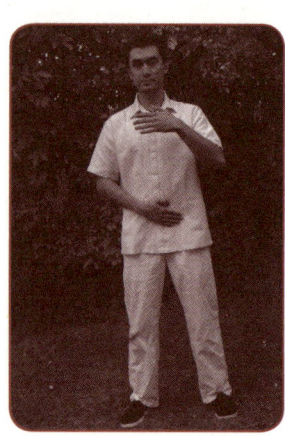

16. Die Hände auf den Dan Tian legen (Männer die linke Hand, Frauen die rechte Hand zuerst), dann spiralenförmig über den Bauch streichen, zuerst von klein nach groß, von der Bauchmitte nach unten rechts, dann nach oben, nach links, nach unten und wieder nach rechts. Dann Richtungswechsel: In einer S- bzw. „Taiji"-Schleife und spiralenförmig immer kleiner werdend über den Bauch streichen, vom Unterbauch nach links, nach oben, nach rechts, nach unten usw., jeweils neun Kreise. Auch hier darf sich der Bauch in der Wärme der Hände entspannen und an der Bewegung teilhaben.

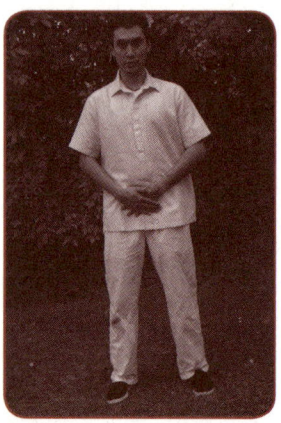 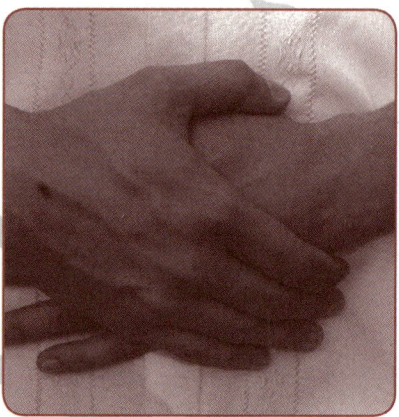 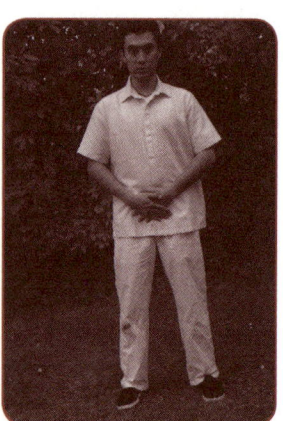

17. Lassen Sie die Bewegung über dem Dan Tian ausklingen. Konzentration und Atem gehen wieder in den Unterbauch. Qi wird nochmals dort gesammelt und gespeichert.

Akupressur für Zwischendurch

Hier noch zwei Anregungen, wie Sie Akupressur in den kleinen Pausen des Alltags einsetzen können:

Massieren Sie Ihre Hände

Kneten Sie Ihre Hände so richtig durch! Handflächen, Handrücken, Finger, Handgelenke, links und rechts. Die Hände repräsentieren genauso wie das Ohr auch den gesamten menschlichen Körper. Wenn sich also Ihre Hand entspannt, so entspannt sich auch Ihr ganzer Körper. Spezialisten auf diesem Gebiet sind die Koreaner, die eine eigene „Hand-Akupunktur" entwickelt haben.

Massieren Sie Ihre Füße

Kneten Sie auch Ihre Füße so richtig durch! Fußsohlen, Fußrücken, Zehen, Fußgelenke, links und rechts. Auch hier gilt dasselbe Prinzip. Der gesamte Körper ist am Fuß energetisch repräsentiert. Die Fußreflexzonenmassage, welche nach genau diesem Prinzip funktioniert dürfte eigentlich jedem von uns ein Begriff sein.

Die einfachste Möglichkeit unsere Füße zu massieren ist natürlich das Barfußgehen, am besten auf Kieselsteinen – autsch!

Qigong für Zwischendurch

Es gibt ihn also doch: den Qigong-Snack, den Qigong-Quickie, das 5-Minuten-Qigong, den Mc Qi für die gesunde Pause…

Natürlich gibt es ihn. Es gibt Übungen, die sich hervorragend für Zwischendurch eignen, die sich ohne jegliche Vorbereitung in ein oder zwei Minuten durchführen lassen und auch wirken. Sie wirken vor allem dann, wenn wir von Zeit zu Zeit auch Qigong-„Hauptmahlzeiten" zu uns nehmen, wenn wir uns von Zeit zu Zeit auch dem „Stundenlangen Qigong" widmen.

Ganz allgemein können alle Bewegungen wie Schütteln, Dehnen oder Reiben Qi sehr gut wieder zum fließen bringen und uns somit neue Energie verschaffen. Nichtsdestotrotz hier einige kleine, aber natürlich feine Übungen, die wir problemlos in den Alltag einbauen können, wann immer wir ein paar Minuten Zeit haben.

Alle Übungen werden, wenn nicht anders angegeben, im normalen Qigong-Stand durchgeführt.

Qigong für ewige Jugend – „Die Essenz bewahren"

Wie wir schon am Anfang des Buches gelernt haben, stellt die Essenz „Jing", welche laut TCM in den Nieren gespeichert ist, das Fundament unseres Seins dar. Je älter wir werden, desto weniger bzw. schwächer wird unser Jing. Um Essenz im Laufe der Zeit nicht unnötig zu verlieren, muss es vom Nieren-Qi gehalten werden. Folgende Übung stärkt wunderbar unser Nieren-Qi und somit sekundär auch unsere Essenz. Auf spiritueller Ebene wandelt diese Übung Jing zu Qi zu Shen um. Wenn dies mit dem Ziel der Erleuchtung praktiziert wird, so nennt sich diese Übung auch „Drei-Schätze-Übung".

Sie nährt unser Gehirn und ist somit auch bei Konzentrationsschwierigkeiten und Vergesslichkeit sehr gut geeignet. Da hier Qi im Chong-Mai-Meridian nach oben fließt, ist sie auch für Menschen mit niedrigem Blutdruck sehr zu empfehlen.

Die Übung besteht im Wesentlichen aus der Kontraktion und dem Loslassen des Dammbereiches und Unterbauches und somit des am Damm befindlichen wichtigen Akupunkturpunktes Huiyin (Ren 1). Wie wir bereits wissen, treten an diesem Punkt die drei so wichtigen Extrameridiane Ren, Du und Chong aus dem Inneren des Körpers an die Oberfläche. Die Übung wird prinzipiell im Stehen durchgeführt, kann aber auch im Sitzen oder Liegen geübt werden.

Bald werden wir merken, dass sich diese Übung eigentlich in drei Bereichen durchführen lässt: etwas weiter vorne, genau in der Mitte und etwas weiter hinten. Diese Übung lässt sich auch hervorragend mit der umgekehrten Bauchatmung kombinieren. Hierbei fällt die Kontraktion des Perineums mit der Einatemphase zusammen, die Entspannung mit der Ausatmungsphase. Diese Übung bewegt sehr gut Qi im Unterbauch, was dazu führt, dass wir nach der Übung mehr „Platz" im Unterbauch haben.

Die Übungsausführung

Die Übung beginnt mit dem Loslassen und Lockerlassen des Zwerchfells während der Einatmung. Dadurch kann unser Atem bis tief in den Unterbauch zum Dammbereich fließen. Qi wird in diesem Bereich bewegt und Blockaden gelöst. Gleichzeitig werden Damm und Beckenbodenmuskeln entspannt. Der Akupunkturpunkt Huiyin wird somit geöffnet.

Während der Ausatmungsphase werden Damm und Beckenbodenmuskulatur langsam angespannt. Mit der nächsten Einatmung lässt man wieder locker. Während des Übens können wir kurze, rasche Anspannungen mit langsamen, graduellen abwechseln. Nie die Entspannungsphase vergessen!

Qigong zum Aufwachen – „Das Qi erfrischen"

Diese Übung dient dazu, schlechtes Qi auszuatmen und frisches Qi wieder einzuatmen. Durch das Heben und Senken des Körpers und somit des Qi wird auch der Blutdruck reguliert. Lassen Sie während der Übung Ihre Handgelenke locker mitschwingen.

Stellen Sie sich für diese Übung vor ein weit geöffnetes Fenster und atmen Sie die frische Luft ein und wieder aus.

Die Übungsausführung

Die Arme vor dem Körper fast gestreckt bis Schulterhöhe heben, Knie etwas strecken, gutes, frisches Qi durch die Nase einatmen.

Arme vor dem Körper wieder senken, leicht in die Knie gehen, schlechtes verbrauchtes Qi durch den Mund ausatmen.

Dann beide Arme wieder heben und mehrere Wiederholungen durchführen.

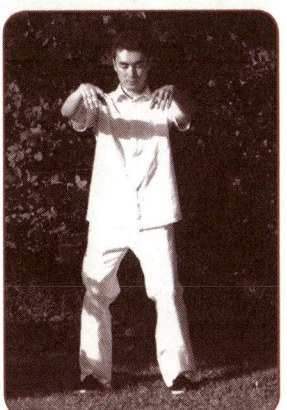 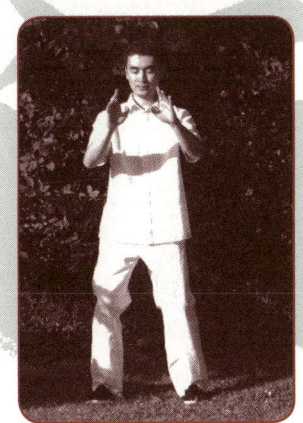 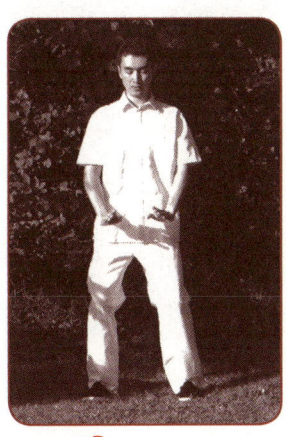

Qigong für die Wirbelsäule – „Den Himmel tragen"

Dies ist eine sehr wirkungsvolle Wirbelsäulenübung, bei der wirklich jeder Wirbel vom nächsten hinweg gezogen werden sollte, wodurch sich die Bandscheiben entspannen können. Diese Übung richtet uns wieder auf und macht uns größer. Sie verbindet uns auch mit Himmel und Erde und gibt uns Struktur.

Auch wenn diese Übung vor allem am Anfang körperlich relativ anstrengend zu sein scheint, liegt genau darin auch die Herausforderung. Man sollte versuchen, auch in dieser Position alle Muskeln locker zu lassen und ruhig weiterzuatmen.

Die Übungsausführung

Beginnen Sie die Übung wie die erste Übung des Ba-He-Qigong, indem Sie Qi aus der Erde aufnehmen, die Hände vor dem Körper bis zur Schulter heben, die Handflächen dann nach oben umdrehen und die Hände mit den Handflächen nach oben und den Fingerspitzen nach innen gegen den Himmel strecken. Hierbei einatmen und auch die Knie beugen, das Steißbein nach unten und den Kopf nach oben ziehen. Weiters auch das Kinn ein wenig anziehen, der Blick ist geradeaus (nicht nach oben!) gerichtet.

In der Vorstellung ziehen wir jeden Wirbel vom nächsten hinweg, sodass die Räume zwischen den einzelnen Wirbeln größer werden. Die Handflächen zeigen weiterhin nach oben, die Arme nun leicht beugen und die Knie etwas strecken, den gesamten Körper entspannen, ausatmen.

Dann wieder die Arme strecken, Knie beugen, Gesäß nach unten und Kopf nach oben ziehen, dadurch die Wirbelsäule dehnen, einatmen. Mehrmals wiederholen.

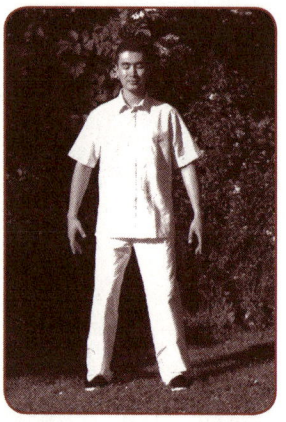 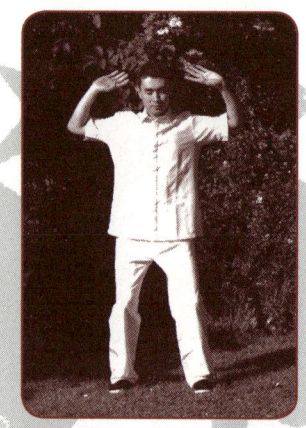 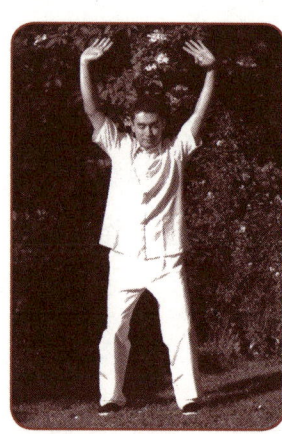

Qigong gegen Verkühlung – „Die Nase klären"

Diese Bewegung öffnet wunderbar Lunge und Nase und versorgt uns mit frischem Atmungsqi. Gleichzeitig verdrehen wir auch unsere Wirbelsäule, was die Nieren aktiviert und somit die Einatmung zusätzlich unterstützt.

Wenn Sie zu Verkühlung und Schnupfen neigen, sollten Sie diese Übung in Ihr tägliches Übungsprogramm aufnehmen.

Die Übungsausführung

Stellen Sie sich aufrecht. Schließen Sie die Fäuste, winkeln Sie beide Daumen außen etwas an und legen Sie das Daumen-Interphalangealgelenk (nicht das Grundgelenk) mit der Rückfläche auf den Akupunkturpunkt Yingxiang (Dickdarm 20) neben beiden Nasenflügeln. Sie müssten hier die Wurzel Ihrer Eckzähne durchspüren.

Verdrehen Sie die gesamte Wirbelsäule vom untersten bis zum obersten Wirbel nach links. Achten Sie darauf, weiterhin aufrecht in der Mitte zentriert zu stehen. Drehen Sie somit auch den Kopf nach links.

Während Sie sich nach links drehen, verschließen Sie mit dem linken Daumen das linke Nasenloch und atmen kräftig durch das rechte ein. Hierbei öffnen Sie auch gleichzeitig beide Arme, indem Sie die Ellbogen bis auf Schulterhöhe öffnen, beide Daumen bleiben jedoch neben der Nase.

Drehen Sie anschließend Ihre Wirbelsäule langsam zurück zur Mitte, auch der Kopf folgt. Senken Sie wieder beide Ellbogen bis zum Brustkorb und atmen Sie durch beide Nasenlöcher aus.

Führen Sie dieselbe Übung nach rechts durch und wiederholen Sie sie beliebig oft.

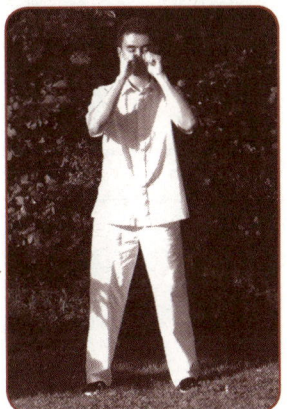 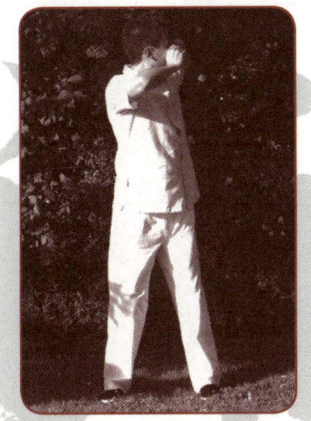 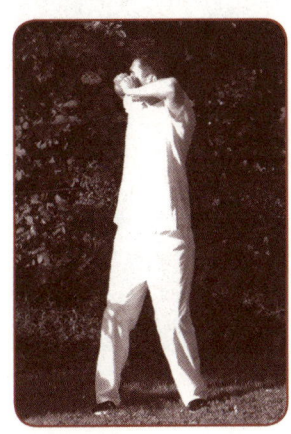

Qigong für die Augen – „Die Augen erhellen"

Entlang des Orbitarandes liegen viele wichtige Akupunkturpunkte, welche durch diese Übung aktiviert werden. Weiters wird die Augenmuskulatur gedehnt und entspannt, vor allem dann, wenn Sie schon etwas Qi im Augenbereich gesammelt haben. Diese Übung können Sie auch problemlos im Sitzen durchführen. Sie eignet sich hervorragend für Menschen, die viel mit dem Computer arbeiten.

Die Übungsausführung

Wählen Sie eine bequeme Grundposition und schließen Sie die Augen. Lenken Sie Ihre Aufmerksamkeit in den Bereich des dritten Auges. Sammeln Sie dort mit Hilfe Ihrer Vorstellungskraft Qi an. Leiten Sie von dort Qi zu den Augen und lassen Sie es kreisförmig entlang der knöchernen Begrenzung der Augenhöhle zirkulieren. Zuerst in die eine Richtung, dann in die andere.

Leiten Sie Qi nun in die Mitte der Augäpfel und entspannen Sie beide Augen von innen nach außen. Verbleiben Sie einige Zeit mit Ihrer Aufmerksamkeit in den Augen und genießen Sie das entspannte Gefühl.

Schauen Sie nach links, dann nach rechts, nach oben, dann nach unten.

Streichen Sie mehrmals mit den Mittelfingern von Innen nach Außen über die Oberlider, danach über die Unterlider. Streichen Sie anschließend ebenso mehrmals kreisförmig über den knöchernen Rand der Augenhöhle, zuerst in die eine Richtung, dann in die andere.

Legen Sie zum Abschluss die Hände sanft vor die Augen, wobei die Mitte der Handfläche entspannt den Pupillen gegenüber liegen sollte. Genießen Sie dieses wohlige, warme Gefühl. Öffnen Sie langsam die Augen und beenden Sie die Übung.

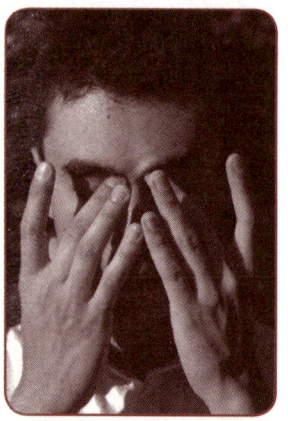 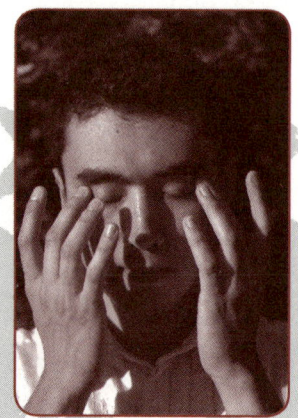 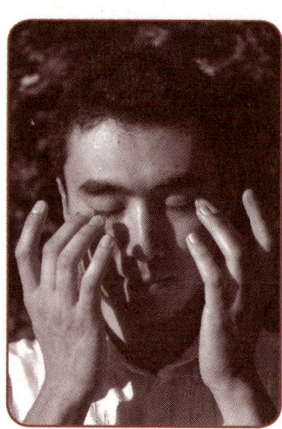

Qigong zum Entschlacken – „Die Leber waschen"

Diese Übung stellt eigentlich eine Variation der ersten Übung des Ba-He-Qigong dar.

Sie ist vor allem eine Reinigungsübung für die Leber und dient dazu, Toxine, Schlackenstoffe und verbrauchtes Qi auszuleiten und den Körper sauber zu waschen. Ein gereinigter Organismus erzeugt wiederum reine und pure, sprich positive Emotionen.

Die Übungsausführung

Die Hände nach vorne und unten sinken lassen, Qi aus der Erde aufnehmen, vor dem Körper mit den Handflächen nach oben bis zur Schulter heben, einatmen.

Dann die Hände umdrehen, sodass die Handflächen nach oben zeigen und die Hände gegen den Himmel pressen, leicht in die Knie gehen, die Wirbelsäule strecken, ausatmen. Hierbei vor allem auf eine ausreichende Dehnung und Öffnung an der Seite des Brustkorbes achten. Qi kreisförmig aus dem Himmel aufnehmen, einatmen.

Die Handflächen zeigen wieder nach unten, vor dem Körper senken, ausatmen.

Auf Höhe der Leber verbleiben beide Hände einige Zeit und führen kleine kreisförmige, „waschende" Bewegungen durch. Mit der Vorstellung reinigen wir die Leber und waschen schlechtes Qi und andere Giftstoffe heraus.

Senken Sie die Hände dann weiter und leiten Sie dieses schlechte Qi an der Beininnenseite (entlang des Lebermeridians) nach unten. Wenden Sie dann beide Handflächen nach vorne (mit den Fingerspitzen nach unten) und führen Sie eine kleine Bewegung nach vorne durch, als ob Sie etwas anschieben wollten. Dies soll die Vorstellung unterstützen, dass schlechtes Qi zwischen großer und zweiter Zehe hinaus fließt und den Körper verlässt. Nehmen Sie dann wieder frisches Qi aus der Erde auf und wiederholen Sie die Übung. ein paar mal.

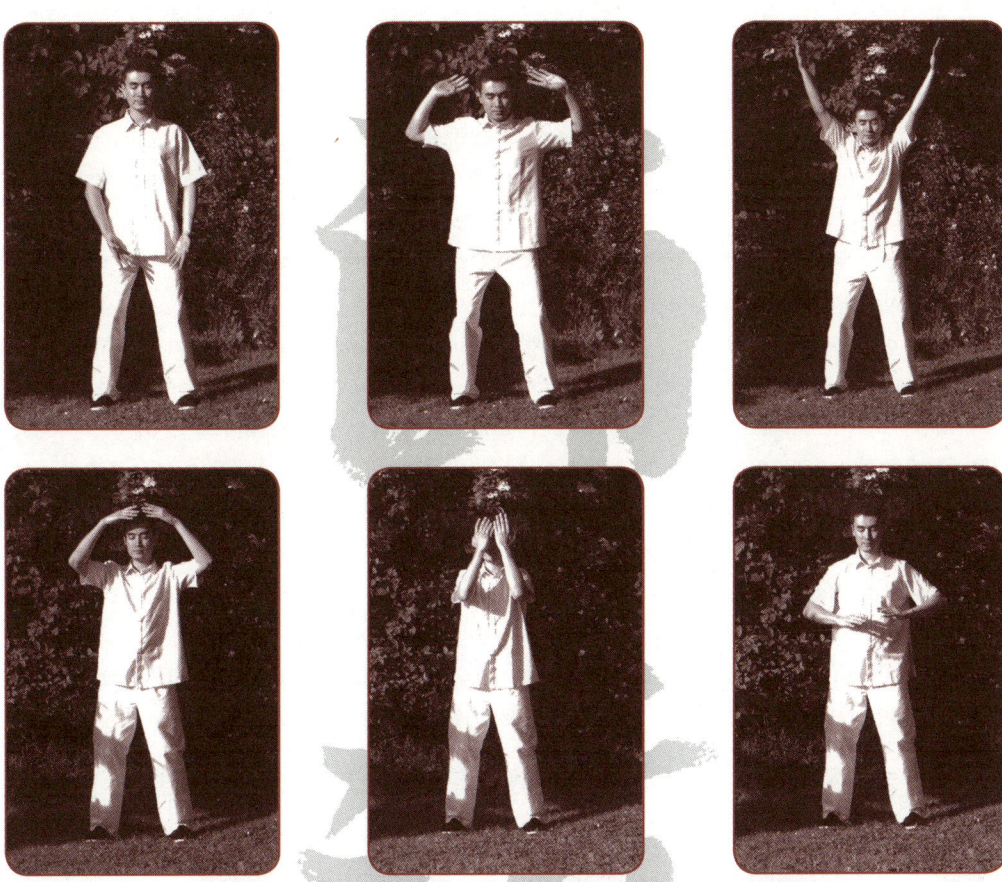

Qigong für eine schlanke Taille – „Wie ein Frosch schwimmen"

Hierbei wird vor allem der Gürtelmeridian aktiviert. Viele Unterbauchserkrankungen (vor allem gynäkologische Erkrankungen, Blasensenkungen, etc.) werden über diesen Meridian behandelt. Außerdem stabilisiert er auch die Wirbelsäule und öffnet Mingmen, das Lebenstor zwischen zweitem und drittem Lendenwirbelfortsatz. Diese Übung beugt somit auch Bandscheibenvorfällen und ähnlichen Problemen der Lendenwirbelsäule vor. Da hier Qi sehr intensiv durch den Bauchraum zirkuliert wird, regt es in diesem Bereich hervorragend den Stoffwechsel (und auch die Fettverbrennung) an.

Ein Großteil der Übung wird geistig durchgeführt, die Bewegungen der Hände unterstützen hierbei nur unsere Vorstellung und somit den Qifluss.

Die Übungsausführung

Die Hände bleiben während der gesamten Übung auf Höhe der Taille, die Handflächen zeigen zum Boden, die Fingerspitzen nach vorne.

Zu Beginn der Übung befinden sich beide Hände nebeneinander (wie oben beschrieben) vor dem Unterbauch.

Die Hände nun zum Körper ziehen, einatmen, Knie leicht beugen. In der Vorstellung schicken wir Qi vom Nabel durch den Körper nach hinten zur Wirbelsäule.

Beide Hände gehen seitlich (immer in Höhe der Taille) nach außen und kreisförmig nach vorne zur Mitte zurück, hierbei ausatmen und die Knie leicht strecken. Qi (und somit auch unsere Aufmerksamkeit) fließt hier entlang des Gürtelmeridianes auf beiden Seiten entlang der Taille wieder zum Nabel nach vorne.

Anschließend beide Hände wieder zum Körper zurückziehen und die Übung einige Male wiederholen. Nach einigen Wiederholungen führen wir einen Richtungswechsel durch.

Nachdem Sie wieder die Hände zum Körper zurückgezogen, eingeatmet und die Knie leicht gebeugt haben (Qi ist zur Wirbelsäule geflossen), bewegen Sie die Hände wieder sanft denselben Weg nach vorne, atmen aus und strecken dabei leicht die Knie. Qi fließt hier durch das Körperinnere wieder zum Nabel zurück.

Dann trennen sich die beiden Hände voneinander und bewegen sich wieder kreisförmig auf beiden Seiten nach hinten, hierbei einatmen und die Knie leicht beugen. Qi fließt entlang des Gürtelmeridians auf beiden Seiten entlang der Taille zur Wirbelsäule nach hinten. Führen Sie auch in dieser Richtung einige Wiederholungen durch.

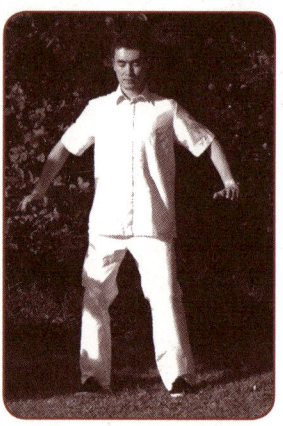 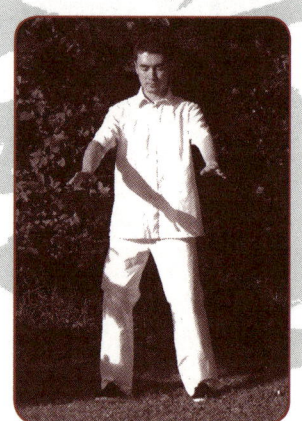 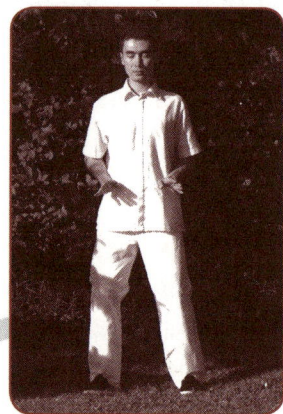

Qigong gegen Menstruationsbeschwerden – „Mit dem Dai-Mai-Kreisen"

Hier eine wunderbare Übung für die Damenwelt, die aber auch noch keinem Herrn geschadet hat. Durch diese Bewegung wird hervorragend Qi im gesamten Bauch und Unterbauch sowie entland des Dai-Mais aktiviert. Dieser sehr wichtige Meridian umschließt als einziger alle anderen Meridiane, die am Körper nach unten oder oben fließen und somit obere und untere Körperhälfte verbinden. Er ist somit mitverantwortlich, wie viel Qi nach oben und wie viel Qi nach unten fließen darf.

Außerdem wird durch diese Übung nochmals unser Zentrum aktiviert und Qi letztendlich dort konzentriert. Die Bewegung kann auch nur sehr minimal sein, sodass sie äußerlich vielleicht gar nicht sichtbar ist und nur im Inneren „energetisch" vollzogen wird.

Die Übungsausführung

Die Übung entspricht in etwa jener Bewegung, die wohl die meisten von uns in der Kindheit mit einem „Hula-Hoop-Reifen" mehr oder weniger erfolgreich geübt haben. Hierbei kreisen wir mit der Hüfte neun Mal in die eine Richtung, anschließend wechseln wir in einer S-förmigen Schleife die Richtung und kreisen dann in die andere Richtung. Die Schleifen sollten zuerst immer größer und nach dem Richtungswechsel, was noch viel wichtiger ist, immer kleiner werden.

Qigong gegen Stress – „Die Schüttelübung"

Diese Übung eignet sich hervorragend, Qi und Blutstagnationen im Körper aufzulösen und schlechtes, verbrauchtes Qi loszuwerden. Auch können Sie sie gelegentlich als „Aufwärmübung" nach der Vorbereitungsübung und vor dem eigentlichen Qigongtraining einschalten, um alle Sorgen und Belastungen des Alltages einfach abzuschütteln.

Die Übungsausführung

Hierbei bleiben die Füße die ganze Zeit fest in der Erde verwurzelt, der Kopf ist wie immer hoch oben im Himmel.

Beginnen Sie ganz langsam und sachte mit den Knien zu wippen. Diese kleinen, rhythmischen und gleichmäßigen Schüttelbewegungen breiten sich nun langsam über den gesamten Körper aus und werden allmählich größer und intensiver.

Wenden Sie nun Ihre Aufmerksamkeit zum Scheitel des Kopfes und wandern Sie in Gedanken langsam im Körper von oben nach unten. Überprüfen Sie hierbei, ob alle Teile des Körpers an der Schüttelübung teilnehmen.

Lassen Sie alles Gewicht nach unten in den Boden durchfließen und federn Sie locker in ihn hinein. Achten Sie auf eine Durchlässigkeit in allen Gelenken.

Wiederholen Sie diesen „Scan" mehrmals. Der gesamte Körper, jede einzelne Zelle sollte an der Übung teilhaben.

Lassen Sie nach einigen Minuten die Bewegungen wieder kleiner und sanfter werden, bis sie schließlich von selbst aufhören.

Qigong gegen Depression – „Den Berg wegschieben"

Diese Übung öffnet vor allem den Brustkorb, wirkt somit auf Herz und Lunge. Wir können uns während der Übung auch vorstellen, Sorgen, Probleme und alle sonstigen Belastungen wegzudrücken. Dadurch kann wieder ein Gefühl der Klarheit entstehen. Es ist somit eine sehr gute antidepressive Übung. Die Bewegung selbst sollte vor allem im Brust- und Schulterbereich stattfinden und weniger in den Armen selbst.

Die Übungsausführung

Die Hände nach vorne und unten sinken lassen, Qi aus der Erde aufnehmen, vor dem Körper mit den Handflächen nach oben bis zur Schulter heben, einatmen. Qi steigt hier im Körper nach oben bis in den Brustkorb. Hände nach außen drehen und mit den Handflächen nach beiden Seiten nach außen wegdrücken (als ob man zwei Wände wegschieben würde), den Brustkorb (Herz und Lunge) und die Schultern dehnen und öffnen, dabei ausatmen. Hände schließen und seitlich zum Körper zurückführen, die Handrücken zeigen hierbei weiterhin nach oben, einatmen und die Knie leicht beugen. Die Hände bleiben seitlich vom Körper. Dann wieder beide Hände mit den Handflächen zur Seite nach außen in Schulterhöhe wegdrücken, ausatmen, die Knie leicht strecken, usw.

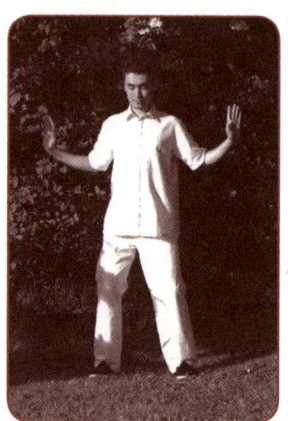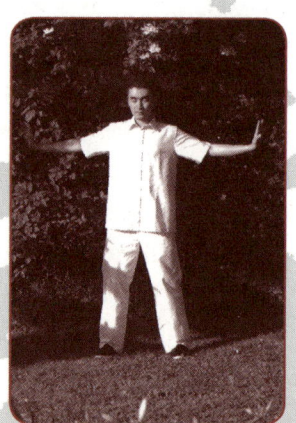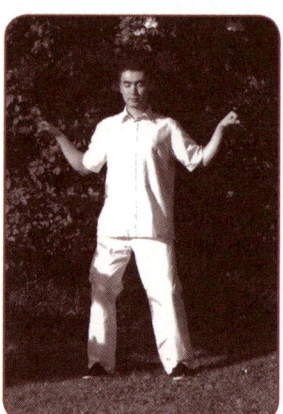

Qigong gegen Liebeskummer – „Mit dem Herzen lächeln"

Dies ist eine wunderbare Übung für unser Herz und kann jederzeit auch im Sitzen durchgeführt werden.

Die Übungsausführung

Massieren Sie zuerst auf beiden Seiten den Akupunkturpunkt Laogong (Perikard 8) in der Mitte der Handfläche.

Führen Sie nun beide Hände bis auf wenige Zentimeter vor das Herz, wobei die Handflächen wieder zueinander zeigen. Die Hände befinden sich etwa 10 cm voneinander entfernt. Stellen Sie sich vor, etwas sehr Wertvolles zwischen den Händen zu tragen und schicken Sie ein liebevolles Lächeln dorthin. Verbleiben Sie so einige Zeit.

Anschließend legen Sie beide Hände übereinander und auf das Herz. Genießen Sie die Wärme der Hände und lassen Sie alles Qi im Herz und Brustbereich frei fließen. Lächeln Sie!

Qigong gegen Migräne – „Leberfeuer absenken"

Diese Übung dient vor allem dazu, aufsteigendes Qi/Yang/Feuer im Lebermeridian wieder zu senken.

Die Übungsausführung

Von der üblichen, schulterbreiten Ausgangsstellung beginnt die Übung mit einem leichten Nachgeben in den Knien, sodass Sie Ihr Körpergewicht kurz ein wenig sinken lassen.

Dann strecken Sie die Knie wieder ein wenig und heben die fast gestreckten Arme langsam vor dem Körper bis auf Höhe des Kopfes. Die Handflächen zeigen die gesamte Zeit nach unten. Bis hierher durch die Nase einatmen.

Die Hände zurück zum Körper ziehen und vor dem Körper langsam wieder nach unten senken. Hierbei stellen Sie den linken Fuß ein wenig nach links mit den Fußspitzen oder Fußballen auf den Boden. Drehen Sie auch Ihre Hüfte und Ihren Körper leicht nach links.

Während Sie Ihre Hände knapp vor dem Körper absenken und durch den Mund ausatmen, fließt Qi im Lebermeridian vom Scheitel des Kopfes durch den Oberkörper bis in die Beine und dort vor allem entlang der Innenseite bis in die Füße und die große Zehe hinab.

Lassen Sie auch Ihr Körpergewicht ein wenig sinken.

Führen Sie anschließend die Übung auf der rechten Seite durch.

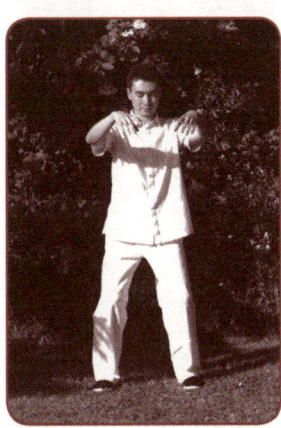 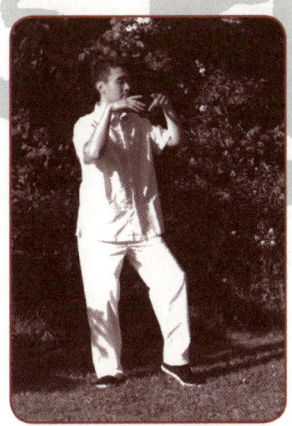 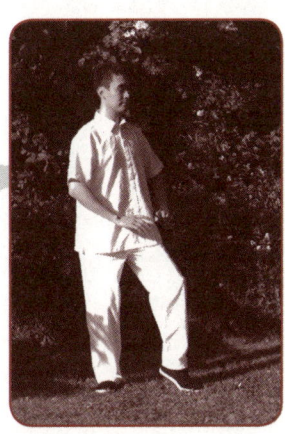

Qigong gegen Kreuzweh – „Nach hinten blicken"

Diese Übung dient dazu, den Lendenwirbelbereich zu mobilisieren und die Nieren zu aktivieren.

Die Übungsausführung

Drehen Sie den Oberkörper nach rechts, beide Handflächen zeigen auf Hüfthöhe nach unten. Hierbei sollten Sie vor allem die Lendenwirbelsäule Wirbel für Wirbel nach rechts drehen, während Sie die Hüfte sogar ein ganz klein wenig nach links drehen. Gleichzeitig drehen Sie beide Handflächen etwas nach innen.

Während der Drehung ziehen Sie wie immer die Beine und somit das Steißbein nach unten, den Kopf und somit die oberen Wirbel nach oben. Achten Sie darauf, dass sich der Körper während der ganzen Übung immer im Zentrum befindet.

Lösen Sie nun die Spannung wieder, indem Sie die Wirbel wieder zurück nach vorne drehen und die Handflächen wieder leicht nach außen entspannen.

Führen Sie dann dieselbe Übung zur linken Seite durch.

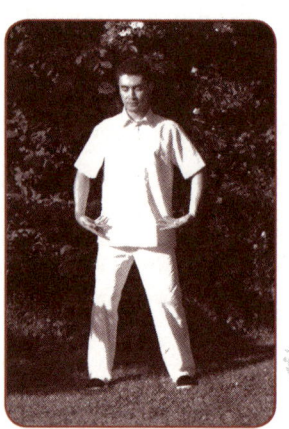 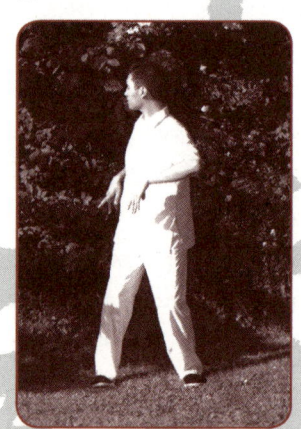 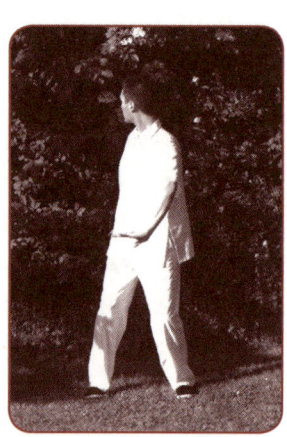

„Dao-Qi" – Qi leiten und therapeutisch einsetzen

Die absolute Grundvoraussetzung, um Qi therapeutisch einsetzen zu können, ist regelmäßiges Üben von Qigong, vor allem auch speziell der Übung der „Stehenden Säule". Erst nach einiger Zeit werden wir im Stande sein, Qi nur durch Hilfe unseres Geistes lenken zu können.

Diese Fähigkeit können wir nützen, um gezielt etwaige Störungen im eigenen Körper zu behandeln. Und wer das eigene Qi tatsächlich unter Kontrolle hat, kann es auch nach Außen abgeben.

Qi an die richtige Stelle lenken

Da Qi die Grundvoraussetzung für jede Heilung ist, ist es sinnvoll, Qi an den Ort der Erkrankung zu bringen. Indem wir Aufmerksamkeit an einen bestimmten Körperteil legen, fließen automatisch Qi und Blut dorthin.

Allein das Beobachten der erkrankten Region ist somit schon Teil der Therapie. Fühlen Sie, ob es in diesem Bereich eine Resonanz gibt, ob dieser Körperteil Ihnen vielleicht etwas „erzählen" will. Oft hilft es, zu dem erkrankten Organ oder Körperteil hinzuatmen und liebevoll hinzulächeln. Anstatt die Erkrankung wütend zu bekämpfen, sollten wir eher das erkrankte Organ liebevoll umarmen und unterstützen, ganz so, als ob es nichts zu kritisieren oder zu bemängeln gäbe. Allein das Versenken und friedliche Verbleiben des Geistes in einem bestimmten Körperbereich reicht in den meisten Fällen völlig aus.

Im Geiste können wir natürlich auch heilendes Qi zu dem erkrankten Körperteil lenken. Wichtig hierbei ist es, bei allen Vorstellungen innerhalb des Körpers Aufmerksamkeit, Konzentration und Fokus zu benützen, allerdings ohne Verkrampfung und Anstrengung. Qi lässt sich nicht zwingen! Eine entspannte, aber klare Absicht genügt, man sagt „denken, und doch nicht denken". Man könnte diese als „Yi" bezeichnete Fähigkeit des Geistes auch als eine Art passive Konzentration bezeichnen. Mit etwas Erfahrung reicht es manchmal auch aus, dem Qi mit Hilfe des Geistes nur einen kleinen Impuls zu geben, um anschließend den Geist sofort wieder loszulassen und das Qi nur passiv zu beobachten.

> **Qi benötigt eigentlich immer eine nette Einladung, um irgendwo hin zu gehen, gleich wie Wasser, das sich nicht schieben oder drücken, sondern immer nur führen lässt. Meist sind es zu hohe Erwartungen oder die Gier nach sensationellen Erfahrungen, die den Qifluss blockieren.**

Vermitteln über die Handflächen

Eine weitere einfache Möglichkeit des Dao-Qi besteht darin, die Hände über den erkrankten Bereich zu legen, heilendes Qi wie eine Strömung unter der Haut in die Hände und dann über die Mitte der Handflächen (entspricht dem Akupunkturpunkt Laogong – Perikard 8) mit Hilfe der Vorstellung zu senden. Dabei muss der erkrankte Körperteil nicht unbedingt berührt werden. Über diesen Punkt an unseren Handflächen können wir Qi nach außen auch an andere Menschen abgeben, jedoch sollten wir uns sicher sein, kein schlechtes Qi abzugeben. Auch sollten wir uns hierbei eher als Leiter oder Medium für Qi sehen und weniger als Quelle oder Geber. Dies erfordert natürlich einiges an Qigong-Praxis und Erfahrung. Im Taiji-Quan wird dieser Fokus auf die Mitte der Handfläche manchmal als „Konzentration auf die zwei Fischaugen" bezeichnet.

Eine essenzielle Glaubensfrage in der Welt des Qigong: Gibt es denn überhaupt so etwas wie „schlechtes Qi"? Die meisten befürworten diese These, es gibt jedoch auch einige, welche die Meinung vertreten, dass Qi immer neutral sei, weder gut noch böse. Auch Energie (oder Photonen) bleibt immer Energie (oder Photonen), neutral, weder gut noch böse. Was es natürlich sehr wohl gibt, ist Qi, das nicht in Harmonie mit dem eigenen steht, also nicht in Resonanz ist und somit Störungen des Qiflusses im Sinne einer Qistagnation in uns bewirken kann.

Über Laogong können wir aber nicht nur Qi nach Außen abgeben, sondern vor allem auch aus Pflanzen aufnehmen. Mit etwas Übung lässt sich auch über das Himmelstor, Erdetor, Dritte Auge oder im Prinzip jeden Teil des Körpers Qi abgeben oder aufnehmen.

Das Qi führen – „Tiao Qi"

Bei dieser Übung geht es darum, Qi im Körper dorthin zu lenken, wo es gerade gebraucht wird. Dies kann ein erkranktes Organ sein, können aber beispielsweise auch einfach nur übermüdete Augen sein.

Die Übungsausführung

Wir führen unsere Aufmerksamkeit an den Ort, den Körperteil, den wir gerne unterstützen möchten. Dort verbleiben wir einfach und beobachten das erkrankte Organ.

Wir stellen uns ganz einfach vor, dass heilendes Qi hinzu fließt und schlechtes Qi „weggewaschen" wird. Gleichzeitig atmen und lächeln wir in diesen Bereich. So verbleiben wir einige Minuten.

Qi über Laogong senden

„Laogong" ist ein wichtiger Akupunkturpunkt, der sich in der Mitte der Handflächen befindet. Über diesen können wir mit Hilfe unserer Vorstellung Qi nach außen schicken.

Die Übungsausführung

Bei dieser Übung legen wir beide Handflächen in etwa 10 cm Entfernung über den erkrankten Körperteil (oder den Körperteil, den wir einfach unterstützen wollen).

In unserer Vorstellung fließt Qi über die Mitte der Handflächen in das erkrankte Organ. Gleichzeitig versuchen wir, uns mit den Händen in das erkrankte Areal „hineinzufühlen".

Wir können das Senden des Qi auch durch sanfte Wellenbewegungen der Arme und Hände unterstützen. Wichtig bei dieser Übung ist, dass Schultern und Arme entspannt bleiben. Auch hierfür nehmen wir uns einige Minuten Zeit.

5. Die Theorie

Phänomene beim Üben

Am Anfang der Übungspraxis kommt es oft zu seltsamen, ungewohnten Körperempfindungen, die in den meisten Fällen als durchaus positiv zu bewerten sind.

Hier eine kleine Aufzählung der häufigsten Sensationen, Erfahrungen, Probleme und Fragen, die einem während des Übens gerade in der Anfangsphase über den Weg laufen können. Im Zweifelsfall wenden Sie sich bitte immer an Ihren Lehrer.

Körperliche und seelische Symptome

„Kann es sein, dass es mir durch Qigong schlechter geht?"

Prinzipiell ist im Qigong eine Erstverschlimmerung von Krankheitssymptomen möglich. Dies sollte allerdings nach einigen Tagen vergehen.

Gerade in den Anfangstagen durchläuft der Körper einen gewissen „Reinigungsprozess":

• Wenn sich die Lunge reinigt, dann kann dies zu vermehrter Schleimbildung führen.

• Eine Reinigung der Leber und des Herzens lässt oft längst vergessene und unterdrückte Emotionen an die Oberfläche treten.

• Eine Reinigung der Milz macht sich als vermehrte Blähungen und Winde bemerkbar.

• Eine Reinigung der Niere führt häufig zu vermehrter Harnproduktion.

• Erschrecken Sie auch nicht, falls Sie während des Übens Gerüche wahrnehmen. Viele Schlacken- und Giftstoffe werden auch über den Schweiß ausgeschieden.

Manchmal kommt es vor, dass Krankheitsymptome auftreten, die vor längerer Zeit einmal bestanden haben und eigentlich mit den jetzigen Beschwerden (scheinbar) nichts zu tun haben. Hierbei geht die Erkrankung schrittweise zu ihrem Ursprung zurück. Hierzu gibt es eine wichtige Grundregel in der Homöopathie, die dieses Prinzip recht einleuchtend beschreibt: „Ein Prozess läuft dann in Richtung Heilung, wenn die Symptome von innen nach außen, von oben nach unten und von jetzt nach früher gehen."

„Ich bin nach dem Training so müde, sollte ich nicht energiegeladener sein?"

Auch dies kann am Anfang der Fall sein. Dies liegt daran, dass wir uns am Anfang unserer Übungspraxis wahrscheinlich zum ersten Mal seit Ewigkeiten so richtig entspannen. Dadurch merken wir erst, wie müde wir im Grunde schon die ganze Zeit sind und wie sehr wir uns eigentlich nur mehr durch „Kaffee und Zigaretten" über Wasser halten. Da wir im Qigong sehr viel in den Körper fühlen, spüren wir die Müdigkeit häufig als erstes. Dies legt sich aber meist schon sehr bald (sofern auch der Lebensstil vielleicht ein wenig verändert wird) und weicht einem Gefühl der Frische und des Wohlbefindens nach dem Training.

„Seit ich Qigong übe, esse ich viel mehr."

Sie haben mehr Appetit oder vielleicht sogar Hunger? Keine Panik! Dies ist ein Zeichen, dass Ihr Stoffwechsel in Gang kommt und Sie nun mehr „verbrennen". Essen Sie ruhig, aber bitte vernünftig! Auch kann es aus demselben Grund am Anfang manchmal zu Blähungen und Aufstoßen kommen. Hierbei wird „schlechtes" Qi aus dem Körper ausgeschieden. Auch dies sind gute Zeichen. Vermehrte Darmgeräusche in Form von Grummeln, Knurren, Glucksen oder Ähnlichem während des Übens sind immer ein Zeichen, dass sich Qi bewegt und Sie daher auf dem richtigen Weg sind.

„Endlich habe ich warme Hände und Füße."

Dies ist eine sehr geläufige Nebenerscheinung während des Übens, die auf eine höhere Durchblutung durch besseren Qifluss hindeutet. Dies kommt unter anderem durch eine tiefere Bauchatmung zustande. Im Unterbauch befindet sich normalerweise ein großer Teil unseres Blutvolumens. Wenn wir diesen nun durch Bauchatmung abwechselnd komprimieren und wieder locker lassen, so fördert dies die Durchblutung im gesamten Körper. Entspannung führt ganz allgemein zu einer Vasodilatation (Gefäßerweiterung), die wiederum zu vermehrter Durchblutung und somit letztendlich zu einem Wärmegefühl führt. Im Biofeedback kann beispielsweise bei tiefer Entspannung ein Ansteigen des Hautleitwertes und in Folge eine Erhöhung der Hauttemperatur gemessen werden. Oder, wie der Chinese sagt: „Qi ist der Lenker des Blutes" und „Qi bewegt Blut".

Vier Hauptzeichen, dass Qi fließt: Wärme, Schwere, Vibration, Expansion.

„Ich habe ganz seltsame Körpergefühle."

Manchmal werden auch andere Gefühle wahrgenommen. Ein Gefühl des Magnetismus, des Leuchtens, des Strömens und viele andere Phänomene können auftreten.

• „Ich habe das Gefühl, mein Körper würde sich von selbst bewegen.": Hierbei kommt Qi in Schwung und bahnt sich seinen Weg durch die Meridiane.

• „Mein Körper fühlt sich irgendwie anders an.": Die Körpergrenzen verschieben sich. Der Körper scheint sich aufzulösen oder mit der Außenwelt zu verschmelzen. Sie haben vielleicht sogar das Gefühl außerhalb Ihres Körpers zu sein und sich selbst zu beobachten. Dies alles sind Zeichen einer starken geistigen Vertiefung und somit „normale" Sinnestäuschungen.

• „Mein Körper ist durchsichtig und leer.": Sehr gut. Weiter so…

• „Mein Körper leuchtet.": Dies ist ein Zeichen, dass genügend Qi vorhanden ist.

„Vor allem am Anfang der Übung muss ich dauernd gähnen."

Hier kommt Qi in Schwung und steigt auf. Dies kommt vor allem dann gerne vor, wenn wir gleich nach dem Aufstehen in der Früh oder mit „im Körper schlummernder Müdigkeit" üben. Gähnen ist im Prinzip nichts anderes als ein „Stretching der Atmungsorgane" und daher durchaus positiv zu deuten.

„Mein Mund ist beim Üben voller Speichel."

Eine vermehrte Speichelbildung ist ein gutes Zeichen, das unter Anderem durch das Anlegen der Zunge an den oberen Gaumen ausgelöst wird. Den während des Übens produzierten Speichel sollten Sie schlucken. Nicht grundlos wird dieser von den Daoisten als Saft des ewigen Lebens bezeichnet.

„Ich habe das Bedürfnis mich zu räkeln."

In diesem Fall hat der Körper das Bedürfnis, gewisse blockierte energetische Prozesse aufzulösen und an die Oberfläche zu bringen, was im Körper gespeichert ist und nach außen will (für die TCMler: Dies ist Aufgabe des Dreifachen Erwärmer, San Jiao). Geben Sie daher Ihrem Körper während des Übens genügend Zeit, Ihnen zu erzählen, wie es ihm gerade geht und was er gerade braucht. Ausgleichsbewegungen müssen zwar nicht sein, sind aber ein Zeichen, dass sich etwas in unserem Energiehaushalt tut und daher herzlich willkommen.

Gerade die siebte Übung des Ba-He-Qigong ist eine hervorragende Übung, um das Räkeln und Strecken zu üben, ganz so als ob wir in der Früh aufwachen und uns voller Vorfreude denken:„Juhu! Montagmorgen, endlich wieder Arbeit!"

> Versuchen Sie, Qi während des Übens zu fühlen, zu sehen, zu hören, zu riechen, vielleicht sogar zu schmecken.

„Das zwickt und zwackt."

Sie haben während des Übens leichte Schmerzen. Dies ist ein etwas heikler Punkt. Es kommt sehr häufig vor, dass am Anfang gewisse Körperteile schmerzen. Schmerz wird in der TCM als Blockade von Qi und/oder Blut gesehen. Wenn Sie nun durch Qigong Ihr Qi in Bewegung bringen, so wird es an diesen Blockaden anstoßen und Schmerzen verursachen. In den meisten Fällen verschwinden die Schmerzen von selbst, sobald sich Qi seinen Weg durch diese Engstellen gebahnt hat und die Meridiane wieder frei sind.

Somit sind leichte Schmerzen als positive Entwicklung im Sinne einer Auflösung diverser Energieblockaden zu sehen. Man könnte auch sagen, dass in der Muskulatur oft „alte" Schmerzen gespeichert sind. Diese Vorstellung geht von der Tatsache aus, das bei Schmerzen, egal ob physischer oder psychischer Natur, immer die Muskulatur reflektorisch angespannt wird. Auf diese Art und Weise werden oft seelische Schmerzen in die Muskulatur „verschoben" und verdrängt. Diese in der Muskulatur „gespeicherten" Schmerzen werden nun am Anfang des Trainings wieder freigesetzt. Die meisten Wehwehchen sind am Anfang allerdings nur durch das ungewohnte Stehen bedingt und daher völlig harmlos.

Wenn die Schmerzen allerdings bei bestimmten Bewegungen auftreten, und sehr plötzlich oder stark sind, wenden Sie sich bitte an Ihren Lehrer oder (wie immer): „Über Risiken und Nebenwirkungen informieren Sie Arzt oder Apotheker."

Das gleiche gilt, wenn Sie das Gefühl haben, dass die Schmerzen nicht besser werden, sondern vielleicht sogar noch schlechter. Bedenken Sie aber auch, dass eine schmerzende Stelle im Körper nicht unbedingt auch Ort der Ursache sein muss. Im Zweifelsfall lieber einmal mehr den persönlichen Guru fragen!

Da der Mensch nun einmal ein Gewohnheitstier ist, sträubt sich unser Körper am Anfang oft noch gegen diese fremden Bewegungs- und Haltungsmuster. Die meisten von uns haben leider längst verlernt, wie wir länger als eine Minute stehen können und sind daher mit so einer neuen Situation überfordert. Sehr oft macht sich dies im Rücken bemerkbar. Dies liegt wohl einfach daran, dass sich Rückenschmerzen zur Volkskrankheit Nummer Eins entwickelt haben. Ein Drittel der Menschen leiden unter chronisch rezidivierenden Kreuzschmerzen, jedoch nur bei 15 Prozent findet man eine organische Ursache für dieses Problem.

„Das beunruhigt mich."

Wann immer durch Übungen ausgelöste Sensationen als zu stark oder intensiv und somit vielleicht sogar als beängstigend empfunden werden, so empfiehlt es sich, diese Empfindung einfach völlig wertfrei im Raum stehen zu lassen und die Übung langsam zu beenden. In solchen Fällen waren Körper und Geist noch nicht reif genug „eine neue Tür zu öffnen". Auch dies kann vorkommen. Hier schließen wir also die Tür wieder, nachdem wir sie vielleicht zum ersten Mal geöffnet haben.

In anderen Fällen, in denen auch eine neue, intensive Erfahrung auftritt, sollten wir die Tür nicht nur öffnen, sondern auch „in den Raum hineintreten und uns umsehen", damit wir uns beim nächsten Mal schon ein wenig leichter orientieren können. In solchen Fällen war unser Körper, vor allem aber unser Geist schon reif für den nächsten Schritt, oder der Schritt war eben nicht zu groß für uns, sondern gerade richtig. Geben Sie sich selbst genügend Zeit, um allmählich Schritt für Schritt neue Erfahrungen beim Üben zu machen!

Die meisten Nebenwirkungen von Energieübungen entstehen durch eine Stagnation von Qi im Kopf- oder Brustbereich, beziehungsweise durch das Aufsteigen von Qi in diesen Bereich. Deswegen sollte immer darauf geachtet werden, Qi ausreichend nach unten in den Dan Tian zu senken.

In der medizinischen Fachwelt nennt man dies „entspannungsinduzierte Ängste", welche vor allem dann auftreten, wenn neue körperliche Vorgänge als negativ interpretiert werden und dadurch Angst vor Kontrollverlust entsteht. Ein bisschen Bewegung in Form von einigen Schritten auf und ab hilft meist schon.

Bei schweren psychischen und psychiatrischen Erkrankungen sollte allerdings nur unter enger Aufsicht eines erfahrenen Meisters oder Arztes geübt werden.

Probleme bei der Übungsausführung

„Ich merke mir die Übergänge einfach nicht."

Es ist ganz normal, dass man mit den Übergängen zwischen den einzelnen Übungen am Anfang die meisten Schwierigkeiten hat, da sie während eines Durchganges ja nur einmal geübt werden, im Gegensatz zu den „tatsächlichen" Übungen, die oft mehrmals hintereinander wiederholt werden.

Nur schön langsam, bald werden auch Sie formvollendete Übergänge auf das Parkett zaubern. Im Notfall können Sie auch einfach einen Übergang erfinden, Hauptsache, der Qi-Faden reißt nicht ab.

„Kann ich die Übung auch so machen (nämlich ein klein wenig anders)?"

Wenn Sie diese Frage einem Chinesen stellen, so wird er Ihnen mit all seiner Weisheit und Erfahrung lang und breit erklären: „Nein." Und er hat Recht.

Sie können die Bewegung so machen, nicht aber die Übung. Auch wenn die unzähligen Details vielleicht am Anfang lästig erscheinen, erst durch diese wird die Übung zu genau dieser Übung. Wenn wir einen Bewegungsablauf verändern, üben wir nicht mehr dieselbe Übung, sondern eine andere. Auch wenn das nicht unbedingt schlecht sein muss, und wenn auch die Übung noch immer sehr ähnlich wirkt, sollten Sie sich gerade am Anfang bemühen, auch den kleinsten Details genügend Aufmerksamkeit zu schenken. Jetzt wissen Sie übrigens auch, wie so viele verschiedene Qigongstile entstehen konnten.

> „If you can´t make it, fake it…and someday you will make it."

„Ich kann nicht nach Innen, in meinen Körper schauen."

Es ist ganz normal, dass dies nicht von heute auf morgen geht. Am Anfang der Übungspraxis können wir uns meist nur sehr unscharf auf gewisse Bereiche innerhalb des Körpers konzentrieren. Auch ist es sehr häufig, dass wir bestimmte Körperbereiche leichter spüren oder „sehen" können, andere scheinen sich völlig unserem Bewusstsein zu entziehen. All dies verbessert sich im Laufe der Zeit.

Mit fortlaufender Übungspraxis wird unsere innere Wahrnehmung immer schärfer und detaillierter. Unser digitales (ich meine natürlich Drittes) Auge wird sozusagen auf mehr Megapixel upgegradet und schließlich werden wir in der Lage sein, unsere Aufmerksamkeit und somit Qi an jede beliebige Stelle des Körpers zu dirigieren.

„Meine Gedanken hören nicht auf zu kreisen."

Zuerst einmal: Nicht ärgern und keine Panik! Dies ist ein sehr geläufiges Problem am Anfang. Später liegt es meist daran, dass die Einleitungsphase zu kurz war oder wir gleich mit der Übung begonnen haben, ohne uns vorher für einige Momente darauf einzustimmen. Wir wollen sozusagen schon operieren, noch bevor der Anästhesist überhaupt die Narkose eingeleitet hat.

Bleiben Sie in der Gegenwart, wie in diesem Beispiel: Ein Bus voller Touristen fährt durch eine wunderschöne Landschaft. Alle Insassen kleben förmlich am Fenster und fotografieren unentwegt. Aber einer sitzt nur da und sieht aus dem Fenster. Darauf fragt ihn natürlich sein Nachbar: „Warum fotografierst du denn nicht? Der Mann antwortet: „Ach, weißt du, ich sehe es mir gleich hier an."

Was meist am besten hilft, ist, noch einmal das Dritte Auge zu öffnen und in die Umgebung zu lauschen. Am Anfang können wir auch mit verschiedenen Vorstellungsbildern arbeiten. Ein Bekannter stellt sich beispielsweise immer vor, dass seine Gedanken durch einen sanften Windhauch hinweggeweht werden. Solange Sie sich nicht einen Hochleistungsstaubsauger vorstellen, der Ihnen Ihr komplettes Gehirn heraussaugt, ist vieles legitim. Später werden Sie diese Hilfsmittel nicht mehr brauchen und Wahrnehmung wird die Stelle des Denkens eingenommen haben.

Versuche, Gedanken krampfhaft zu kontrollieren oder mit Hilfe anderer Gedanken zu verdrängen, sind immer zum Scheitern verurteilt. Je mehr wir denken, dass wir nicht denken sollten, desto mehr werden wir denken. Die Lösung des Problems ist somit eigentlich viel einfacher, als wir denken: Wir beobachten unsere Gedanken einfach, ohne sie zu bewerten oder zu analysieren. Und siehe da, sie werden sich wie von selbst in Luft auflösen. Und noch was: Lächeln hilft immer!

„In der Gruppe übe ich viel leichter als allein zu Hause."

Synchronisation erzeugt Kraft.

Das gemeinsame Üben in der Gruppe ist äußerst wichtig, da hier sehr viel Qi mobilisiert werden kann, vor allem dann, wenn Übungen gemeinsam und möglichst synchron durchgeführt werden. Hierdurch beginnt sehr viel Qi in derselben Art und Weise beziehungsweise Frequenz zu schwingen. Und obwohl sich am Anfang einer Übungsstunde viele verschiedene Menschen mit völlig unterschiedlichen Schwingungsfeldern versammeln, können wir nach einer erfolgreichen Übungseinheit leicht merken, wie auf einmal alle im Gleichklang schwingen. Dies entspricht in etwa dem Beispiel der im Gleichschritt marschierenden Soldaten, die dadurch eine Brücke zum Einstürzen bringen können. Genau deswegen ist es wichtig, in einer Gruppe die Übungen möglichst gemeinsam und zeitgleich durchzuführen, damit viel Qi zur selben Zeit auf dieselbe Art und Weise zum Schwingen gebracht wird.

Zwei kleine Tipps im Kampf gegen den inneren Schweinehund:

1. Versuchen Sie keine Unterrichtsstunde zu versäumen. Auch wenn Sie nur sitzen und zusehen können, ist dies noch immer ein toller Gewinn.
2. Versuchen Sie nach einem Kurs die Übungen so bald wie möglich selbst zu Hause zu üben, und zwar gleich, nicht erst am nächsten Tag oder am Tag vor der nächsten Trainingseinheit! Ertappt!

„Manche Übungen sind sehr angenehm, andere spüre ich fast gar nicht."

Auch dies ist natürlich normal. Wenn eine Übung ganz besonders angenehm ist, so ist dies ein Zeichen, dass wir sie im Moment ganz besonders brauchen. Auch ist es im Qigong so, dass manche Übungen einfach leichter und schneller spürbare Resultate bringen als andere. Dies ist allerdings immer auch individuell verschieden.

Manchmal hilft es, die Übungen in einem anderen Tempo zu üben. Probieren Sie einmal die Übungen schneller und schwungvoller durchzuführen. Dies lässt die Dynamik der Übungen leichter erkennen. Oder probieren Sie einmal, die Übungen nicht so oft zu wiederholen, dafür aber so langsam wie nur irgendwie möglich. Anstatt durch die Übungsserie zu hetzen, genießen Sie jeden Zentimeter, jede Sekunde, jedes Detail!

Man bringt das Gras nicht zum Wachsen, indem man von oben daran zieht.

„Manchmal läuft es gut, manchmal nicht."

Und wieder ist dies ganz normal. An manchen Tagen haben wir fast das Gefühl, „dass uns Flügel am Rücken wachsen". Es wird aber immer auch Tage geben, an denen das Training nicht so läuft, wie erwünscht. Vielleicht kreisen gerade zu viele Gedanken im Kopf oder man hat einfach einen schlechten Tag. Lassen Sie sich von solchen Tagen nicht entmutigen! Von Zeit zu Zeit werden auch wieder Tage kommen, an denen es dafür besonders gut läuft. Nützen Sie an solchen Tagen der Hochform die Gelegenheit und geben sie sich ein wenig mehr Zeit als üblich. Sie werden mit Sicherheit belohnt werden.

Wer Angst hat, Fragen zu stellen, hat Angst zu lernen.

Genau so wie es das „schnelle Geld" nicht gibt und Abkürzungen im Leben meist gar keine sind, so gilt letztendlich auch hier: Gut Ding braucht eben Weile.

Phasen der scheinbaren Stagnation sind in Wirklichkeit oft Phasen der Festigung, die nötig sind, um scheinbar eh schon Gelerntes tatsächlich zu integrieren. Nichts desto trotz werden Tage kommen, an denen sich wieder „eine neue Tür öffnet", wir unser tägliches Training intensiver, besser und schöner als je zuvor erleben und wir wieder eine Stufe höher steigen dürfen. Bei Fragen und Unklarheiten wenden Sie sich bitte an Ihren Lehrer!

Qigong und die Wissenschaft

Wir haben uns verschworen, die Wahrheit geltend zu machen, dass im Organismus keine anderen Kräfte wirksam sind, als die gemeinen physikalisch-chemischen…Emil Heinrich du Bois Reymonds, 1842

Obige Worte schrieb im Jahr 1842 der Begründer der modernen Elektrophysiologie, Emil Heinrich du Bois Reymonds in einem Brief an seinen Freund Eduard Hallmann. Wenn wir nun diesen Gedanken ein wenig weiterspinnen, dann führt uns dies unweigerlich zu einer philosophischen Glaubensfrage.

Wenn nun der Mensch tatsächlich lediglich die Summe von molekularen Wechselwirkungen und das Leben die Gesamtheit aller gleichzeitig ablaufenden biochemischen Prozesse sein sollte, so stellt sich natürlich die Frage, welche moralische Verpflichtung wir gegenüber dem Menschen hätten. Nach diesem streng naturwissenschaftlichen Menschenbild, in dem der Mensch nichts anderes als einen komplexen Mechanismus darstellt, hätten wir gegenüber dem Menschen nicht mehr moralische Verpflichtung als gegenüber unserem Computer oder unserem Auto.

Da allerdings nicht einmal die intellektuellsten Wissenschaftler unserer Zeit nach diesem Menschenbild handeln, wird schnell ersichtlich, dass der Mensch vielleicht doch vielmehr ist, als nur Chemie und Physik, beziehungsweise dass es Dinge gibt, die sich nicht messen lassen, oder, was natürlich auch eine Möglichkeit darstellt, noch nicht messen lassen.

Nichts desto trotz gibt es Bemühungen, scheinbar nicht Messbares doch in Zahlen und Fakten zu fassen. Diesbezüglich möchte ich Ihnen in diesem Abschnitt einen kleinen Einblick in die „wissenschaftliche" Welt des Qigong geben.

Belege für die Existenz von Qi

Da wir in unserer Gesellschaft heutzutage scheinbar alles beweisen müssen, um eine Existenzberechtigung erteilen zu können, wurden im Laufe der Geschichte natürlich auch zahlreiche wissenschaftliche Versuche zur Erforschung des Phänomens Qi durchgeführt.

Keine der hier angeführten Aussagen erhebt den Anspruch, die absolute (göttliche) Wahrheit zu sein. Ich habe mich vielmehr bemüht, verschiedene wissenschaftliche Versuche, Studien und Erkenntnisse zu diesem Thema zusammenzufassen und unterschiedliche Interpretationsmöglichkeiten zuzulassen.

In den letzten 20 Jahren wurde immer wieder versucht, einerseits das Phänomen Qi nachzuweisen, und einen wissenschaftlichen Beleg für dessen Existenz zu finden, andererseits den Nutzen von Qigong quantitativ messbar zu machen. Hierzu möchte ich eine Einteilung der wunderbaren Arbeit von Kevin W Chen, Ph.D., M.P.H. von der University of Medicine and Dentistry of New Jersey über den Nachweis von nach Außen abgegebenem Qi durch Qigong-Praktizierende/-Meister verwenden. Diese Arbeit unterteilt die Versuche der letzten 20 Jahren nach der Art der verwendeten Detektoren. Im Wesentlichen wurden in der Erforschung des Qi-Phänomens fünf verschiedene Detektoren verwendet:

1. Physikalische Detektoren
2. Chemische Detektoren
3. Biologische Detektoren
4. Lebende Detektoren
5. Menschliche Detektoren

1. Der physikalische Nachweis von Qi

Eine der Haupttheorien zur Erklärung des Phänomens Qi besteht in dem physikalischen Modell des elektromagnetischen Feldes. Hierzu wurde eine Vielzahl an Versuchen durchgeführt, die auch eine Vielzahl an interessanten Ergebnissen brachte

Zusammenfassend wurden bereits fast alle nur erdenklichen physikalischen Detektoren in Versuchen dazu missbraucht, um dem Phänomen Qi auf die Schliche zu kommen. Auch wenn sich in fast jedem Detektor, der in der Lage war, sehr feine und geringe Signale wahrzunehmen, Veränderungen zeigten, konnte bis jetzt noch nicht eindeutig geklärt werden, was Qi tatsächlich ist. (Studien dazu siehe Anhang Seite 278f.)

Neben den Fragen, ob wir in Physik nicht vielleicht doch etwas besser aufpassen hätten sollen und ob der Mensch keinen Arzt, sondern viel eher einen Elektriker benötigt, stellen sich noch zwei weitere essenzielle Fragen des Universums.

Ist Biolumineszenz nicht nur was für Glühwürmchen?

Nicht zufällig gehen in fast allen Traditionen „Licht" und „Heilung" Hand in Hand. Biolumineszenz ist ein Phänomen, das entsteht, wenn ein Atom, wodurch auch immer, energetisch angeregt wird und dadurch ein Elektron auf eine andere Umlaufbahn/-schale gehoben wird. Wenn es wieder in den Ursprungszustand zurückfällt gibt es Energie meist in Form von Licht oder auch Wärme ab.

Nach dem Quantenphysiker Fritz Albert Popp sendet somit jede tierische, aber auch pflanzliche Zelle Licht aus, so genannte Biophotonen. Diese sind zwar zu schwach, um mit bloßem Auge gesehen werden zu können, moderne Restlichtverstärker können sie eindeutig nachweisen. Laut Popp stellen diese Biophotonen vor allem Informationsträger in und zwischen den Zellen dar, die einerseits dazu dienen, chemische Reaktionen anzuregen, andererseits aber auch unsere Moleküle vor allem während der Zellteilung in geeignete Positionen zu lenken.

Tumorzellen beispielsweise leuchten anders als normale Zellen, Krebspatienten scheinen eine asymmetrischere Lichtemission als gesunde Menschen zu haben. Ebenso geht die Aktivität der Phagozyten (Zellen des Immunsystems) sehr stark mit dem Phänomen der Bioluminiszenz einher. Auch die Tatsache, dass eine Hand meist wesentlich mehr Biophotonen ausstrahlt, als andere Körperteile, scheint im wahrsten Sinne des Wortes „einleuchtend". Mittels Infrarot-Spektroskopie konnten auch bestimmte Lichtkanäle im Spektralbereich von 3,4 bis 5 Mykrometer im menschlichen Körper nachgewiesen werden. Diese scheinen in etwa den Meridianen der Traditionellen Chinesischen Medizin zu folgen. Diese Lichtkanäle besitzen eine außergewöhnlich hohe optische Koheränz und können beispielsweise durch Moxibustion stimuliert werden. Bioluminiszenz könnte somit das Erklärungsmodell für das Phänomen unserer „Aura" sein.

Sein durch Aufmerksamkeit?

Zur Erforschung, was denn Qi tatsächlich sei, gibt es auch ein sehr interessantes Modell in der Teilchenphysik, nämlich das des so genannten Quantenfeldes:
Hier beschäftigt man sich mit dem subatomaren Bereich, da geht es um Photonen, Leptonen, Quarks und andere „intergalaktische" Begriffe. Diese Teilchen sind so unvorstellbar klein, dass wir sie mit keinem Instrument messen können. Der einzige Grund, dass wir überhaupt von deren Existenz wissen, liegt darin, dass sie in hochmodernen Teilchenbeschleunigern und Blasenkammern Spuren hinterlassen, die man fotografieren kann. Das wirklich Spezielle an diesen subatomaren Teilchen liegt aber in ihrer Eigenschaft, zwischen dem Charakter einer masselosen Welle und dem eines Partikel hin und her zu wechseln.

> Wo Aufmerksamkeit ist, dort entsteht Qi. Möge das Qi mit dir sein.

Jedes Mal, wenn wir nun ein Quantenfeld beobachten, wechseln diese Teilchen sozusagen ihre Erscheinungsform von Welle zu Partikel und treten quasi in Existenz. Sobald wir unsere Aufmerksamkeit abwenden, fallen sie wieder zurück in ihren Urzustand, nämlich dem einer nicht körperlichen Welle, die über Zeit und Raum verstreut ist. Das heißt, dass erst unsere Aufmerksamkeit diese Teilchen in Existenz treten lässt, dass die Wirklichkeit nicht unabhängig von uns existiert, oder, wenn wir diesen Gedanken ein wenig weiterspinnen: Das gesamte Universum existiert nur, weil wir es betrachten! Ja, sogar der Mensch existiert nur, weil er von einem anderen Menschen betrachtet wird!!!

2. Der chemische Nachweis von Qi

Auch hier gab es eine Vielzahl an Versuchen:

• Hier konnte beispielsweise Prof. Ren von der Tongji Medical University zeigen, dass die chemische Reaktion von Glukose mit Sauerstoff zu Glukosesäure und Wasserstoffperoxid unter der Enzymwirkung von Glukose-Oxidase bei Zugabe von externem Qi durch einen Qigongmeister um das 400-fache schneller verläuft.

• Auch der Zerfall von Wasserstoffperoxid zu Wasser und Sauerstoff konnte in Versuchen durch Qi beschleunigt werden.

• Sogar chemische Reaktionen, die normalerweise nur unter starkem Lichteinfall zustande kommen, konnten durch externes Qi in Gang gebracht werden.

Was ist besser: Qigong oder Schokolade?

Die Frage sollte viel eher lauten: Was haben Qi, Joggen und Schokolade gemeinsam?
Antwort A: Nix. Antwort B: Alle drei können im Gehirn Endorphine (so genannte „Glückshormone") freisetzen. Antwort B!?! Richtig!!
In Versuchen fügten einige offensichtlich sehr tierliebende Wissenschaftler Ratten mit elektrischem Strom Schmerzen zu, die sich nach der Behandlung mit Qi durch einen Qigong-Praktizierenden besserten. Unter dem Endorphin-Blocker Naloxon wurden die Schmerzen wieder stärker, allerdings nicht so stark wie ursprünglich. Daraus folgt, dass Qi etwas mit Endorphinen zu tun haben muss, aber nicht nur. Derselbe Versuch wurde mit einem ähnlichen Ergebnis auch mit Akupunktur durchgeführt.
Auch deuten verschiedene Daten darauf hin, dass eine Dysregulation des endorphinergen Systems bei chronischen Schmerzerkrankungen wie chronischen Lumbalgien, Fibromyalgien oder Spannungskopfschmerzen eine Rolle spielen könnte. Interessanterweise gab es bereits Versuche, Qigong in der Anästhesie bei Schilddrüsenoperationen einzusetzen.
Was lernen wir daraus? Die Entwicklung der „Qi-Schokolade" ist in vollem Gange.

Ist Qigong der Weg zur Unsterblichkeit?
In Versuchen an Qigong praktizierenden Menschen und mit Qi behandelten Mäusen fand man erhöhte Werte der Superoxid-Dismutase im Blut. Dies ist ein Enzym, das zur Elimination von Superoxid, einem freien Radikal, welches vor allem für das Altern mitverantwortlich gemacht wird, dient.

3. Der biologische Nachweis von Qi

Hier gibt es eine Unzahl an Versuchen mit Zelllinien von Leberkarzinom, Lungenkarzinom und anderen Krebszellen. Fast alle Studien berichteten von einem hemmenden Effekt von externem Qi auf Krebszellen (siehe auch Anhang, Seite 278 f.). Ganz allgemein behandelten in diesen Versuchen Qigong-Meister diverse Krebszellen (mittels willentlichen Leitens von Qi durch ihre Hände), welche währenddessen unter dem Elektronenmikroskop beobachtet wurden.

Qi in der Krebstherapie

Zu diesem Thema möchte ich Ihnen einen möglichen Grund für den Erfolg von Qigong in der Krebstherapie und natürlich Prävention darlegen.

Schon 1931 erhielt Otto Warburg den Nobelpreis, als er herausfand, dass der Stoffwechsel der meisten Krebszellen auf anaerober Glykolyse basiert. Krebszellen „atmen" also nicht, sie fermentieren. Daher ist es nicht verwunderlich, dass das am häufigsten genannte Symptom bei Krebspatienten die Müdigkeit ist.

Schon wenige Jahre später fand der deutsche Arzt Dr. Gerhard Seeger heraus, dass Krebs meist nicht primär durch eine Mutation im Zellkern, sondern durch eine Störung in den Mitochondrien der Zelle entsteht. Dr. Erich Klemke geht sogar davon aus, dass diese Störung in den Mitochondrien erst sekundär zu einer „Umprogrammierung auf eine primitivere Lebensform" im Genom des Zellkernes und somit zur Krebsentstehung führt.

Hierzu muss man folgendes wissen: Die Mitochondrien in unseren Zellen sind das „Kraftwerk", das die Energie (ATP) liefert, sie entsprechen sozusagen unseren „traditionellen chinesischen Lungen" (und auch der Milz) auf zellulärem Level. Dies bedeutet also, dass Krebs dann entstehen kann, wenn die „Atmung" einer Zelle nicht mehr gut funktioniert. Und was machen wir im Qigong die ganze Zeit? Atmen! Und zwar möglichst tief, mit jeder Zelle unseres Körpers!

Wer außerdem weiß, dass die Lunge in der chinesischen Medizin sehr eng mit dem Immunsystem verbunden ist, kann auch nachvollziehen, warum Krebs eigentlich nur dann entstehen kann, wenn unser Immunsystem gestört ist und in weiterer Folge körperfremde (Krebs-)Zellen nicht mehr eliminieren kann. Nichtsdestotrotz gibt es in diesem Bereich noch viel Forschungsarbeit, die getan werden muss…

Auch mit Blut, Plasma, cAMP, Vitamin C, Liposomen und Ähnlichem wurden zahlreiche Versuche durchgeführt.

• Ebenso konnte das Reifen von Pflanzensamen durch Qi beschleunigt werden.

• Selbst das Wachsen oder Absterben einer Escherichia-coli-Bakterienkultur konnte, je nach Intention des Qigongheilers gefördert oder gehindert werden.

• Chu von der Peking University konnte sogar den Effekt von externem Qi auf die Anordnung von Biomolekülen nachweisen.

4. Der Nachweis vom Qi am lebenden Organismus

Zum Nachweis von Qi am lebenden Organismaus…, Verzeihung, ich meine natürlich Organismus zählen vor allem Versuche an lebenden Tieren. Die meisten dieser wurden an mit Krebs infizierten Mäusen durchgeführt.

• Qian et al. beispielsweise fand in einem Versuch mit durch Krebs infizierten Mäusen eine signifikante Verminderung des Tumorvolumens in der Gruppe von Tieren, die mit Qi behandelt wurden, verglichen mit einer Kontrollgruppe an Tieren (2.2 vs. 6,3cm³, p<.001). Auch die Metastasierungsrate war signifikant geringer (1/16 vs. 6/15 befallene axilläre Lymphknoten, p<.05), die durchschnittliche Überlebenszeit hingegen verlängert (35,4 vs. 30,5 Tage, p<.01). Weitere Studien mit Krebszellen und Mäusen siehe auch Anhang, Seite 278 f..

• Weiters wurden Nervenzellen von Ratten mit Qi behandelt und zeigten um 40 % schnellere elektrische Impulse, als auch vermehrte Resistenz gegen den schädigenden Einfluss von freien Radikalen.

• Einen etwas anderen Versuch startete Zhang et al. von der South China Normal University, der von einer kürzeren Erholungsphase von Fischen nach zehnminütigem Einfrieren berichtet, wenn sie mit Qi behandelt wurden.

• Selbst Schweine nach Rückenmarksverletzungen profitierten in einem Versuch von externem Qi.

5. Der Nachweis von Qi am Menschen

Auch über die gesundheitsfördernden Wirkungen von Qigong am Menschen wurden bereits viele Studien durchgeführt.

Hierzu gibt es eine Vielzahl an Berichten und Dokumenten über den positiven Effekt von Qi und Qigong in der Behandlung von degenerativen Bandscheibenerkrankungen, rheumatoider Arthritis, Asthma, Katarakt, Hemiparesen, Facialisparesen, Fibromyalgie, kardiovaskulären Erkrankungen und vielen anderen Erkrankungen. Auch bei typischen Alterserkrankungen wie Hypertonie, Diabetes, Hyperlipidämie, Osteoporose oder Alzheimer zeigten Qigongstudien durchaus positive Ergebnisse.

Osteoporose

Das Ergebnis einer Langzeitstudie an 84 postmenopausalen Frauen, die fünf Mal wöchentlich Taiji Quan übten, zeigte, dass durch die sanften, gleichmäßigen Bewegungen des Taiji Quans Muskelkraft, Flexibilität und Koordination verbessert wurden. Auch war die Abnahme der Knochendichte in der Taiji-Gruppe signifikant geringer, als in der Kontrollgruppe. Andererseits kann durch die vermehrte Bewegung von Qi laut TCM auch „Schleim", der sich oft als „Knirschen" während der Bewegung bemerkbar macht, aus den Sehnen und Gelenken gelöst werden. Verkalkungen lösen sich auf.

Bevor ich Ihnen weitere Studien über Qigong im Detail vorstelle, möchte ich Ihnen kurz die physiologischen Vorgänge schildern, die ganz allgemein bei tiefer Entspannung vor sich gehen:

• Neuromuskuläre Veränderungen:

Die Reflextätigkeit und der Tonus der Skelettmuskulatur nehmen ab.

• Kardiovaskuläre Veränderungen:

Neben einer peripheren Gefäßerweiterung und einer geringfügigen Verlangsamung des Pulsschlages kommt es zu einer Senkung des arteriellen Blutdruckes. Typische, als positiv zu bewertende Veränderungen während einer Entspannungsphase sind auch die Zunahme der respiratorischen Sinusarrhythmie (beim Einatmen steigt die Herzfrequenz, beim Ausatmen sinkt sie), sowie der Herzfrequenzvariabilität. Eine sehr niedrige Herzfrequenzvariabilität stellt ein typisches Zeichen für chronischen Stress dar.

• Respiratorische Veränderungen:

Bei vermehrter Bauchatmung kommt es zu einer deutlichen Abnahme der Atemfrequenz, sowie des Sauerstoffverbrauches. Die Gleichmäßigkeit des Atemrhythmus nimmt hingegen zu.

• Elektrodermale Veränderungen:

Die Hautleitfähigkeit nimmt bei Ruhe zu.

• Zentralnervöse Veränderungen:

Die hirnelektrische Aktivität verändert sich und kann im Elektroenzephalogramm aufgezeichnet werden.

• Psychische Veränderungen:

Tiefe Entspannung führt zu einer vermehrten affektiven Indifferenz, das heißt, Affekt und Emotionen lassen sich kaum noch provozieren. Hinzu kommt eine Erhöhung der Wahrnehmungsschwelle, was soviel bedeutet, dass Außenreize vermehrt ihre Wirkung verlieren. Typisch ist auch ein Gefühl der mentalen Frische, des Ausgeruhtseins.

Hypertonie

Wang und Xu vom Shanghai Institute of Hypertension führten über einen Zeitraum von 20 Jahren an 242 Patienten eine Studie über die Wirksamkeit von Qigong in der Behandlung der essenziellen Hypertonie durch. Nach einem Jahr fanden sich in einer Kontrolluntersuchung in der Qigonggruppe ein erhöhtes kardiales Auswurfvolumen sowie ein verminderter peripherer Blutdruck.

Während Blutdruck bzw. Medikamentenverbrauch über die Jahre in der Kontrollgruppe stetig anstiegen, blieben die Blutdruckwerte in der Qigong-Gruppe im Wesentlichen stabil. Auch die Mortalität an Schlaganfall sank in der Qigong-Gruppe.

Diabetes mellitus

Hier wurden 36 Patienten in eine Qigong- und eine Kontrollgruppe aufgeteilt. Nach vier Monaten war der HbA1c Wert (ein Langzeitwert für den Blutzuckerspiegel) in der Qigong-Gruppe von 8,13(•/-1,73) auf 7,33 (•/-1,09) gesunken, während der Wert in der Kontrollgruppe in etwa gleich geblieben war.

Durchblutungsstörungen

Qigong verbessert die periphere Durchblutung um ca. 30 %, bei Fortgeschrittenen sogar um über 100 %. Dies wurde im Versuch unter anderem am Ohrläppchen und an den Fingerspitzen gemessen. Auch eine erhöhte Gehirndurchblutung konnte in Versuchen nachgewiesen werden. Deswegen wird Qigong oft bei Morbus Raynaud, chronischer Angina pectoris und Migräne erfolgreich eingesetzt.

Hypercholesterinämie

Regelmäßiges Üben steigert den HDL-Spiegel im Blut. Dies ist das im Volksmund oft als „gutes Cholesterin" bezeichnete Lipid, welches das „schlechte" Cholesterin (LDL) aus dem Blut entfernt.

Asthma bronchiale und chronische Bronchitis

In Studien hat sich gezeigt, dass regelmäßiges Qigong alle Atemfunktionen verbessert (Vitalkapazität, Peak Expiratory Flow etc.), weswegen Qigong gerade bei Erkrankungen wie Asthma bronchiale und chronischer Bronchitis sehr hilfreich ist. Nebenbei sinkt auch die Atemfrequenz, weil die Atmung ruhiger und tiefer wird.

In Röntgendurchleuchtung sah man, dass sich das Zwerchfell bei Qigong-Praktizierenden im Vergleich zu Nicht-Praktizierenden 3-mal mehr bewegte.

Weiter kam es auch zu einer signifikanten Kostenersparnis in Bezug auf Krankenstandstage, stationäre und ambulante ärztliche Konsultationen und Medikamentenverbrauch bei Asthma-Patienten, die regelmäßig Qigong übten.

Gastroenterologische Störungen

Durch die Zwerchfellbewegungen der tiefen Bauchatmung wird die Peristaltik des Magen-Darmtraktes angeregt und somit Verdauung und Appetit verbessert. Auch ein positiver Effekt auf die Darmflora war in Studien zu belegen.

Nicht außer Acht zu lassen ist die enge Verbindung von Verdauungssystem und vegetativem Nervensystem und somit der Einfluss der Psyche auf die Verdauung.

Zu guter Letzt werden durch Bauchatmung auch die Bauchmuskeln trainiert. Wenn das nun mal nicht Grund genug zum Üben ist…

Schlafstörungen

Durch die Wirkung auf den parasympathischen Teil des vegetativen Nervensystems wird der Schlaf tiefer und erholsamer, wodurch oft weniger Schlaf nötig wird, da der Erholungswert während des Schlafens steigt.

Störungen des zentralen Nervensystems

Während des Meditierens wurden Elektroenzephalographien aufgezeichnet. Dies ist die Aufzeichnung der elektrischen Hirnaktivität. Hierbei zeigte sich, dass sich während des Übens weniger hochfrequente beta-Wellen, wie sie im wachen Zustand prinzipiell normal sind, sondern vermehrt niederfrequente alpha-Wellen und sogar theta- und delta-Wellen fanden. Diese niederfrequente Hirnaktivität findet sich normalerweise nur während der Tiefschlafphase als auch interessanterweise bei Neugeborenen.

Weiter fanden sich erhöhte Amplituden, was darauf hinweist, dass mehr Hirnzellen zur selben Zeit kohärent das Selbe machen. Je mehr Trainingserfahrung die Probanden hatten, desto kohärenter (d.h. gleiche Art von Wellen phasengleich über das gesamte Gehirn verteilt) war das EEG. Dies deutet im Wesentlichen darauf hin, dass verschieden Bereiche des Denkens (Unterbewusstsein, analytisches Denken, Emotionen etc.) miteinander vernetzt werden.

In SPECT-Untersuchungen konnte nachgewiesen werden, dass sich der Gehirnstoffwechsel von Arealen der Orientierung in Raum und Zeit zunehmend zum frontalen Aufmerksamkeitsareal (Drittes Auge!) verschob, was neurophysiologisch auch mit verminderter Aktivität der sprachlichen und bewertenden Funktionen und einem vermehrt ganzheitlichem, gefühlsbetontem Erleben einhergeht.

Krebs

Gerade bei Krebspatienten wird Qigong in China als ergänzende Therapie mit gutem Erfolg eingesetzt. Neben Milderung der (auch durch die Therapie bedingten) Beschwerden sollte natürlich der psychologische Effekt, dass der Patient auch selbst etwas für seine Gesundung unternehmen kann, nicht unterschätzt werden. Mittlerweile gibt es sogar immer mehr onkologische Abteilungen an westlichen Krankenhäusern, die Qigong für ihre Krebspatienten anbieten. Und wenn man überlegt, dass jährlich weltweit etwa zehn Millionen neue Fälle an Krebserkrankungen registriert werden und pro Jahr weltweit in etwa sechs Millionen Menschen an einer Krebserkrankung versterben, so schadet es nicht, noch eine Waffe im Köcher zu haben. Experten schätzen, dass durch geeignete Prävention (und natürlich auch Früherkennung) etwa 1,5 Millionen Menschen gerettet werden könnten.

Natürlich gibt es auch hier eine Vielzahl an klinischen Studien an Krebspatienten, über die Sie im Anhang ab Seite 278 Genaueres finden.

Was hat der Begriff „Matrix" mit Qigong zu tun?

Der Begriff „Matrix" wird manchmal als Synonym für das extrazelluläre Bindegewebe verwendet. Dieses von Pischinger (Wien, 1975) als Grundsystem bezeichnete Gewebe ist entwicklungsgeschichtlich viel älter als unser Nerven- und Hormonsystem und dient der Ernährung der Zellen, sowie vor allem der Informationsübertragung. Alle Blutgefäße und Nerven des Körpers versorgen die einzelne Zelle immer über dieses extrazelluläre Bindegewebe. Auch alle Entzündungs- und Abwehrfunktionen mittels Zytokinen spielen sich nicht in den Zellen, sondern zwischen ihnen ab. Man geht davon aus, dass viele chronisch degenerative Erkrankungen durch eine Degeneration dieses Grundsystems bedingt sind.

Das chinesische Konzept der Erde/Milz/Mitte dürfte in etwa diesem System entsprechen. Dies wird auch aus der Wichtigkeit, welche die Chinesen unserer Mitte zuordnen, ersichtlich. In der alten Darstellung der fünf Wandlungsphasen wird dies klar dargestellt. Hier ist die Erde nämlich nicht zwischen Feuer und Metall angesiedelt, sondern zwischen jeder Wandlungsphase als Übergangsphase, als Vermittler. Und genau durch diese Matrix muss der Sauerstoff auf dem Weg zu den Mitochondrien, wo dann mittels aerober Glykolyse unser Kraftstoff ATP entsteht. Wenn diese Matrix allerdings „verschlackt" ist, so gelangt weniger Sauerstoff zu den Mitochondrien, sodass durch anaerobe Glykolyse nur mehr ein Neunzehntel der Menge an ATP produziert werden kann.
Auch Qi, welches Information sowohl enthält, als auch überträgt, dürfte genau durch dieses Bindegewebe, die Matrix fließen.

Spiegelneuronen sind entgegen aller Lehrmeinungen keine Geheimwaffen von Klingonen oder anderen Bewohnern unserer Galaxis, sondern eine spezielle Art von Nervenzellen unseres Gehirns. Sie wurden erst Ende der 1990er Jahre an der Universität Parma entdeckt.

Spiegelneuronen dienen unter anderem der Nachahmung von äußeren Bewegungs- und Sprachmustern, vor allem im Kindesalter. Sie dienen vor allem zur Synchronisation unserer Aktivitäten mit der Außenwelt. Weiter dürften sie auch die neurophysiologische Grundlage sein, warum beispielsweise Gähnen, aber auch Lachen „ansteckend" sind. Sie könnten aber auch das morphologische Substrat für Bauchgefühl, Intuition, emotionale Intelligenz, die Fähigkeit zu Empathie und Sympathie, als auch für die Liebe sein. Sie würden somit auch eine Erklärung für so manche „übernatürliche" Phänomene des Qigong darstellen.

Vor allem viele Auswirkungen von Qigong auf unsere Psyche und Seele könnten durch eine vermehrte Aktivierung dieser Spiegelneurone erklärt werden.

Mehr Fragen als Antworten?

Was sagen Studien wirklich aus?

Leider muss man ehrlicherweise eingestehen, dass viele Studien über Qigong und Traditionelle Chinesische Medizin aus China aus verschiedensten Gründen nicht zur Gänze verwertbar beziehungsweise aussagekräftig sind. Oft liegt dies an unzureichender Patientenauswahl bezüglich Alter, Geschlecht, und anderen Kriterien. Medizinische Diagnosen werden oft unsicher oder unspezifisch gestellt, die Erfolgskriterien der Studie sind häufig nicht klar definiert.

Gerade bei Studien über Qigong ist es fast ein Ding der Unmöglichkeit, den heutigen Standard einer Doppelblindstudie (sowohl Arzt als auch Patient wissen nicht, ob das echte Medikament oder nur das Placebo eingesetzt wurde) einzuhalten. Und vor allem: Wie will man denn ein Placebo-Qigong kreieren? Kann es so etwas denn überhaupt geben? Wie kann man dem Qigonglehrer vorenthalten, ob er nun „echtes" oder nur „Placebo"-Qigong lehrt? In Studien über nach Außen abgegebenes Qi stellt sich natürlich auch die Frage, ob wirklich alle Qigong-„Meister" erfolgreich Qi nach außen abgeben können. Manche mögen zwar ausgezeichnet Qi im Inneren ihres Körpers regulieren können, vermögen aber nicht, es therapeutisch am Patienten einzusetzen. Dasselbe gibt es natürlich auch umgekehrt.

Viel hängt hierbei natürlich auch von äußeren Umständen ab, von der Tagesform des Praktizierenden, und Ähnlichem. Es stellt sich natürlich auch die Frage, ob jedes Qigong gleich gut wirkt. Und selbst innerhalb einer Technik gibt es eine Vielzahl an Variationen, jeder Lehrer und Therapeut ist anders, kein Unterricht gleicht dem anderen, keine Therapie gleicht der anderen. Und zu guter Letzt ist es natürlich auch entscheidend, wie viel Zeit der Patient täglich geübt hat, beziehungsweise therapiert wurde.

Auch stellt sich hier die grundlegende Frage, ob eine Studie überhaupt als Mittel zur Erfassung eines individuellen Krankheits- oder Genesungsgeschehens geeignet ist. Statistik ist immer nur ein Durchschnitt. Es kann daher im Einzelfall immer starke Ausreißer nach oben oder unten geben.

Wie objektiv werden Studien bewertet?

Ein weiteres Problem der Studien aus China ist gesellschaftlicher und natürlich auch finanzieller Art. Da auch immer die Kompetenz des Therapeuten erfasst und geprüft wird, hat dieser natürlich großes Interesse an einem guten Ergebnis der Studie, er selbst und seine Methode ist es ja, die bewertet wird.

Und da es keine großen Pharmafirmen gibt, die solche Studien sponsern, können solche Studien immer nur vom Therapeuten selber ausgehen. Die meisten Studien wurden daher von Organisationen durchgeführt, welche persönlich daran interessiert waren, einen positiven Effekt nachzuweisen. Und dass negative Resultate nicht so gerne publiziert werden wie positive, ist auch hierzulande kein Geheimnis.

Und sowieso könnte ein chinesischer Patient dem „großen, berühmten Professor" niemals eingestehen, dass dessen Heilmethoden nicht helfen. Der Professor würde „das Gesicht verlieren", und dies wurde in China seit jeher immer vermieden.

Placebo-Effekte

Aber auch der Westen ist nicht vollkommen, gerade der Placebo-Effekt, der Qigong manchmal vorgeworfen wird, wird in etwa einem Drittel der Fälle als (zumindest teilweise) für die Heilung verantwortlich gesehen, und zwar in allen Heilmethoden!

Ein erschreckendes Beispiel lieferte die westliche Schulmedizin in den 1950er Jahren. Damals führte man Placebo-Bypass-Operationen bei Patienten mit koronarer Herzkrankheit durch. Das heißt, einen Teil der Patienten schnitt man einfach auf und nähte sie wieder zu, ohne sie tatsächlich zu operieren. Das überraschende war, dass beide Gruppen, sowohl die Echt- als auch die Scheinoperierten während eines folgenden Beobachtungszeitraum von acht Monaten dieselbe Besserung im Hinblick auf Belastbarkeit, Häufigkeit der Angina-pectoris-Attacken, Normalisierung des EKGs etc. zeigten.

Nichtsdestotrotz bestreitet heutzutage wohl kaum jemand mehr den Nutzen der Traditionellen Chinesischen Medizin. Spätestens seit gezeigt werden konnte, dass Akupunktur gerade bei Tieren, welche wohl kaum auf die „Droge" Arzt ansprechen, hervorragend wirkt, sollten eigentlich alle Zweifel beseitigt sein.

Man müsste sich an dieser Stelle natürlich überlegen, ob denn Placebo so etwas Schlechtes ist. Wenn es statistisch in einem Drittel der Fälle sogar hilft, dann wirkt es oft besser als so manches Medikament am Markt. Und ist der Placebo-Effekt nicht ein Beweis für die Macht der Vorstellung und des Geistes? Ich möchte sogar soweit gehen, zu sagen, dass Placebo einen essenziellen Teil von Heilung darstellt und Qigong die Kultivierung und Perfektion des Placebo-Effektes ist! Und, Placebo ist erlernbar!

Annäherung statt Definition

Ich möchte an dieser Stelle erwähnen, dass es mir leider nicht möglich war, jede einzelne Quelle der hier angegebenen „Studien" genau bis zu ihrem Ursprung zurück zu verfolgen, wie es aus wissenschaftlichem Blickpunkt notwendig wäre. Ich kann daher nicht für die hundertprozentige Richtigkeit aller

> Du bist, was du denkst, und du wurdest, was du dachtest.

Angaben garantieren und bitte deswegen den Leser, die Angaben in diesem Kapitel über die „wissenschaftlichen" Studien und Wirksamkeiten mit kritischem Auge zu lesen. Oft verschmelzen Wissenschaft und Philosophie zu einem zwar etwas verschwommenen, nichts desto trotz aber interessantem Bild.

Wie Sie mittlerweile vielleicht schon gemerkt haben, gibt es letztendlich noch keine eindeutige Erklärung für das Phänomen Qi. Letztendlich stellt sich natürlich die Frage, ob nicht allein die Einstellung, die Intention und das Bewusstsein für eine Heilung schon ausreichen, ohne dass ein bestimmtes Medium vorhanden sein muss.

All das soll uns aber nicht weiter stören. Vor Michael Faraday wusste ja auch keiner, dass so etwas wie Elektrizität oder Magnetismus überhaupt existiert. Und letztendlich wurde Qigong ja nicht für Detektoren und andere technische Spielereien entwickelt, sondern für Menschen und deren Gesundheit.

Die Wirkung von Qigong aus traditioneller und philosophischer Sicht

Viel wichtiger als die Frage, wie es wirkt, ist die Tatsache, dass es wirkt!

Gleich vorweg für diejenigen, die an dieser Stelle nicht unmittelbar von göttlicher Weisheit erleuchtet werden wollen:

Qigong ist professionelles Stretching in alle Richtungen plus tiefe, ruhige Atmung plus positives Denken oder besser gesagt: Gar nichts denken. Einfach nur das. Schluss. Und genau durch die Kombination dieser drei Aspekte ist Qigong so wirkungsvoll.

Was würden mir die stärksten Rückenmuskeln der Welt helfen, wenn ich zu müde oder zu traurig bin, um mich aufrecht zu halten? Wie lange könnte ich einen klaren Geist bewahren, wenn sein Zuhause, der Körper, verkümmert? Wie lange könnten Geist und Körper gut funktionieren, wenn sie nicht ausreichend mit Sauerstoff versorgt würden?

Für alle anderen, die es genauer wissen wollen: Qigong ist gesundheitsregulative, integrative Beschäftigung mit sich selbst.

Körperhaltung und -struktur

Die TCM würde sagen: Im Qigong (aber auch im Taiji Quan) lernen wir so zu stehen und uns so zu bewegen, dass Qi und Blut frei und harmonisch durch die Meridiane fließen können. Weiter werden Yin und Yang im Körper in Harmonie gebracht und das Qi gepflegt.

• Je mehr sich durch regelmäßiges Training Energiekreisläufe im Körper verbinden und dadurch miteinander in Einklang gebracht werden, umso deutlicher verdichtet sich das Energienetz des Körpers. Er wird kompakter, kräftiger, widerstandsfähiger.

• Auch Fehlhaltungen werden im Laufe der Zeit korrigiert. So gut und empfehlenswert Haltungsturnen und ähnliche Gymnastikprogramme auch sind, es fehlt ihnen meist der Aspekt des Fühlens, des persönlichen, tiefen Gefühls, dass sich der eigene Körper nicht in einer guten Haltung befindet.

• Da Qigong die Faszien und das Bindegewebe entspannt, können unsere inneren Organe wieder ungehindert arbeiten. Qi „polstert" somit die Organe in ihren Hüllen und führt dazu, dass sie „von selbst" am richtigen Platz bleiben und nicht mehr durch Muskeln, Sehnen und Faszien getragen werden müssen.

Die richtige Balance und Körperstruktur zu finden ist auch Grundlage einer jeden Kampfkunst und ganz speziell des Taiji Quans. Hierbei lernen wir, in jeder Situation die bestmöglichste Struktur zu haben und stabil stehen zu können. Obwohl wir Menschen eigentlich Zweibeiner sind, verzichten viele von uns meist auf diesen Luxus und stehen lieber nur auf einem Bein. Beobachten Sie doch Ihre Mitmenschen und vor allem sich selbst, wenn Sie das nächste Mal auf den Bus warten. Ich nenne dies das „Einbeinige-Pirat-Syndrom".

> „Fu zheng qu xie" – Das Aufrechte stützen, das Schlechte vertreiben.

D urch das Üben des Stehens lernen wir „zu etwas zu stehen", „für etwas einstehen zu können" und „in der Mitte zu stehen", sodass auch unsere „Widerstandskraft" gestärkt wird.

Durch das Öffnen des Erdetores maximieren wir unseren Kontakt zur Erde, sodass wir nicht mehr so leicht „den Boden unter den Füßen verlieren".

Durch das Öffnen des Himmelstores üben wir „nach den Sternen zu greifen" und durch das Dehnen der Wirbelsäule lernen wir „aufrecht durch das Leben zu schreiten".

Eine Begegnung mit sich selbst

Ob Sie wollen, oder nicht, durch Qigong werden Sie sich selbst kennenlernen! Und ich wünsche Ihnen bei der Gelegenheit gleich eine angenehme Begegnung. Vielleicht lernen Sie ja einen neuen Freund kennen...

Qigong macht aus unserem Körper ein Zuhause, in dem wir uns wohl fühlen und entspannen können. Es vermittelt uns ein Gefühl der Ichhaftigkeit, jedoch ohne jegliche Zwanghaftigkeit. Es hilft somit sogar gegen Tollpatschigkeit. Diese ist oft die Folge, wenn der energetische Körper nicht mit dem tatsächlichen übereinstimmt, wir also „neben uns stehen".

Energie und Kraft

Da gerade das Nicht-Zentriert-sein einen der größten Energieräuber darstellt, führt eine im Qigong geübte korrekte Körperhaltung schlicht und einfach zu mehr Energie. Dies können wir spüren, wir sind nicht mehr so müde und fühlen uns insgesamt aktiver, sprich energiegeladener, voller Tatendrang. Sehr viele depressive Verstimmungen sind auf einen Mangel an Qi zurückzuführen.

Qi gibt uns die Kraft, Dinge in Angriff zu nehmen, die wir immer schon vorhatten. Es gibt uns die nötige Energie und Einsicht, den uns bestimmten Lebensweg zu beschreiten und „auf Kurs zu bleiben". Vermeiden Sie aber den Fehler, die neu gewonnene Energie dafür zu verwenden, Ihren Terminkalender noch mehr zu füllen, um dann erst recht wieder bis aufs Blut zu arbeiten und letztendlich wieder ständig erschöpft durchs Leben zu laufen.

Besser schlafen

Durch regelmäßiges Qigong benötigen wir weniger Schlaf. Durch den positiven Einfluss auf das vegetative Nervensystem führt Qigong dazu, dass unser Herz langsamer schlägt, unsere Atmung ruhiger wird, der gesamte Stoffwechsel harmonischer verläuft. Wenn wir also im Alltag nicht mehr dauernd auf Hochtouren laufen müssen, sondern eher im Energiesparmodus bleiben können, sparen wir natürlich Kraft. Da sich auch die Schlafqualität verbessert, führt dies dazu, dass wir auch mal mit weniger Schlaf gut über die Runden kommen.

Einzige Ausnahme: Am Anfang der Übungspraxis kann es vorkommen, dass man sogar mehr schläft. Dies ist ein Zeichen, dass der Körper nun endlich in der Lage ist, sich zu holen, was er vielleicht schon seit langem braucht. In dieser Phase werden Schlafdefizite der letzten Jahre aufgefüllt. Nichtsdestotrotz ist es nicht Sinn und Zweck von Qigong, ein „Vier-Stunden-Schläfer" zu werden. Nichts kann einen guten, tiefen Schlaf ersetzen!

Während des Schlafes werden wir wie auch im Qigong restrukturiert, neu „formatiert". Der Geist, so sagt man, kehrt während des Schlafes zu seinem Ursprung zurück. Gleichzeitig werden während dieser Phase unser Hun aufgearbeitet und gereinigt, sowie unser Po regeneriert (siehe zu diesen Begriffen Seite 260 f.). Wer also wachsen will, egal ob körperlich oder geistig, muss schlafen. Nicht umsonst schlafen wir als Babys, einer Phase, in der das meiste Wachstum und der größte Aufbau von statten gehen, am meisten. Auch Kinder wachsen am meisten in der Nacht, wenn sie schlafen.

> Wenn die Energie des Shen reichlich vorhanden ist, dann ist Freude da. Wenn sie ungenügend ist, dann ist alles eintönig und traurig. (Suwen des Neijing)

Ausgeglichenere Körpertemperatur

Durch die neu gewonnene Energie frieren wir nicht mehr so stark im Winter und schwitzen nicht so viel im Sommer. Jeder von uns hat sicherlich schon die Erfahrung gemacht, dass sich ein kalter Wintertag noch viel kälter anfühlt, wenn wir müde und hungrig sind. Dies liegt einerseits daran, dass eine Funktion des Qi auch die Wärmeproduktion im Körper ist, andererseits daran, das Qi (und hier vor allem unser Wie-Qi zur Abwehr) während des Übens vermehrt durch die Subcutis, unser Unterhautfettgewebe, fließt.

Wenn Sie also fleißig üben, werden Sie sich eines Tages wie so manch tapferer Mönch nur mit einem nassen Tuch bekleidet im Winter in den Schnee zum Meditieren setzen können.

Nach solchen Aktionen werden Sie allerdings vermutlich einen Liter Ingwertee zur Reanimation benötigen, und zwar intravenös!

In China (aber natürlich auch im Westen) gibt es so manche „Qigongmeister", die sich rühmen, im Winter nur mit einem T-Shirt herumlaufen zu können. Ich persönlich ziehe mir lieber eine warme Jacke an und hebe mir mein Qi für andere Dinge auf.

Da in der TCM der Schweiß der Saft des Herzens ist, verhindert ein ruhiger Geist übermäßiges Schwitzen und wir können auch die Hitze des Sommers besser ertragen.

Geduld und Gelassenheit

Regelmäßiges Training lehrt Geduld, was zu Gelassenheit und Ruhe führt. Wir führen unseren Geist zu seinem ursprünglichen Zustand zurück.

Dies soll nicht heißen, dass wir dann keinen Stress mehr spüren. Im Gegenteil! Wir spüren Stress schon viel früher als andere und können daher auch viel früher gegensteuern. Nichts desto trotz werden uns viele damals ach so aufregend Alltagssituationen mit der Zeit viel weniger aufregen oder nervös machen. Wir lernen im Qigong also in Ruhe präsent zu sein und dadurch das Tempo des Lebens zu reduzieren. Qigong nimmt unseren Fuß vom Gaspedal des Lebens.

Stressreduktion

Stress, aber auch Angst wird bei den meisten Menschen als Spannung in den oberflächlichen Muskelschichten gespeichert. Wenn wir also lernen, im Alltag entspannter zu sein, verschwinden unsere Muskelverspannungen oft von selbst. Umgekehrt gilt aber auch, dass wir den Geist entspannen können, indem wir die Muskeln entspannen. Gerade durch das ständige Hineinfühlen in die Muskulatur können sehr genaue Feinabstimmungen im Bewegungsapparat durchgeführt werden, als ob Sie ein Rennauto zur Perfektion „tunen" würden.

Die verminderte Stressanfälligkeit durch das Üben von Qigong spielt vor allem in der Vermeidung vieler durch Stress bedingter Zivilisationskrankheiten als auch psychosomatischer Leiden eine wichtige Rolle.

Natürlich ist es ab und zu ganz gut, ein wenig gefordert zu werden. Stress in kleinen Dosen schüttet so genannte Tachykinine (Substanz P, VIP, CRH, ACTH, beta-Endorphine,…) aus, welche dann unser Immunsystem stimulieren. Dies nennt man Eustress. Stress in großer Dosis oder über lange Zeit hindurch bewirkt jedoch genau das Gegenteil.

Der krampfhafte Zwang sich dauernd zu beweisen, stellt den ersten Schritt in Richtung Burn Out dar. Meist ist es die Gier unseres Herzens, welche uns unentwegt vorantreibt.

Wer also unter gar keinen Umständen auf sein „Stressausdauertraining" verzichten will und lieber leidensfähig statt einsichtig ist, der kann ja schon mal beginnen, Herzinfarkt und Schlaganfall ins tägliche Trainingsprogramm aufzunehmen.

Oft höre ich von Managern, Oberärzten und anderen „harten Hasen", dass man sich an Stress einfach gewöhnen müsse. Auch an weniger Schlaf und weniger Ruhepausen könne man sich gewöhnen. Hierzu möchte ich Ihnen das Stressmodell von Hans Seyle (1907 – 1982) vorstellen:

Chronische Belastung bedeutet für jeden Organismus Anpassung an einen Dauerreiz. Diese Antwort des Organismus auf Langzeitreize läuft nach dem Adaptationsmodell von H. Seyle ab. Diesem Adaptationssyndrom zu Folge durchläuft ein Organismus bei Dauerbelastung vier Phasen:

1. Alarmreaktion: In dieser Phase sind vegetative Reaktionen vorübergehend gedämpft.

2. Stadium der Resistenz: Zu Beginn dieses Stadiums kommt es durch verstärkte vegetative Reaktionen zu einer ebenfalls verstärkten Reizantwort. Hier kann man daher tatsächlich mehr „leisten". Mit der Zeit wird diese Reizbeantwortung jedoch immer schwächer, bis wir im nächsten Stadium angekommen sind. Und es ist bis jetzt noch fast jeder dort angekommen!

3. Stadium der Erschöpfung: Jedem länger andauerndem „Stresstraining" folgt unweigerlich immer ein Stadium der Erschöpfung!

4. Stadium der Adaptionskrankheit: Wer trotz allem nicht aufgeben will, wird mit Folgendem belohnt: der völligen Dekompensation des Organismus.

Hierbei kommt es natürlich auf die Länge der Wirkzeit der Noxe an und man müsste eigentlich eine noxenspezifische von einer unspezifischen Abwehrreaktion unterscheiden, nichtsdestotrotz laufen interessanterweise auch sehr viele chronischen Erkrankungen nach so einem Modell ab.

Mehr Zeit – mehr Leben

Auch wenn sich die Zeiger auf dem Ding, das wir für gewöhnlich als Uhr bezeichnen, immer gleich schnell im Kreis bewegen, so liegt es doch an uns, wie schnell unsere persönliche, subjektive Zeit vergeht. Ganz allgemein gilt: Je mehr wir tun und je aktiver wir sind, desto schneller vergeht die Zeit. Je weniger wir tun und je passiver wir sind, desto langsamer vergeht sie.

Wenn wir also wieder einmal das Gefühl haben, dass die Zeit wie Sand zwischen unseren Fingern durchfließt und wir niemals genügend Zeit finden können, um alle Aktivitäten unterzubringen, so ist dies ein klares Zeichen dafür, dass wir paradoxerweise einen Gang zurückschalten müssen. Indem wir in solchen Zeiten innehalten und uns für einige Augenblicke, Stunden oder vielleicht sogar Tage zurückziehen und gar nichts tun, werden wir tatsächlich in der Lage sein, den Lauf der Zeit zu verlangsamen.

Das heißt auch, je mehr Dinge und Aktivitäten wir in unseren Alltag einbauen, desto schneller wird unser Leben auch wieder vorbei sein. Wenn wir unser Leben allerdings ruhiger gestalten, so werden wir letztendlich ein längeres und auch erfüllteres Leben führen können. Nehmen Sie sich daher immer wieder Zeit zur Reflexion und Kontemplation des Lebens. Man kann nicht immer nur in sich „hineinstopfen", man muss auch „verdauen". Wir haben Einfluss darauf, wie schnell oder langsam die Zeit vergeht. Sie vergeht so schnell, wie wir sie vergehen lassen. Wenn wir also keine Zeit haben, müssen wir uns welche nehmen.

Die durch Qigong neu gewonnene innere Ruhe kann sogar soweit ausarten, dass man Sie dabei ertappen wird, wie Sie sich freiwillig an der längeren Schlange vor der Supermarktkasse, anstellen. Vielleicht werden Sie sogar mit ihrem Auto absichtlich im Stau stehen und nach einiger Zeit werden Sie sich sogar freuen, wenn jemand zu einer Verabredung zu spät kommt. Sie werden nämlich Ihre Liebe für das Warten entdecken! Denn all diese alltäglichen „Unannehmlichkeiten" bieten eine wunderbare Möglichkeit für eine kurze Auszeit. Viel mehr noch, Sie werden schlicht und einfach gezwungen, eine Auszeit zu nehmen! Und sobald Sie sich damit abgefunden haben, dass man sich prinzipiell immer in der langsameren Warteschlange eingeordnet hat und dass Ärgern auch keine Zeitbeschleunigung bewirkt, können Sie diese kurzen Auszeiten hervorragend dazu nützen, neue Ruhe und Kraft zu tanken, indem Sie Himmelstor öffnen, Erdetor öffnen,…

> *Wir müssen nicht länger leben, sondern langsamer. Das Leben ist nicht zu kurz, sondern zu schnell!*

Wenn es im Qigong jemals so etwas wie eine Einteilung in Gürteln, wie es bei manchen Kampfsportarten üblich ist, geben sollte (was ich im Qigong für äußerst fragwürdig – ich möchte hier das Wort „schwachsinnig" nicht verwenden – halte), so würde ich die Prüfung nicht in einem entlegenen Kloster in den Wudang Bergen halten, sondern zur Rushhour im Stau vor einem wichtigen beruflichen Vorstellungsgespräch…Hier trennt sich nämlich die Spreu vom Weizen.

> *Je langsamer wir atmen, desto langsamer vergeht die Zeit.*

Auch werden Sie Ihre geheime Liebe für Langeweile entdecken. Selbst wenn wir sie alle als Kinder so sehr gehasst habe. Was so mancher Langeweile nennt, heißt bei uns, Sie ahnen es schon… Ruhe! Diese Ruhephasen braucht unser Geist, um Eindrücke zu verdauen, sodass wieder genügend Platz für neue Ideen frei wird. Ich kann Ihnen versprechen, Sie werden über Ihre eigene Kreativität während solcher „Langeweilephasen" überrascht sein!

Freuen Sie sich also, wenn Sie das nächste Mal bei minus 20 Grad Celsius und Wind eine Stunde auf den Autobus warten dürfen! Und nicht vergessen… Lächeln!

Wahre Meister helfen uns, uns selbst zu erkennen, indem wir unser eigenes Spiegelbild in ihnen wahrnehmen können. Das Erkennen unserer eigenen, inneren Natur verändert wiederum unsere Wahrnehmung des Äußeren. Ruhe ist ansteckend!

Schönheit und Jugend

Nun werde ich Ihnen den einzig wahren Grund, warum wir alle tagtäglich Qigong üben, verraten! Sie müssen mir aber vorher versprechen, es nicht weiterzusagen. Dieses tief spirituelle Geheimnis darf nämlich nur einem sehr sorgfältig ausgewählten Kreis von ganz speziellen Personen zugänglich gemacht werden. Auch wenn es seltsam klingen mag, die Antwort ist Ihnen ganz nahe. Wenn Sie nach dem Qigong in den Spiegel sehen und ganz genau hinschauen, werden Sie es erkennen können.

Der einzig wahre Grund, warum wir wie besessen Tag und Nacht Qigong trainieren ist: Schönheit! Oder, wie man in der amerikanischen Provinz „Ka Lee Fo Nia" sagt: „It is better to look good, than to feel good." Ja ja, wenn wir das alle nur früher gewusst hätten…

> Wahre Meister sind wie ein ruhiger See, dessen Wasseroberfläche die Dinge so widerspiegelt, wie sie wirklich sind.

Auch wenn ich hier natürlich übertreibe, ist es doch so, dass regelmäßiges Üben unsere Ausstrahlung verändert, unsere Aura. Wir können erkennen, dass wir nach dem Üben wieder ein Funkeln in den Augen tragen, eines, das wir hatten, als wir als Kind vor dem leuchtenden Christbaum standen. In der TCM sagt man, der Geist (Shen) zeigt sich in den Augen. Und ein klarer Geist macht klare Augen.

Wir werden auch diesen sanfteren Gesichtsausdruck bemerken, den wir nach dem Üben tragen. Die Falten im Gesicht werden ein klein wenig flacher sein, auch wird ein Lächeln unser Antlitz schmücken. Nach einiger Übung werden wir vielleicht sogar bemerken, dass unsere Haare und Nägel schneller wachsen, unsere Haut etwas klarer geworden ist und wir überhaupt mehr „glänzen". Unser Körper „strahlt". Wer schon einmal Qi als Millionen von in allen Farben aufblitzenden Partikeln gesehen und erlebt hat, weiß von der unendlichen Schönheit des Qi zu berichten. Es ist dieses Funkeln, welches unser Universum und somit auch unser Leben erhellt. Altbekannt, aber wahr: Wahre Schönheit kommt von Innen – und nicht aus dem OP!

Ein daoistischer Einsiedler, der fern von jeglicher Zivilisation in den Bergen lebte, nahm eines Tages ein Waisenkind an und lehrte es im Laufe der Jahre, den Weg des Dao zu beschreiten. Eines Tages nahm der Meister seinen mittlerweile herangewachsenen Schüler und Sohn mit in die Stadt. Der junge Mann zeigte sich natürlich sehr beeindruckt von all den neuen Eindrücken, die die Stadt ihm bot. Als ihm eine junge Frau begegnete, fragte er seinen Meister: „Was ist das?" Der Meister, der die unschuldigen Gedanken seines Schülers nicht beflecken wollte, antwortete: „Das ist ein Tiger." Nach einem langen schweigenden Fußmarsch kamen die beiden spät abends endlich wieder in ihrer Hütte in den Bergen an. Da fragte der Meister neugierig: „Und, was gefiel dir heute am besten in der Stadt?" Sein Schüler antwortet sofort: „Der Tiger."

Warum altern wir?

Hierfür gibt es aus Sicht der Traditionellen Chinesischen Medizin auch einige Erklärungsmodelle:

• Ein Modell stammt von dem berühmten Arzt Zhu Dan Xi aus der Yuan Dynastie (1281-1358). Er gründete die Schule der „Stärkung des Yins". Nach seiner Vorstellung war Altern eng mit dem Verlust an Yin im Körper gekoppelt. Wenn wir nun die Techniken des Qigong mit so manchem „gesunden" Sport vergleichen, so scheint es doch recht offensichtlich, dass Qigong eher eine „yine" Tätigkeit darstellt (auch wenn es natürlich ebenso „yange" Techniken gibt).

• Ein zweites Erklärungsmodell stammt von Yan De Xin, einem chinesischen Arzt der Gegenwart, welcher davon ausgeht, dass der Hauptgrund für das Altern weniger der Verlust von Yin, sondern vielmehr die „Blutstase" sei. Der Begriff der Blutstase wird in der TCM für sich nicht mehr bewegendes Blut im Körper verwendet. Wenn wir uns also zurückerinnern: Qi bewegt Blut. Und was machen wir dauernd im Qigong? Qi bewegen! Richtig. Damit bewegen wir auch Blut und beugen somit dem Syndrom der Blutstase vor.

• Eine dritte Erklärung hängt mit unserem Zentrum zusammen. Es ist Lehrmeinung in der TCM, dass mit dem Alter auch unsere Mitte, genauer gesagt, der YangMing-Meridian schwächer wird. Durch das Training, das Zentrum zu finden, stärken wir im Qigong natürlich auch unser Erde-Element, also Milz und Magen, den Taiyin- und YangMing-Meridian.

So einfach ist das. Wer schon einmal wirkliche Qigong-Meister getroffen hat, kann wohl zweifellos bestätigen, dass regelmäßiges Qigong das funktionelle, biologische Altern hinauszögern kann.

Die geistige Jugendfrische verlängern

Der 105 Jahre alte Taiji-Meister Wu Tu Nan antwortete einmal auf die Frage, ob Taiji der Grund für seine Langlebigkeit sei: „Nicht direkt. Taiji hilft mir, einen entspannten Geist zu kultivieren. Das ist das wahre Geheimnis von Langlebigkeit."

Obwohl der Spruch „Wer lange übt, lebt lange." durchaus seine (humorvolle) Berechtigung hat, sollte man den Aspekt, dass ein frischer, jugendlicher Geist, der durch die Momente des Lebens genährt wird, einfach jung hält, nicht außer Acht lassen. Viel wichtiger als eine Steigerung der Lebenserwartung erscheint mir vor allem eine Steigerung der Lebensqualität, sowohl in hohem Alter, als auch in jungen Jahren. Qigong kann uns erlauben, für einige Minuten wieder Kind zu sein.

Auch die Daoisten bezogen den Begriff der Unsterblichkeit nicht so sehr auf den menschlichen Körper, sondern eher auf das menschliche Bewusstsein. Wenn unser Bewusstsein die Stufe der Unsterblichkeit erreicht hat, so können wir laut daoistischer Vorstellung den Übergang vom Leben zum Tod bewusst wahrnehmen und hier für eine Kontinuität sorgen.

Erfolg und Intelligenz

Qigong fördert die Kreativität

Nicht umsonst kommen die besten Ideen meist zu Zeitpunkten, an denen wir gar nicht an der Lösung des eigentlichen Problems arbeiten. Krampfhaftes Suchen nach Lösungen führt nur in den seltensten Fällen zum Erfolg. Kreativität benötigt die Stille des Wasserelements, ein ruhiges Herz und einen leeren Geist. Wenn Sie also das nächste Mal in irgendeiner Sache nicht mehr weiter wissen, dann legen Sie doch einfach eine kleine Qigong-Einheit ein! Beten hilft übrigens auch…

Qigong stärkt unsere Entscheidungskraft

Kennen wir unsere eigene Natur und können wir unsere innere Stimme klar und deutlich hören, so müssen wir uns nicht mehr ewig mit Entscheidungen herumquälen. Wir haben einfach ein Gefühl dafür, was gut für uns ist und sind dadurch in der Lage, der eigenen Natürlichkeit gemäß des Wu-Wei-Prinzips zu folgen. Wie wichtig dies ist, wird deutlich, wenn wir uns vergegenwärtigen, dass wir statistisch pro Tag ca. 100.000 Entscheidungen zu treffen haben. Stellen Sie sich vor, wir müssten jede einzelne Entscheidung sorgfältig mit Hilfe

> „Du stirbst nie, weil du nicht geboren wurdest. Du hast nur vergessen, wer du wirklich bist."

unseres Intellekts abwägen, anstatt Entscheidungen einfach „aus dem Bauch heraus" zu treffen. Wir müssen also nicht endlos nach Antworten suchen. Alle Antworten sind bereits vorhanden, hier und jetzt. Wir müssen nur lernen, sie auch zu erkennen.

Wenn wir auf der anderen Seite alles mit dem Intellekt entscheiden müssten, so könnte dies etwa so aussehen:

Wir sitzen hungrig im Gasthaus und wollen etwas zu essen bestellen. Wir stellen uns daher folgende Frage: Schnitzel oder doch Spaghetti? Nachdem wir dann mindestens eine Stunde über dieses Problem nachgedacht haben und wir uns nach Abwägen aller Fakten über Kalorien, Vitamingehalt, Preis-/Leistungsverhältnis, Imageverlust, Flecken-am-Hemd-Gefahr

> Wer sich nicht entscheiden kann, stagniert. Wer stagniert, verpasst das Leben.

und ähnlichem endlich zu einer Entscheidung durchgerungen haben, bestellen wir. Was wird passieren? Wahrscheinlich eine Antwort des Kellners wie:„Es tut mir sehr leid, der Herr am Nebentisch hat vor einer Minute die letzte verfügbare Portion bestellt. Darf ich Ihnen vielleicht etwas anderes bringen?"

Qigong macht aus „Maximizern" „Satisficer".

Nach dem amerikanischen Psychologen Barry Schwartz gibt es zwei Arten von Menschentypen: Die Maximierer, das sind jene Menschen, die mit der Fernbedienung ständig alle Kanäle durchsurfen müssen, um sich dann entweder nach langem Überlegen die beste Sendung auszusuchen, oder noch besser, auf diese Art und Weise alle Sendungen zugleich sehen zu können. Satisficer hingegen können sich viel schneller und beherzter entscheiden, eine Sendung zu sehen, oder den Fernseher vielleicht überhaupt auszuschalten. Kurzum, der Maximierer misstraut seiner eigenen Intuition, der Satisficer hingegen gibt ihr freien Raum.

Bei einem Versuch des Sozialpsychologen Tim Wilson mussten sich Teilnehmer eines von fünf gleichwertigen Geschenken aussuchen. Die eine Hälfte musste ihre Entscheidung rational begründen, die andere nicht. Nach vier Wochen wurden beide Gruppen befragt. Unter denen, die ihre Entscheidung begründen mussten, fanden sich erheblich mehr, die ihre Entscheidung bereuten.

Deswegen: Wu Wei, Wu Wei, Wu Wei,…

Beginnen Sie hierbei doch einfach mit den kleineren „unwichtigeren" Entscheidungen des Lebens. Später, wenn Sie schon etwas Vertrauen in die Ihnen innewohnende Weisheit gewonnen haben, können Sie sich ja langsam auch an die größeren Entscheidungen heranwagen.

Qigong beendet die Volkskrankheit des Grübelns

Obwohl unser Gehirn nur drei bis vier Prozent unseres Körpergewichtes darstellt, so benötigt es doch in etwa 20 Prozent der gesamten Körperenergie. Nicht zu Grübeln ist somit die einfachste Art und Weise, Energie zu sparen.

Aber was ist denn noch so schlecht am dauernden Denken? Je mehr ich denke, desto mehr weiß ich. Je mehr ich weiß, umso weiter komm ich in der Millionenshow. Oder doch Antwort B (siehe unten)?

Das andauernde Grübeln scheint heutzutage schon eine eigene Lebensweise geworden sein, eine Art zu existieren. Was wäre ich bloß ohne meine Gedanken? Ich denke, also bin ich (Rene Descartes)…verwirrt.

Antwort B

Laut dem Biologen Lancelot Law ist der Ursprung des Denkens Versagen! Nur wenn ein menschlicher Organismus versagt, eine adäquate Antwort oder Reaktion zu seiner Situation durchzuführen, gibt dies Material für den Prozess des Denkens. Je größer das Versagen, desto mehr werden die Gedanken suchender Natur. Dies bedeutet, dass unsere Intellekt- und Informationsbesessene Gesellschaft eigentlich kein Zeichen des Fortschrittes, sondern Zeichen eines „Nicht-an-die-Natur-angepasst-seins" ist.

Selbst Goethe schrieb bereits: „Der Mensch wächst auf sich selber zu, das Tier hingegen verwächst mit seiner Umgebung."

Auch wenn wir uns die Morphologie von Tieren ansehen, so können wir erkennen, dass sie sich in Abstimmung an ihre Lebensumgebung entwickelt haben. Der Mensch hingegen bleibt in seiner embryonalen, morphologischen Entwicklung etwas zurück und entwickelt sich vor allem funktionell auf eine höhere Stufe. Er tauscht sozusagen die Reißzähne und Pranken gegen die Fähigkeit zu denken.

Dadurch haben wir zwar unsere Fähigkeit, mit der Natur zu leben, weitgehend verloren, wir können aber immerhin analysieren, warum wir sie verloren haben. Wenn das nicht einmal ein Trost ist...

Wissen kann entfremden

Es erstaunt mich immer, wenn Leute wissen, wer die Frau vom Maler soundso des soundsovielten Jahrhunderts war, wann der soundso-Vertrag von soundso unterzeichnet wurde usw. Es ist faszinierend, wie viel manche Leute von unserer Welt „wissen".

Mir fällt aber auch auf, wie viele Leute nicht „wissen", wie man beispielsweise einschläft. Jedem, der schon einmal im Krankenhaus gearbeitet hat, wird bereits aufgefallen sein, wie viele Menschen so etwas Einfaches und Essenzielles wie Schlafen verlernt haben. Wie viele Leute wissen nicht einmal, was sie essen können, damit es ihnen gut geht?

Dieses Dilemma beginnt schon in der Schule. So wichtig sie auch sein mag, sie lehrt uns, immer mehr zu denken, um immer mehr Wissen zu sammeln. Spirituell bringt uns das recht wenig. Auch moderne Wissenschaftler erkennen zunehmend, dass wahre Intelligenz nur sehr wenig mit Denken zu tun hat. Dies führt dazu, dass in der modernen Psychologie der Emotionale Quotient (EQ) langsam den Stellenwert des früher so beliebten Intelligenzquotienten (IQ) einnimmt.

Wer andere kennt, ist klug.
Wer sich selbst kennt, hat Einsicht.
Wer andere bezwingt, hat Gewalt;
Wer sich selbst bezwingt, hat Stärke.
Wer weiß, was genug ist, ist reich.
Wer unbeirrbar ist, hat die Richtung.
Wer seinen Platz behauptet, hat Bestand.
Und wer stirbt und doch nicht vergeht, der lebt.
(Laoze, Kapitel 33 des Dao De Jing)

Zuviel Wissen lenkt also von den wesentlichen Dingen des Lebens ab. Die Wahrnehmung sollte also an die Stelle des Denkens treten. Wichtiger, als wie viel man weiß, ist viel mehr, was man weiß. Ganz ähnlich wie es nicht so wichtig ist, wie schnell wir gehen, sondern, wohin.

Ein junger Bauer beschließt eines Tages, sich ein neues Pferd zu leisten. Natürlich sucht er sich das schönste und kräftigste aus, nur leider ist es auch ein wenig stur und folgt nicht so recht. Nichts desto trotz ist der junge Bauer sehr stolz und möchte sofort am nächsten Tag in die Stadt zum Markt reiten. Er trifft einen alten Freund, der ihm zuruft: „Wo reitest du denn hin, mein guter Freund?" „In die Stadt, zum Markt!" antwortete der junge Mann sofort. „Die Stadt ist aber in der anderen Richtung!" entgegnete der Freund. „Ich weiß. Aber sieh nur, wie schnell das Pferd läuft!"

Lassen Sie sich also nicht von der gewaltigen Welle an Information wegschwappen. Man muss nicht immer über alles informiert sein und zu Allem eine Meinung haben! Ich hoffe, Ihnen mit dieser Information gedient zu haben…

Also: Mut zur Dummheit! Zuviel Wissen ermüdet. Wer schon einmal einige Stunden im Museum verbracht hat, weiß, wovon ich spreche. „Was man sich nicht merkt, vergisst man" (vielleicht ein altes chinesisches Sprichwort). Und das ist gut so.

Glück und Zufriedenheit

Die Kraft des Geistes sollte nicht unterschätzt werden. Wenn der Geist in der Lage ist, Krankheiten auszulösen, dann hat er auch die Fähigkeit, sie wieder zu heilen.

> Die gesundheitlichen Probleme des Menschen ergaben sich nicht, als er sich von vier auf zwei Beine aufrichtete, sondern als er sich niedersetzte, um darüber nachzudenken.

Jeder Gedanke führt auch zu einer Ausschüttung von bestimmten Neuropeptiden, Hormonen, Immunzellen, etc., gesunder oder ungesunder Natur. Dies impliziert auch, dass ein glücklicher Geist sich in kürzester Zeit mit Hilfe dieser Botenstoffe über den gesamten Körper verteilt und somit zu einer „glücklichen Leber", einem „glücklichen Herzen" „„glücklichen Knochen" usw. führt. Der negative Fall ist natürlich auch wahr. Woody Allen soll einmal gesagt haben: „Ich werde nicht deprimiert, ich züchte mir stattdessen einen Tumor."

Mehr Zugang zu den eigenen Emotionen

Da Qi die Brücke zwischen Körper und Emotionen ist, kann Qigong helfen, Emotionen wieder frei fließen zu lassen. Anstatt unterdrückt irgendwo im Körper zu schlummern, um dann eines Tages impulsiv an die Oberfläche zu drängen, werden im Unterbewusstsein sitzende Emotionen schon viel früher aufgedeckt und sanft freigelassen. Essenziell für das Freilassen von Gefühlen und Erinnerungen aus unserem physischen, zellulären Gedächtnis ist hierbei eine korrekte Körperhaltung. Es gibt sogar Theorien, nach denen einzelnen Muskeln ganz bestimmte Emotionen positiver oder negativer Natur zugeordnet werden.

Qigong hilft aber auch, die Wirkung von Emotionen auf den Körper zu spüren. Wir werden sensibler und spüren viel früher und deutlicher, wie wir uns wirklich fühlen.

Da regelmäßiges Training den Zugang zum Unterbewussten öffnet, kommen nicht nur Emotionen, sondern auch die in uns verborgene Weisheit leichter zur Oberfläche. Die Gründe hierfür sind recht einfach:

• Durch Meditation („nach Innen schauen") werden wir achtsamer, wir können spüren, was wichtig ist. Es wird somit nicht nur Körpergefühl, sondern auch Intuition und Vorahnung geschult.

• Da Qi auch der Vermittler zwischen Körper und Seele ist, können wir spüren, was gut für uns ist und was nicht.

• Durch Qigong entwickeln wir ein Gefühl für das richtige Timing von Dingen. Wir entwickeln eine Ahnung dafür, wann es Zeit ist, Dinge in Angriff zu nehmen, und, was oft noch wichtiger ist, wann es Zeit ist, Dinge zu beenden. Vielleicht bekommen wir sogar ein Gefühl für das, was die Zukunft bringt.

• Nicht nur für eine psychische, sondern auch für eine spirituelle Entwicklung ist eine Durchgängigkeit der Meridiane unerlässlich.

„Besser" erleben statt mehr erleben

Und hier noch ein paar Worte an alle Topmanager und Workaholics unter Ihnen, oder einfach jeden, der sich hier vielleicht erkennt:

Qigong kann uns helfen, Ausgeglichenheit, Lebensfreude und Begeisterung für das Leben wieder zu finden, indem es unsere (Er)lebensqualität steigert. Wie oft begegne ich Menschen, die Tag und Nacht arbeiten, nur damit sie sich ein noch besseres Auto oder ein noch größeres Haus leisten können. Es mag vielleicht ein wenig dekadent klingen, aber gerade in der heutigen Zeit definiert sich Reichtum bei uns im Westen eigentlich weniger durch die Menge an Geld, die wir haben, sondern durch die Menge an (Frei-)Zeit und die „Menge" an Gesundheit.

Wer jede Woche 100 Stunden in der Arbeit verbringt, hat eben keine Zeit, die kleinen Dinge des Lebens zu genießen. Folglich müssen wir uns dann mit großen Dingen „das maximalste Glück in der kürzesten Zeit" erkaufen. Das kann der neue Ferrari, der neueste Flachbrettfernseher sein, was auch immer.

Im Englischen nennt man dies „Hole-in-the-soul-syndrome". Hierbei versuchen wir ständig die Leere unseres Herzens mit materiellen Dingen aufzufüllen. Und je weniger wir leben und erleben desto mehr benötigen wir all diese materiellen Dinge, um das Leben wieder spüren zu können.

Auch wenn materielle Dinge uns doch immer wieder ein klein wenig Glück verschaffen können, merken wir doch recht bald, wie kurzlebig materielles Glück ist. Die neue Rolex Uhr wird dann einfach nur mehr zu einem Ding, das mir sagt, dass ich keine Zeit habe und schon wieder knapp dran bin. Meist ist es doch so, dass jede neue Anschaffung eigentlich mit neuem, zusätzlichem Aufwand einhergeht. Der neue Computer muss beispielsweise zuerst aufgebaut, dann installiert werden, dann Internet, dann Antivirenprogramm, dann update, dann Schreibprogramm, dann update, dann Sicherheitskopie, dann update, dann…Jeder, der einen Computer daheim hat, weiß, wie viel Zeit man sich mit ihm „erspart".

Die Fülle an Information ist heutzutage dreimal so viel wie in den 1950er Jahren. Nicht nur die älteren Generationen kommen da kaum mehr mit. Ohne „Windows" scheint ein Leben nicht mehr führbar zu sein! Wer nicht über die neuesten technologischen und wissenschaftlichen Errungenschaften Bescheid weiß, fällt in unserem Wettrennen durch das Leben zurück. Leider vergessen wir viel zu oft, was uns eigentlich am Ziel unseres Rennens durch das Leben erwartet: Der Tod!

Weniger ist mehr!

Gerade der Missbrauch unserer Sinne durch die ständige Reizüberflutung, egal ob physisch, psychisch oder auch intellektuell stellt bei uns im „Westen" ein sehr großes Problem dar. Durch die nicht enden wollende Flut an Information vergessen wir viel zu oft die wirklich wichtigen Dinge des Lebens. Was folgt?

Deswegen wird in allen spirituellen Traditionen der Reizentzug als Essenziell für unsere spirituelle Entwicklung angesehen. Dies ist auch in der TCM ein sehr wichtiger Grundsatz. Hierbei ist es eine große Kunst, die genau passende Dosis zu finden. Dies entspricht überhaupt nicht unserer westlichen Vorstellung von „Wenn ein bisschen hilft, muss doch mehr noch mehr helfen" bzw. „Wenn ein bisschen gut tut, so muss doch ganz viel ganz viel gut tun." Genau wie in der chinesischen Kräutermedizin, gilt es auch im Leben, die richtige Dosis zu finden.

Ich möchte hier niemandem sagen, wie er sein Leben zu leben hat. Es liegt ganz allein an uns, ob wir lieber mit dem Ferrari zur Arbeit oder mit dem Rad zum Strand fahren wollen. Auch muss jeder selbst entscheiden, welcher Beruf Freude bereitet, und welcher nicht, ob der Beruf Strafe oder Glücksquelle ist? Glücksquelle?

Gerade, wenn wir Dinge tun sollen, die wir nicht tun wollen, raubt uns das sehr viel Qi. Deswegen kann ein Beruf, den wir nicht mögen, uns niemals erfüllen, ganz gleich, wie viel Geld er uns bringt. Ein Beruf, der uns keine Freude bringt, wird uns viel schneller „ausbrennen", als einer, in dem wir unsere eigene Persönlichkeit kreativ einbringen können, anstatt einfach nur „unseren Dienst zu schieben" und auf das „Leben danach" zu warten…

Ja es gibt sie: Menschen, die ihre Arbeit um des Vergnügens willen tun, und nicht um sie so schnell wie möglich erledigt zu haben. Man überlege nur, wie viele Leute ihren Lebensunterhalt verdienen, indem sie mit einem Ball spielen…

> Das Leben ist kein Wettlauf. Der Weg ist das Ziel.

> Die zwei „R" unserer Gesellschaft: Ruhelosigkeit und Reizbarkeit.

Mich faszinierte auf meinen Reisen immer, dass diejenigen, die die längsten, weitesten Weltreisen machen (oft über ein bis zwei Jahre und noch länger), ganz und gar nicht die Millionärskinder waren, sondern eigentlich meist zu den „mittleren" sozialen Schichten (im Westen) gehörten. Alle hatten eigentlich nur einige Zeit hart gearbeitet und vor allem gespart, um sich dann eben so eine Auszeit zu nehmen. Anstatt ihr Geld für den hundertsten Pullover und das zehnte Handy auszugeben, erkauften sie sich einfach ein Jahr an Zeit in dieser Welt. Sie erkauften sich somit statt materiellem Reichtum geistigen, in Form von Erinnerungen und Erlebnissen.

Ähnlich wie diese Weltenbummler von „Dorfbewohnern" zu „Weltbewohnern" wurden, erweitert auch Qigong (und jegliche andere Form der Meditation) unseren Horizont, und zwar in mannigfaltigster Art und Weise. Und was gibt es im Leben denn Schöneres, als neue Dinge zu entdecken und zu erforschen? Außer Schokolade natürlich…

Der Grund, warum das Bereisen fremder Länder meist so erfüllend ist, liegt wohl weniger darin, dass dort alles soooooo schön ist und hier alles soooooo hässlich, sondern viel mehr darin, dass wir uns zu dieser Zeit das einzige Mal im Jahr erlauben, „einfach nur da zu sein". Der Urlaub ist meist die einzige Zeit im Jahr, zu der wir uns selbst gestatten, Dinge wirklich in ihrer Einzigartigkeit wahrzunehmen und Dinge einfach um ihrer selbst willen zu tun.

Auch wenn wir es manchmal nicht wahrhaben wollen und es uns meist schwer fällt: Wir haben immer die Wahl! Immer!

Wie wir uns in der Welt fühlen, hängt vor allem davon ab, was wir aus dem machen, das auf uns zukommt. Auch werden wir bald merken, dass das, was auf uns zukommt, nicht zufällig vorbeikommt, sondern immer durch unsere Taten, Gedanken und Geisteshaltung angezogen wird. Und natürlich brauchen wir Geld. Aber was ist Reichtum den wirklich? Ist es vielleicht, über ausreichende Mittel zu verfügen, um das tun zu können, was man gerne tut. Wenn ja, dann ist ein Mittel, das hierzu meist nötig ist, die Zeit.

Und sind es letztendlich nicht die „kleinen Dinge", die uns wirklich Freude bereiten? Das Lächeln einer geliebten Person, das Rauschen des Meeres, der Duft des Waldes nach einem Regenguss…

Was ich hier nur zu erklären versuche, ist, dass es eigentlich sehr leicht ist, wunschlos glücklich zu sein, wenn man die eigenen Ansprüche hinunterschraubt. All diese materiellen Dinge sind letztendlich nur Nahrungsmittel für unser Ego. Irgendwann erreichen wir jedoch einen Punkt, an dem unsere Sinnesorgane gesättigt sind, einen „Nullpunkt der Fülle".

Reich ist, wer mit dem zufrieden ist, was er hat. Genießen Sie also jeden Tag auf dieser riesigen Spielwiese, die sich Leben nennt!

Wie lebt unser Ego?

Unser Ego lebt von Gedanken, Identifikation und Verneinung; was unser Ego kaum mag, ist Schauen, Erkennen. Solange aber diese Ich-Illusion besteht, werden wir in unserem Handeln immer unsicher sein. Wir werden immer auf eine äußere Bestätigung unserer Ichhaftigkeit angewiesen sein. Durch unsere Unsicherheit kleben wir daher an all diesen Äußerlichkeiten, nur um ein Gefühl der Ichhaftigkeit aufrecht erhalten zu können. Unsere ständigen Gedanken an die äußerliche Welt sind es, die unser Ego nähren.

Qigong hingegen kann uns ein gewisses Gefühl des „Ich bin" vermitteln. Es kann uns mit unserem Körper verbinden, ohne uns allerdings das Gefühl zu geben, an ihm haften zu müssen. Es kann uns vollständig in unseren Körper „inkarnieren" und dadurch verhindern, dass wir tagtäglich „neben uns stehen". Scheinbar paradoxerweise führt uns Qigong gleichzeitig aber immer auch unsere eigentliche Ichlosigkeit vor Augen.

Eine weitere, viel alltäglichere Möglichkeit, diesen Zustand der absoluten Ichlosigkeit zu erfahren, liegt beispielsweise im Zustand der absoluten Liebe, etwa in tiefer Umarmung mit einem Menschen, den wir aus ganzem Herzen lieben.

Meist ist es eine innere Sehnsucht, die zu Ersatzgewohnheiten und Suchtverhalten führt. Das wahre Glück liegt meist im Inneren, nicht materiellem Bereich verborgen. Machen Sie sich daher dort auf die Suche!

> Das Leben ist kein Wettlauf. Der Weg ist das Ziel.

Nobody is perfect

Und hier an alle Perfektionsneurotiker: Verabschieden Sie sich vom Perfektionismus! Perfekt gibt es nicht. Und schon gar nicht muss im Leben immer alles perfekt sein. Perfektionsansprüche sind grundsätzlich immer unzulänglich, und das ist gut so!

Auch müssen nicht immer alle Aufgaben erledigt sein. Unser Geist hat nämlich die wunderbare Fähigkeit, sich nach getaner Arbeit, jedes Mal einfach neue zu suchen. Es wird immer Aufgaben und Probleme geben, die zu lösen sind. Dies ist Teil des Spiels, das sich Leben nennt. Das Leben ist nun einmal nicht perfekt. Setzen Sie daher neue Standards: Ersetzen Sie ab heute „perfekt" durch „gut genug". Auch das Wesen einer „To-do"-Liste ist nun einmal, dass etwas auf ihr steht. Sobald wir alle Aufgaben abgearbeitet haben, werden automatisch neue da sein. Dies ist die ureigenste Natur einer Aufgabenliste. Und wenn wir einmal wirklich frei von Problemen sind, dann können wir sicher sein, dass sich unser Kopf einfach neue ausdenkt. Ich habe schon Menschen kennengelernt, die aus ihrem ganzen Leben eine einzige „To-do"-Liste gemacht haben, die kurz davor waren, sogar zu notieren, dass sie noch auf die Toilette mussten…

> Alles Gute, das wir anderen tun, kommt immer auf uns zurück. Meist kommt es jedoch aus einer ganz anderen Richtung, sodass wir den Zusammenhang nicht erkennen.

Was für Probleme?

Wer schon einmal in der Dritten Welt war, weiß, dass die Menschen dort tatsächlich reale Probleme haben und sich daher keine Probleme einfach ausdenken. Hier in der „ersten Welt" sieht dies (bis auf leider immer mehr werdende Ausnahmen natürlich) ganz anders aus. Wir sind alle verwöhnt. Wir können essen, wenn wir hungrig sind, trinken, wenn wir Durst haben. Deswegen hat unser Geist genügend Zeit zu spielen. Erkrankungen in der westlichen Welt entstehen in der Regel nicht durch wirkliche Entbehrungen, sondern durch Gedanken an Entbehrungen und Bedürfnisse. Wir „brauchen" schlicht und einfach ein Handy, einen Fernseher, einen mp3-Player…

Der Großteil all unserer Probleme hier entsteht daher durch unseren Geist, der einfach nicht zur Ruhe kommen will. Er schafft es sogar für jede Lösung ein Problem zu finden…

Sobald wir ein Ziel erreicht haben, wird unser Kopf schon das nächste stecken. Dadurch werden wir zwar an einem Tag, einer Woche, einem Monat,…einem Leben mehr leisten können, wer sagt allerdings, dass dies gut ist? Wer hat bestimmt, dass es besser ist, Dinge möglichst schnell zu erledigen und nicht möglichst langsam? Wer hat bestimmt, dass es besser ist, im Leben möglichst viel zu leisten, und nicht möglichst wenig? Ich weiß schon, der Chef!

> Wir begegnen tagtäglich tausenden Problemen, von denen einige tatsächlich existieren.

Der Übergang von einer „Leistungsgesellschaft" zu einer „Leidensgesellschaft" ist nur sehr gering. Machen Sie also aus Ihrem „Lebensmarathon" einen „Lebensspaziergang"! Qigong kann helfen, das Leben, wie es die Natur mit allem, was es mit sich bringt, erschaffen hat, besser akzeptieren zu können, ohne dauernd bemüht sein zu müssen, das Leben nach unserem Ego (oder noch schlimmer: nach gesellschaftlichen Zwängen) formen zu müssen.

Stellen wir uns einmal vor, es wäre besser, Dinge möglichst langsam zu erledigen, und zwar so wenige Dinge an einem Tag wie nur irgendwie möglich. Interessant wäre das schon, wahrscheinlich lustig auch…

Vielleicht würde die Sonne trotzdem morgens im Osten aufgehen.

Vielleicht würde die Welt sich trotzdem weiterdrehen.

Vielleicht würden wir dann sogar merken, was wir eigentlich tagtäglich tun.

Vielleicht wären die Dinge dann in Farbe, anstatt einfach „grau in grau".

Vielleicht würden uns genau diese Dinge dann auch wieder Freude bereiten.

Vielleicht wären wir dann auch ein klein wenig glücklicher.

Vielleicht probieren wir das einfach einmal aus…

Dadurch werden Sie länger leben, und im Endeffekt dann doch mehr leisten, aber auch erleben.

Das Maß der Dinge finden

Qigong gibt uns ein Gefühl für das richtige Maß der Dinge, für den richtigen Abstand zu ihnen. Meditation schafft Raum für neue Ideen, Raum, um wieder frei denken und atmen zu können, Raum, um uns entwickeln zu können. Regelmäßiges Training lehrt uns, unsere Wahrnehmung zu differenzieren und vor allem zu steigern. Eine gesteigerte Wahrnehmung wiederum ist eine der wichtigsten Grundvoraussetzungen für eine gesteigerte Lebensfreude. Sie führt zwar nicht unbedingt zu einem „längeren" Leben, jedoch zu einem „breiteren", einem Leben reich an Erlebnissen und Erfahrungen. Auch lässt sie uns so manche sich bietende Chance und Möglichkeit viel früher erkennen, da wir die Wegweiser vielleicht schon erkennen können, bevor wir uns an ihnen den Kopf anschlagen.

Qigong kann uns dabei helfen, den blauen Himmel zwischen den Wolken zu sehen und nicht mehr von Wolke zu Wolke zu hüpfen. Es kann uns lehren, dass die schweren und negativen Zeiten in unserem Leben Prüfungen sind, die es zu bestehen gilt. Daher sollten wir ein wichtiges Ziel des Übens nicht vergessen: Das Leben selbst.

> Der Sinn von Qigong ist das Leben. Und nicht umgekehrt.

Auch wenn wir noch so erleuchtet sind, leben müssen wir trotzdem. Und das ist schön so. Liebe, Freude, Mitgefühl, Glückseligkeit und Gleichmut wären einige wichtige Zeichen, dass wir in unserer Entwicklung auf dem richtigen Weg sind.

Trotz all dieser vielen Gründe war für mich die Hauptmotivation Qigong zu üben, die Tatsache, dass ich mich nach dem Üben schlicht und einfach wohler fühlte als vorher. Und mittlerweile, ich kann es selber kaum glauben, fühle ich mich „pudelwohl".

Worte treffen niemals genau die Wirklichkeit und können sich nur phrasenhaft annähern. Deswegen muss eigentlich jeder für sich selbst entscheiden, warum er Qigong übt und wie er davon profitiert. Üben Sie einfach, dann kommen alle Antworten über Qigong von selbst!

Für wen das jetzt nicht genügend Gründe waren, Qigong zu üben, der möge auch an dieser Stelle bitte einen Arzt oder Apotheker konsultieren.

6. Ein Ausblick

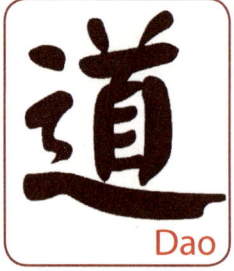

Dao

„Derjenige, der das Dao beschreiben kann, beschreibt nicht das wahre Dao. Wer redet, weiß nicht. Wer weiß, redet nicht." Laozi

Dao und Taiji

Das Undefinierbare beschreiben

Sobald wir Dinge definieren, limitieren wir sie auch. Um authentisch zu bleiben, müsste ich daher wohl alle meine Vorträge wortlos halten. Das würde mich sicher noch um einiges geheimnisvoller machen, und mein Seminarhonorar könnte in gar kosmische Dimensionen vordringen. Da aber auch ich das Dao nicht vollständig mit Herz und Verstand verstehe, kann ich hier ja ein paar Worte verlieren.

„Dao" entspricht im Wesentlichen dem „Allumfassenden Nichts", sowohl zeitlich, als auch örtlich unbegrenzt. Es stellt unser gesamtes, mögliches Potenzial dar.

Da das Dao an sich nicht manifest ist, kann es auch nicht erfasst werden, und da es nur das Eine gibt (eben diesen ungeteilten Zustand des allumfassenden Nichts), stellt sich die Frage, wie man dieses Eine dann überhaupt definieren könnte. Der Tag definiert sich ja auch nur durch die Existenz der Nacht, Gut definiert sich durch Böse. Auch Gesundheit lernen die meisten von uns erst schätzen, wenn sie krank sind.

Eine Annäherung

Dao entspricht in etwa unserer „Buddha-Natur" in der buddhistischen, unserem „Gottesreich" in der christlichen Lehre. Es entspricht der Natur des Geistes, unserem Gesamtpotenzial, ohne Anfang, ohne Ende, ohne Dualität. Es verbindet uns Menschen mit dem Universum. Das Dao kann weder verstanden, noch beschrieben werden, es kann aber sehr wohl als Weg, der letztendlich zum Ursprung führt, gelebt werden.

Dao entsteht eigentlich aus Wuji, welches dem Urzustand, der Unendlichkeit entspricht (wörtlich „ohne Extreme"). Aus diesem Nichts entsteht plötzlich Dao, welches sich in die Dualität aus Yin und Yang (siehe Seite 184 ff.) teilt und dadurch Qi und somit auch das Leben an sich entstehen lässt.

Klassische „Nicht"-Definitionen von Dao

Etwa im sechsten Jahrhundert vor Christus verfasste Laoze einen Text aus etwa 5000 Schriftzeichen, den Klassiker des „Daodejing". In ihm steht geschrieben:

„Das Dao bringt Eins hervor.

Eins bringt Zwei hervor.

Zwei bringt Drei hervor.

Drei bringt die zehntausend Dinge hervor."

Hierbei ist mit „Eins" der Himmel (Yang), mit „Zwei" die Erde (Yin), mit „Drei" das Qi und mit „zehntausend" einfach alles gemeint. Letztendlich kehrt aber alles wieder zum Dao zurück.

Oder, wie Zhuangzi, der informelle Nachfolger von Laoze, im 4. Jh. v. Chr. sagte:

Es gibt nichts, was das Dao nicht ist.

Das Dao kann nicht gehört werden. Das, was man hört, ist sicher nicht das Dao.

Das Dao kann nicht gesehen werden. Das, was man sieht, ist sicher nicht das Dao.

Das Dao kann nicht beschrieben werden. Das, was man beschreibt, ist sicher nicht das Dao.

Das, was dem Formlosen die Form gibt, ist selbst formlos.

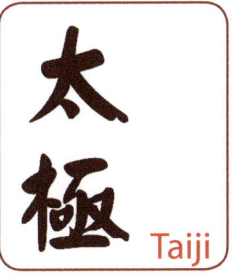

Taiji

Übersetzt bedeutet „Taiji" in etwa: Das sehr große Äußerste.

Taiji

„Taiji" stellt das höchste Grundprinzip des Kosmos dar. Es beschreibt Entstehung und Ausbreitung von Yin und Yang und deren Wandlung ins Gegenteil. Es zeigt uns, dass Yin immer auch Yang in sich trägt und Yang immer auch Yin.

Dieses Grundgesetz gilt sowohl für das gesamte Universum, als auch für jede einzige Zelle des Körpers. Der menschliche Körper wird also als Mikrokosmos des Universums angesehen. Somit trägt nach dieser Vorstellung jede auch noch so kleine Zelle die gesamte Information des Universums. Aus diesem Grund besitzt einerseits das gesamte Universum Einfluss auf uns, andererseits wir auch auf es! In der indischen Tradition wird diese universelle Weisheit als „Veda" bezeichnet. Auch hier gilt: Aus Wuji kommt Taiji. Aus der Bewegung des Taijis entsteht Yang. Wenn Yang sein Extrem erreicht hat, tritt Yin hervor. Yin und Yang, Ruhe und Bewegung bilden die Kraft allen Werdens.

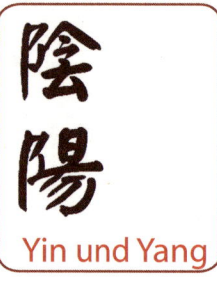

Yin und Yang

Yin und Yang sind Aspekte des Daos.

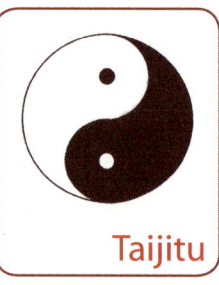

Taijitu

Taijitu, die „Monade" als Symbol für Taiji

Yin und Yang

- Durch die Trennung des Daos in Yin und Yang entsteht Qi.
- Yin und Yang sind gegensätzlich.
- Yin und Yang sind voneinander abhängig.
- Yin und Yang verbrauchen sich gegenseitig.
- Yin und Yang wandeln sich wechselseitig um.

Ursprünglich bezeichnete Yang die der Sonne zugewandte und Yin die der Sonne abgewandte Seite eines Berges. Letztendlich lassen sich aber so gut wie alle Phänomene auf dieser Welt zu Yin oder Yang zuordnen (siehe Tabelle).

Einige Hauptmerkmale und Beispiele von Yin (weiblich):	Einige Hauptmerkmale und Beispiele von Yang (männlich):
Mitternacht	Mittag
Nacht	Tag
Tal	Berg
Dunkelheit	Helligkeit
Kälte	Wärme
Wasser	Feuer
Erde	Himmel
Winter	Sommer
Mond	Sonne

Gegensätze in der Einheit

Wenn nun beispielsweise der Sommer als Yang und der Winter als Yin angesehen wird, was sind dann Frühling und Herbst? Frühling bezeichnet man in diesem Fall als aufsteigendes Yang, den Herbst hingegen als absteigendes Yin. Dieses Modell führt unweigerlich zum Modell der Fünf Wandlungsphasen. Hierbei wird der Frühling dem Element des Holzes, der Sommer dem Element des Feuers, der Herbst dem Element des Metalls und der Winter dem Element des Wassers zugeordnet. Das fünfte Element entspricht der Erde, welche ursprünglich die Übergangszeiten zwischen den Jahreszeiten repräsentierte. Erst später wurde das Element der Erde dem Spätsommer zugeordnet und somit zwischen Feuer und Metall gestellt. Mehr hierzu aber etwas später…(siehe Seite 190ff.).

Alles in dieser Welt hat sowohl Yin- als auch Yang-Aspekte und Eigenschaften. Sie sind zwar Gegensätze, allerdings immer in einer Einheit. Beide Begriffe sind auch immer als relativ zu verstehen, daher nur im Vergleich sinnvoll. Die Beziehung zwischen Yin und Yang ist somit keinesfalls als absolutes entweder/oder, sondern viel eher als ein sowohl/als auch zu verstehen.

Auch sollte man nicht den Fehler begehen, Yin und Yang im Sinne von Gut und Schlecht zu bewerten. In der westlichen Welt stellt beispielsweise Schwäche immer etwas Schlechtes dar, während Stärke als etwas Gutes gesehen wird. Der Daoismus jedoch kennt eine „Stärke in der Schwäche" und eine „Schwäche in der Stärke".

Genau wie in der Natur der Regen dem Sonnenschein folgt, sollte der Aktivität auch die Zeit der Ruhe folgen. Genauso wie die Erde sowohl Regen als auch Sonnenschein braucht, brauchen wir sowohl Aktivität als auch Ruhe. Bekanntermaßen schläft man nach einem sehr aktiven Tag besonders gut. Schon ein chinesisches Sprichwort sagt, dass Holzfäller nur selten unter Schlafstörungen leiden. Umgekehrt fühlt man sich nach einer erholsamen Nacht wieder in der Lage, „Bäume auszureißen". Auch im vegetativen Nervensystem eines gesunden Körpers wechseln sich Sympathikus und Parasympathikus wellenartig ab. Niemals gibt es Stillstand.

Die Mittagssonne als Yang im Maximum führt somit dazu, dass wir Yin werden. Wir halten Siesta, oder, wenn wir europäischer Tourist sind, dann braten wir in der Sonne, ohne auch nur eine einzige Bewegung durchzuführen, denn nichts entspannt so sehr, wie in der Sonne zu liegen. Was hingegen bewirkt Vollmond als Yin im Maximum? Wir werden unruhig, gereizt, träumen die wildesten Dinge oder verwandeln uns zu Werwölfen, alles Dinge, die wir eher als Yang klassifizieren würden.

Warum ist der Mond aber Yin, wenn er doch hell ist? Gute Frage! Die Antwort ist ganz einfach. Er ist in Wirklichkeit stockdunkel, jegliches Licht verdankt er in Wirklichkeit der Sonne, die ihn bescheint.

Ausgleich und Ergänzung

Yin und Yang im Körper werden auch oft als das Bild einer „Lebenskerze" dargestellt. Hierbei wäre das Wachs Yin, während die Flamme Yang wäre. Wenn wir jetzt auf „hoher Flamme" leben, sprich ein Leben voller „Sex, Drugs and Rock ´n Roll" führen, wird unser Wachs bald abgebrannt sein. (Wem das zu wild ist, kann dasselbe auch als Workaholic erreichen.) Letztendlich sind wir „ausgebrannt" und haben ein „Burn-Out-Syndrom". Dies lässt letztendlich unsere Lebenskerze erlöschen, denn ohne Yin kein Yang. Deswegen ist es sehr wichtig, gerade in Phasen vermehrter Aktivität gezielt Ruhepausen einzulegen, um unser Yin wieder zu stärken. Yin und Yang im Körper sind somit zwei Polaritäten, die stets um Ausgleich bemüht sind. Eine Leere des einen Poles führt zu einer relativen Fülle des anderen, eine Fülle des einen zu einer relativen Leere des anderen.

> Sobald Yin sein Maximum erreicht hat, entsteht Yang. Sobald Yang sein Maximum erreicht hat, entsteht Yin.

Bin ich ein Yin- oder ein Yang-Typ?

Natürlich kann auch eine Person eher als Yin oder Yang angesehen werden (siehe Tabelle). Dies ist natürlich eine extrem vereinfachte Betrachtungsweise. Nichts desto trotz kann sie uns den einen oder anderen Hinweis auf unsere Grundkonstitution geben.

Die Liste ließe sich unendlich weit fortsetzen. Auch hier stellen Yin und Yang nur ein Modell zur vereinfachten Darstellung der Wirklichkeit dar. Die Realität ist meist viel komplexer und komplizierter. Auch sollte hier nicht der Fehler begangen werden, einen Typus als besser oder schlechter als den anderen zu interpretieren. Diese Einteilung verrät vielmehr, „wie" jemand gut oder schlecht ist, „wie" jemand stark oder schwach ist. Beide Typen ergänzen sich und können voneinander lernen.

Eigenschaften	Yin (Fülle) Typ	Yang (Fülle) Typ
Verhalten	Introvertiert Handelt langsam, bedacht, ohne Schwung, desinteressiert, schwer zu begeistern, passiv Unsicheres Auftreten Ausdauernd Redet wenig Morgens kaum zu motivieren	Extrovertiert Handelt schnell, hastig, hektisch, arbeitswütig, leicht zu begeistern, aktiv Sicheres Auftreten Kraftvoll Redet viel Morgens voller Tatkraft
Emotionen	Neigung zu Sorgen, Trauer, Angst, Depression, Grübeln	Neigung zu Zorn, Aggression, Begierde, Eifersucht
Aussehen	Blasses Gesicht Weiche, schlappe Muskeln	Rotes Gesicht Angespannte Muskeln

Schlaf	Braucht viel Schlaf Liegt eingerollt und zuge- deckt im Bett	Braucht wenig Schlaf Liegt ausgestreckt und ohne Decke im Bett
Stimme	Leise, leer	Laut, voll
Schwitzen	Eher wenig, nur bei Anstrengung	Eher viel und rasch
Atmung	Schwache, oft langsamere Atmung	Kräftige, oft rasche Atmung
Libido	Wenig	Viel
Krankheiten	Neigung zu chronischen Krankheiten Fiebert kaum Eher niedriger Blutdruck	Neigung zu akuten Krank- heiten Fiebert leicht Eher hoher Blutdruck
Klima	Abneigung gegen kaltes Wetter, friert leicht Vorliebe für warmes Wetter	Abneigung gegen heißes Wetter, schwitzt leicht Vorliebe für kaltes Wetter
Ernährung	Vorliebe für Gemüse, Roh- kost, Milchprodukte (obwohl dies ihm nicht gut tun) Isst langsam	Vorliebe für Fleisch, Alko- hol, gebratene, gegrillte, fettige, scharfe Speisen (obwohl dies ihm nicht gut tun) Isst schnell
Stuhl	Weich, breiig	Hart, trocken
Harn	Viel, hell, geruchlos	Wenig, dunkel, riechend
Menstruation	Längerer Zyklus, kurze Blu- tung, wenig Blut	Kürzerer Zyklus, längere Blutung, viel Blut
Zunge	Blasser Zungenkörper mit Zahnabdrücken Weißer Belag Viel Speichel	Roter Zungenkörper Gelber Belag Wenig Speichel
Puls	Leer, schwach, tief, langsam	Voll, stark, oberflächlich, schnell

Nur aus der Erfahrung wächst Verständnis

Um Yin und Yang aber wirklich zu verstehen, brauchen wir letztendlich sowohl den Verstand, also das Wissen (=Yang), als auch das Gefühl, sprich unser Herz (=Yin). Dies möchte ich am Beispiel des Rauchens erläutern:

Wie wohl jeder Raucher bestätigen kann, reicht das Wissen über die schädigende Wirkung der Zigarette meist nicht zum Aufhören, ganz zu schweigen vom Rat des Arztes. Was fehlt, ist das tiefe Gefühl im Körper, dass Rauchen einem nicht gut tut. Da wir leider schon verlernt haben, unseren Körper zu spüren, kommt es leider nur selten soweit. Wenn wir aber wieder lernen, unseren Körper wahrnehmen zu können, dann werden wir auch wieder fühlen können, dass Rauchen nicht gut für uns ist und wir werden sofort damit aufhören. Die beste Raucherentwöhnung sind daher Aktivitäten, die uns den eigenen Körper wieder spüren lassen, Sport, Meditation, Qigong, Yoga, ganz egal…

Ganz ähnlich wie ein Pubertierender seine Erfahrungen selbst machen muss und es nichts hilft, ihn mit weisen Ratschlägen zu überschütten, so muss auch jeder Yin und Yang selber erfahren, um ein tieferes Verständnis hierfür zu entwickeln.

Im Taiji Quan gibt es diesbezüglich einen sehr wichtigen Leitsatz: „Aus der Verbindung von Herz und Verstand (Aufmerksamkeit) erwächst das Qi und hieraus die Kraft." Somit liegt der wahre Grund für das Üben von Qigong eigentlich darin, Yin und Yang und somit das Dao im Körper zu kultivieren.

Durch besseres Verständnis von Taiji (Yin und Yang) im Körper bekommen wir letztendlich auch ein besseres Verständnis für alles andere auf dieser Welt, da ja bekanntermaßen alles auf Yin und Yang beruht.

> „Rein logisches Denken verschafft uns keine Erkenntnis über die wirkliche Welt. Alle Erkenntnis der Wirklichkeit beginnt mit der Erfahrung und endet mit ihr. Alle Aussagen, zu denen man auf rein logischem Wege kommt, sind, was die Realität angeht, vollkommen leer."
> Albert Einstein

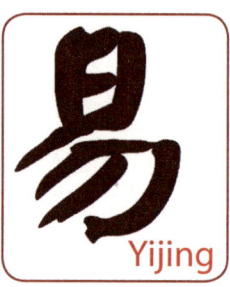

Yijing – Das Buch der Wandlungen
Das Yijing (I Ging) wird als das älteste Werk der klassischen, chinesischen Literatur angesehen und dürfte in etwa 3000 Jahre alt sein.

„Ba Gua" – Die acht grundlegenden Symbole des Yijings Die Tradition erzählt, dass Kaiset Fu Xi eines Tages den „Acht Winden" zuhörte und darauf die „Ba Gua", die acht Grundzeichen des Yijings festlegte.

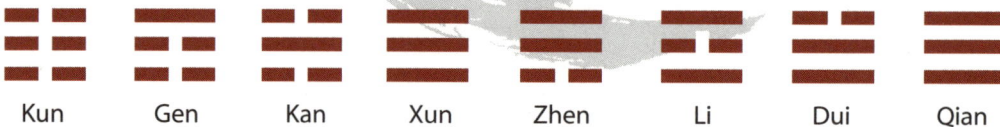

| Kun | Gen | Kan | Xun | Zhen | Li | Dui | Qian |

Im Wesentlichen ist das Yijing ein mathematisches Schema zur Darstellung des Universums, mitsamt all seiner Phänomene. Es beschreibt somit auch Mensch und Natur, Himmel und Erde. Somit ist das Yijing eine grundlegende Abhandlung von Yin und Yang und aller Phänomene dieses Universums, da sie letztendlich alle auf der Interaktion von Yin und Yang beruhen.

Die Bedeutung der grafischen Darstellung

In der Darstellung von Yin und Yang bedeutet ein durchgezogener Strich Yang, während ein geteilter Strich Yin darstellt. Als nun zwei Striche übereinandergelegt wurden, entstanden aus den vier möglichen Kombinationen die Bilder für junges Yang, altes Yang, junges Yin und altes Yin.

Durch Hinzufügen eines weiteren Striches entstanden aus den mathematisch möglichen Kombinationen von yin und yang innerhalb dieses dreifachen Kontextes acht Trigramme („kua"). Je nach Platzierung eines Striches innerhalb der drei Ränge ergibt sich ein anderes Trigramm und somit eine andere Bedeutung. Jedes Trigramm besteht somit aus drei Linien („yao") und ist letztendlich in seiner Bedeutung einer Person innerhalb des Modells einer Familie, aber auch einer Zahl, einem Element und noch vielen anderen Eigenschaften zugeordnet.

Die acht Trigramme

Trigramm	Familienmitglied	Natur	Himmelsrichtung	Kua	Element
Kan	Mittlerer Sohn	Wasser	Norden	1	Wasser
Gen	Jüngster Sohn	Berg	Nordosten	8	Erde
Zhen	Ältester Sohn	Donner	Osten	3	Holz
Xun	Älteste Tochter	Wind	Südost	4	Holz
Li	Mittlere Tochter	Feuer	Süden	9	Feuer
Kun	Mutter	Erde	Südwesten	2	Erde
Dui	Jüngste Tochter	Sumpf	Westen	7	Metall
Qian	Vater	Himmel	Nordwesten	6	Metall

Die Erweiterung der Trigramme

Später kombinierte König Wen aus Zhou die acht Trigramme zu 64 Hexagrammen, welche im Prinzip zwei übereinanderliegenden Trigrammen entsprechen. Diese sollten die Phänomene von Yin und Yang und somit des gesamten Universums noch genauer beschreiben können.

Die Symbole des Yijings gehen somit von zwei Sets von Bildern aus, welche jeweils drei Aspekte darstellen:

1. die drei Reiche von Himmel, Erde und Mensch
2. die Beziehung zwischen Yin, Yang und Qi

Letztendlich besteht das Yijing also aus einer bildhaften Darstellung in Form von 64 Hexagrammen, in denen sich durch deren Wechselwirkung ein intuitives Weltverständnis aufbaut, dessen zentraler Begriff die Wandlung ist. Erst später wurden dem Werk zahlreiche Kommentare und Interpretationen hinzugefügt. Die Harmonie zwischen Teil und Gegenteil, sowie die fortlaufende Veränderung aller Dinge sind Kernelemente dieses Werkes.

Anwendung als Orakel

Seit jeher wurde das Yijing als Orakel für Voraussagungen der Zukunft verwendet. Ursprünglich geschah dies durch das Werfen von Stäbchen aus Schafgarbe, heutzutage werden hierfür meist Münzen verwendet. Die Befragung des Yijings sollte allerdings immer in einem Zustand der Meditation erfolgen. Aus der Vielzahl an möglichen Wechselwirkungen der 64 Hexagramme ergibt sich hierbei eine Unzahl an verschiedenen Lösungsmöglichkeiten, die letztendlich natürlich auch eine Vielzahl an Deutungsmöglichkeiten zulassen.

Auch wenn das Yijing heutzutage kaum mehr gelehrt wird, so steht es doch in enger Verbindung mit der „Traditionellen" Chinesischen Medizin, Kultur und Philosophie.

Wu Xing - die Fünf Elemente oder Wandlungsphasen

Da sich die fünf Elemente Holz („Mu"), Feuer („Huo"), Erde („Tu"), Metall („Jin") und Wasser („shui") in einem ständigen Wandel befinden, wird hier oft der wahrscheinlich bessere Begriff der „Fünf Wandlungsphasen" verwendet. Auch der Begriff „Wuxing" könnte als „fünf bewegen" übersetzt werden. Die Fünf Wandlungsphasen stellen ebenfalls eine genauere Beschreibung und Unterteilung des Taiji, sowie der Wandlung von Yin und Yang dar. Genau genommen beschreiben Yin und Yang, sowie die Fünf Wandlungsphasen die Art, wie wir mit dem Dao in Beziehung treten. Qi wandelt sich hierbei in fünf Phasen von Yin zu Yang.

Die Elemente und ihre Entsprechungen

• Holz entspricht der treibenden Qualität des Frühlings, dem Aufbruch, der Expansion und dem Steigen.

• Feuer entspricht der wärmenden, kommunizierenden Qualität des Sommers, der Dynamik, der Aktion.

• Erde entspricht der nährenden Qualität des Spätsommers, der Fruchtbildung, der Wandlung und Veränderung.

• Metall entspricht der dichten, zusammenziehenden Qualität des Herbstes, der Kontraktion, der Ablösung und dem Sinken.

• Wasser entspricht der stillen, leisen, zur Auflösung hindrängenden Qualität des Winters, der Betrachtung und Lageerfassung.

Im Prinzip lassen sich fast alle Phänomene des Universums den Fünf Elementen zuordnen. Hier eine kleine Tabelle der Fünf Elemente und ihrer wichtigsten Zuordnungen.

Zuordnung	Holz	Feuer	Erde	Metall	Wasser
Yin – Yang	Kleines Yang	Großes Yang	Mitte	Kleines Yin	Großes Yin
Jahreszeiten	Frühling	Sommer	Spätsommer	Herbst	Winter
Naturvorgänge	Keimen	Wachsen	Übergang	Ernten	Speichern
Tageszeiten	Morgen	Mittag	Übergang	Abend	Nacht
Himmels-richtungen	Osten	Süden	Mitte	Westen	Norden
Richtung	Links	Vorne	Mitte	rechts	Hinten
Farben	grün	rot	gelb	weiß	schwarz
Yin – Organe	Leber	Herz	Milz	Lunge	Nieren
Yang – Organe	Gallenblase	Dünndarm	Magen	Dickdarm	Harnblase
Gewebe	Sehnen	Blutgefäße	Muskelmasse	Haut	Knochen
Sinnesorgane	Augen	Zunge	Lippen	Nase	Ohren
Körpersekrete	Tränen	Schweiß	Speichel	Schleim	Urin
Finger	Zeigefinger	Mittelfinger	Daumen	Ringfinger	Kleinfinger
Geschmäcker	sauer	bitter	süß	scharf	salzig
Stimmlicher Ausdruck	Schreien	Lachen	Singen	Weinen	Seufzen
Töne	Sü	Ho	Hu	Ssss	Chuey
Geruch	Sauer	Verbrannt	Süßlich	Verrottet	Faulig
Belastende Klimata	Wind	Hitze	Feuchtigkeit	Trocken-heit	Kälte
Belastende Tätigkeiten	Zu viel Laufen	Zu viel Lesen	Zu viel Sitzen	Zu viel Liegen	Zu viel Stehen
Belastende Emotionen	Zorn	übermäßige Freude	Grübeln	Trauer	Angst
Tugenden	Güte	Menschlich-keit	Sittlichkeit	Ritual	Vertrauen
Zahlen	3 / 4	9	2 / 5 / 8	6 / 7	1
Materialien	Holz	Kunststoffe	Keramik	Metall	Glas
Form	rechteckig	dreieckig	viereckig	rund	wellen-förmig
Lebensalter	Kindheit	Jugend und Adoleszenz	Mittlere Lebensalter	Alter	Tod
Bewegung	Aufsteigend	Zerstreuend	Zentrierend	Abstei-gend	Zusam-men-ziehend
Planeten	Jupiter	Mars	Saturn	Venus	Merkur
Tiere	Hirsch	Affe	Bär	Kranich	Tiger

Auch wenn sich obige Tabelle ähnlich der Yin/Yang-Tabelle noch weit fortsetzen ließe, so sind aus ihr schon einige Zusammenhänge unseres Körpers klar erkennbar, unter anderem:

• Jedes der fünf Organe versorgt ein zugehöriges Gewebe.

• Jedes der fünf Organe versorgt ein zugehöriges Sinnesorgan und „öffnet" sich in diesem.

• Jedes der fünf Organe ist für bestimmte Emotionen verantwortlich und empfindlich.

Die Zyklen der Fünf Elemente

In der Dynamik der Fünf Wandlungsphasen müssen wir zwischen einer ursprünglicheren, kosmologische Darstellung und einer neueren zyklischen Darstellung unterscheiden.

In der ursprünglichen Darstellung befindet sich das Erdeelement in der Mitte, sodass die Wandlung eines Elementes zum nächsten immer über das zentrale Erdeelement erfolgt.

In der neueren Darstellung befindet sich das Erdeelement zwischen Feuer und Metall und ist somit zu den anderen Elementen „gleichberechtigt". Die Interaktion dieser Elemente bewirkt einen Prozessablauf, der in Form von vier verschiedenen, gleichzeitig ablaufenden Zyklen beschrieben wird.

Der Entstehungszyklus

Der Entstehungszyklus wird auch Fütterungs-, Hervorbringungs-, Ernährungs-, oder Mutter-Kind-Zyklus genannt. Hier bildet ein Element die energetische Grundlage für das nächstfolgende: Holz nährt Feuer, Feuer nährt Erde, Erde nährt Metall, Metall nährt Wasser, Wasser nährt Holz.

Bildhaft gesprochen: Holz verbrennt und nährt dadurch Feuer, Feuer verbrennt zu Asche und Erde, in der Erde entsteht Metall, an Metall entsteht Tauwasser beziehungsweise geschmolzenes Metall zerfließt zu Wasser, Wasser nährt die Pflanzen und somit Holz.

Der Erschöpfungszyklus

Dieser beschreibt die Wirkung eines Elementes auf das ihm vorgereihte: Holz erschöpft Wasser, Wasser erschöpft Metall, Metall erschöpft Erde, Erde erschöpft Feuer, Feuer erschöpft Holz.

Bildhaft gesprochen: Holz saugt Wasser auf, Wasser rostet Metall, Metall entzieht der Erde Mineralien, Erde erstickt Feuer, Feuer verbrennt Holz.

Der Kontrollzyklus

Der Kontrollzyklus wird auch Überwindungszyklus genannt. Hier wird die Balance eines Elementes durch jenes Element sichergestellt, welches im Wandlungszyklus zwei Positionen vor ihm steht: Holz kontrolliert Erde, Erde kontrolliert Wasser, Wasser kontrolliert Feuer,

Feuer kontrolliert Metall, Metall kontrolliert Holz.

Bildhaft gesprochen: Holz dringt in Form von Pflanzen in die Erde ein, Erde dämmt Wasser ein, Wasser löscht Feuer, Feuer schmilzt Metall, Metall schneidet Holz.

Der Verletzungszyklus

Der Verletzungszyklus wird auch Verachtungs- oder Auflehnungszyklus genannt. Hier wird die Balance eines Elementes durch jenes Element sichergestellt, welches im Wandlungszyklus zwei Positionen nach ihm steht: Holz verletzt Metall, Metall verletzt Feuer, Feuer verletzt Wasser, Wasser verletzt Erde, Erde verletzt Holz.

Bildhaft gesprochen: Holz stumpft eine Axt aus Metall ab, Metall entzieht dem Feuer Hitze, Feuer verdampft Wasser, Wasser erweicht die Erde, die Erde begräbt das Holz.

Eine Fülle möglicher Interaktionen

Ein Element in Fülle kann somit beispielsweise die eigene Fülle über den Entstehungszyklus weitergeben (z. B. Leber-Feuer führt zu Herz-Feuer), es kann aber auch aus Fülle über den Kontrollzyklus ein anderes Element attackieren (z. B. Leber attackiert Milz). Es kann aber auch über den Verletzungszyklus die eigene Fülle weitergeben (z. B. Milz schiebt Feuchtigkeit in die Leber). Ein Element in Leere hingegen kann leicht über den Erschöpfungszyklus ein anderes schwächen (z. B. Leber-Yin-Mangel führt zu Nieren-Yin-Mangel).

Wie Sie vielleicht schon merken, gibt es daher unendlich viele Interaktionen zwischen den Organen. Aus genau diesem Grund sollte man Qigong nicht nur speziell für ein Organ oder speziell für eine Erkrankung machen. Man muss immer alle Organe, sprich den gesamten Körper regulieren, um längerfristige Resultate zu bekommen.

> Auch die Tibeter kennen das Konzept der fünf Elemente, allerdings werden hier die Elemente Erde, Wasser, Feuer, Wind und Raum unterschieden.

Welcher Elemente-Typ bin ich?

Nach Vorstellung der TCM kann die Grundkonstitution eines jeden Menschen einem bestimmten Element zugeordnet werden. Und obwohl dieses Prinzip der Grundkonstitution bereits im Su Wen des Huang Di Nei Jing erwähnt wurde, so wird dieses Wissen heutzutage kaum mehr gelehrt. Gerade im modernen China scheint dies nicht mehr in das wissenschaftliche Bild der chinesischen Medizin zu passen.

Manche Lehrer gehen davon aus, dass die eigene Geburtszeit bestimmt, welcher Typ man wird. Diese Vorstellung geht auf das Grundkonzept der „Organuhr" zurück, nach der jedes Organ in seiner Funktion einen täglichen Maximalpunkt, als auch Minimalpunkt (um 12 Stunden versetzt) besitzt. Symptome der Fülle zeigen sich hier vor allem in Gipfelzeiten, Symptome der Leere eher in Zeiten der Ebbe des Qi.

Die Organuhr

Zu diesen Uhrzeiten sind folgende Organe maximal mit Qi versorgt und aktiviert:

- 03-05 Uhr: Lunge
- 05-07 Uhr: Dickdarm
- 07-09 Uhr: Magen
- 09-11 Uhr: Milz
- 11-13 Uhr: Herz
- 13-15 Uhr: Dünndarm
- 15-17 Uhr: Harnblase
- 17-19 Uhr: Niere
- 19-21 Uhr: Perikard
- 21-23 Uhr: Dreifacher Erwärmer
- 23-01 Uhr: Gallenblase
- 01-03 Uhr: Leber

Auch in der ayurvedischen Tradition werden die 24 Stunden eines Tages in sechs Phasen zu je vier Stunden eingeteilt. Dieses Modell bietet auch eine Erklärung, warum wir am besten vor 22.00 Uhr schlafen gehen sollten. Zwischen 18.00 und 22.00 Uhr dominiert das Kapha-Prinzip der Schwere, welches uns hilft, in tiefem Schlaf zu versinken. Es erklärt aber auch, warum wir am besten vor 6.00 Uhr wieder aufstehen sollten. Von 02.00 bis 06.00 herrscht nämlich das Vata-Prinzip der Bewegung, welches uns helfen kann, mit mehr Elan und Energie in den Tag zu starten. Die ideale Zeit zum Aufstehen ist daher 05.59 und 59 Sekunden...

„Reintypen" gibt es nicht

Andere Lehrer hingegen gehen von einer gewissen Vererbung der Grundkonstitution aus. Ganz gleich, was denn letztendlich tatsächlich der ausschlaggebende Faktor sein dürfte, warum wir mit einer bestimmten Grundkonstitution auf dieser Welt leben, möchte ich Ihnen hier eine Idee über die Fünf-Elemente-Typenlehre geben.

Hierzu möchte ich vorher noch klarstellen, dass es sich hier um ungefähre Bilder und nicht um absolute Tatsachen handelt. Grundsätzlich ist kein Mensch zu 100 Prozent einem bestimmten Element zuzuordnen, da wir alle jedes der Fünf Elemente in uns tragen. Idealerweise sollten alle Fünf Elemente gleich ausgeprägt und in Harmonie miteinander sein. Nichts desto trotz gibt es meist ein oder zwei Elemente, die einen Menschen größtenteils prägen. Die meisten Menschen sind also Mischtypen aus mehreren Elementen, wobei hier eher von Aktivität, als von Identität ausgegangen werden sollte. Dies heißt, ein Holztyp ist beispielsweise deswegen ein Holztyp, weil er es gewohnt ist, mit seiner Leber auf äußere und innere Umstände zu reagieren. Ein Feuertyp hingegen agiert und reagiert viel eher mit seinem Herzen. Dasselbe Prin-

„Sich ausschlafen" bedeutet nicht später aufzustehen, sondern früher Schlafen zu gehen!

zip gilt natürlich auch für die anderen drei Typen. Gerade in Stresssituationen übernimmt gerne unsere Grundkonstitution die Kontrolle, sodass dann jeder die Welt durch eine grüne, rote, gelbe, weiße oder schwarze Brille sieht, je nachdem, welches Element das persönlich dominierende ist. Jeder Konstitutionstyp hat somit seine charakteristische Art und Weise, in dieser Welt zu leben. Und jeder Typ hat eine ganz bestimmte Emotion, die ihm Probleme bereitet.

Genau genommen müsste man in jedem Element auch einen Fülle- und einen Leeretyp unterscheiden, meist ist jedoch das gesamte Spektrum von Exzess bis absolutem Mangel innerhalb eines Elementes möglich. Daher pendeln wir gerne emotional zwischen den beiden Extremen unseres Elementes hin und her. Dies ermöglicht uns, das gesamte Potenzial unserer Grundkonstitution kennenzulernen.

Eine Diskrepanz zwischen äußerem Erscheinungsbild und eigentlichem inneren Erleben ist allen Elementen gemeinsam. Deswegen unterscheiden manche Lehrer zwischen unserer inneren Konstitution und unserem nach außen präsentiertem Temperament. Und weil das alles noch viel zu einfach ist, unterscheiden die Profis sogar die Elemente innerhalb der einzelnen Elemente. Bereits im Ling Shu, Kapitel 64 werden die 25 Kategorien von Menschen erwähnt. Auch sollte nicht der Fehler begangen werden, Pathologie und Konstitution gleichzusetzen. Dies bedeutet, dass häufige Erkrankungen und Pathologien in einem Funktionskreis nicht unbedingt bedeuten, dass dieser Funktionskreis auch unserer Grundkonstitution entspricht. Gerne breiten sich unsere Wehwehchen nämlich entlang des Sheng- oder Ke-Zykluses aus und manifestieren sich somit erst ein oder zwei Wandlungsphasen weiter. Auch ist es so, dass in harmonischen Organmustern die im Fünf-Wandlungsphasen-Zyklus dem Element vor und nachgestellten Elemente über den Sheng-Zyklus für ausreichend Stabilität und Rückhalt sorgen sollten, während die übrigen zwei über den Ke-Zyklus für die ebenso notwendige Spannung dienen sollten.

Letztendlich kann uns diese Fünf-Typen-Theorie ein wenig helfen, uns selbst mitsamt all unserer Eigenheiten zu verstehen. Sie lässt begreifen, warum wir ausgerechnet jene Stärken und Schwächen oder jene Probleme und Erkrankungen haben. Sie lässt uns erkennen, warum wir in bestimmten Situationen so oder so handeln. Und, was vielleicht noch viel wichtiger ist, sie gibt uns Möglichkeiten, etwas für unser ganz persönliches, individuelles Wohlbefinden zu tun.

Der Holz-Typ

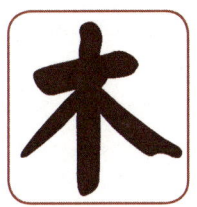

Der Holz- beziehungsweise Lebertyp ist ein Mann (oder natürlich eine Frau) der Tat! Holztypen strotzen meist nur so vor Energie und Antriebskraft, haben ein lautes, charismatisches, impulsives Auftreten und können Dinge in Angriff nehmen, sie auf die Beine stellen und Schwierigkeiten überwinden. Sie haben ständig einen Auftrag zu erfüllen und wissen genau, dass sie ans Ziel kommen werden, ganz gleich um welchen Preis oder gegen welchen Widerstand. Durch ihren Ehrgeiz und ihr ständiges Bemühen auch unter noch so großem Konkurrenzdruck ins „Neuland vorzustoßen" sind sie daher im Berufsleben oft in höheren Positionen anzutreffen.

Schon als Kinder konnten sie niemals einfach nur still sitzen und Ruhe geben. „Mir ist langweilig!" war schon immer ihr Lieblingssatz. Holztypen lieben die Herausforderung und lassen sich nicht gerne eingrenzen und herumkommandieren, sie brauchen ihre Freiheit. Sie fahren eine Harley Davidson oder sind Chirurg, oder beides. Die Rebellion gegen Konventionen und Regeln wird spätestens ab der Pubertät zur Lebensaufgabe. Gewerkschafter oder Aktivisten für Umweltschutzorganisationen wären hierfür wunderbare Beispiele.
Holztypen neigen allerdings auch zu einem etwas überschäumenden Temperament. Wut, Ärger, Zorn, aber auch Frustration und manchmal sogar Depression sind keine Fremdwörter. Vor allem über Langsamkeit und Ungeschicklichkeit kann sich ein Holztyp ganz hervorragend aufregen.
Auch wenn sie tatsächlich viel zu leisten vermögen, so übernehmen sie sich doch des Öfteren. Ein völlig überfüllter Terminkalender und ein ständiges Hetzen von einem Termin zum nächsten sind die Folge.
Das Holzelement entspricht somit dem „Gaspedal des Lebens", welches uns immer weiter führt, ohne auch nur ein einziges Mal still zu sein. Es bringt uns manchmal sogar so weit, dass wir tatsächlich glauben, wir müssten immer etwas tun, damit Dinge geschehen, anstatt einfach zu erlauben, dass Dinge von selbst geschehen. Eine typische Aussage dieses Elementes wäre „Und was machen wir jetzt?"

Holztypen sind somit immer in Eile und haben immer ein Ziel vor Augen. Zielstrebig schlagen sie eine Richtung ein, ohne auch nur einmal nach links oder rechts zu blicken. Und da das Holzelement im Zyklus der Fünf Wandlungsphasen genau zwischen Wasser und Feuer liegt, ist es nicht umsonst die Aufgabe dieses Elementes, unser Potenzial in Taten umzusetzen. Wachstum und Widerstand sind die zentralen Themen dieses Elementes.

Selten gibt es auch genau das Gegenteil des hier beschriebenen Fülletypens: den absoluten Phlegmatiker, der aufgrund einer absoluten Leere seines Holzelementes gar nichts auf die Beine zu stellen vermag. Auch der völlig ausgebrannte Manager muss sein erschöpftes Holzelement wieder aufladen, indem er Kraft im Wasserelement, dem Mutterelement des Holzelementes tankt. Wie geht das? Er schläft. Viel.

Das typische Äußere

Rein körperlich sind sie meist athletisch gebaut, haben ausgeprägte Muskeln und vor allem Sehnen, manche dieser Exemplare sehen sogar aus wie ein Baum. Der typische Marathonläufer wäre ein hervorragendes Beispiel hierfür.

Meistens haben sie einen intensiven Blick, dicke Augenbrauen und markante Gesichtsknochen. Vor allem die Knochen unter den Augenbrauen sind oft stark ausgebildet. Manchmal findet man eine leicht grünliche Gesichtsfarbe bzw. grünliche Schläfen und oft ein oder zwei Falten zwischen den Augenbrauen.

Das zugeordnete Organ

Das Hauptorgan des Holzelementes ist die Leber (und die Gallenblase): Die Leber kann psychosomatisch als das Organ der Lebenslust, der Tatkraft, der Motivation, der Fülle und Vielseitigkeit, aber auch der Sinnfindung und des Glaubens betrachtet werden. Kein Wunder, dass die Wörter „Leber" und „Leben" fast gleich sind.

Ihrer Natur gemäß erkrankt die Leber in den meisten Fällen an einem Leben zu ausgelassener Fülle. Eine Lebererkrankung ist oft ein Hinweis auf ein zuviel des Guten in der äußeren Welt.

Wichtig für eine gesunde Leber ist auch ausreichender Lebensraum, die Leberenergie muss sich entfalten können. Eine von außen aufgezwängte Einengung des Lebensstiles, oder ein aus Vernunftgründen nicht gegangener Lebensweg können oft Ursache von Lebererkrankungen sein. Das für das Holzelement so wichtige Wachstum sollte sich allerdings stets in angemessenem Ausmaße entfalten können. Gesundes Holz wächst zwar gerade und zielstrebig nach oben, ist dabei aber flexibel und passt sich der Umgebung an. Es ist somit bestimmt und zielgerichtet, allerdings nicht aggressiv. Notwendigen Veränderungen sollten Lebertypen daher nicht trotzen, ein gewisser „Lebensfluss" sollte immer gewahrt bleiben.

Typische Beschwerden

Holztypen sind vor allem für Störungen des Kreislaufs, des Gleichgewichtssinns, der Nerven, Muskeln und Sehnen anfällig. Wandernde Schmerzen, Probleme bei Koordination und Fortbewegung, Schwindel, Interkostalneuralgien, Verspannungen, Kiefergelenksprobleme, unregelmäßige Menstruation, Migräne, Bindehautentzündungen, sowie Reizbarkeit und andere Nettigkeiten sind oft kein Fremdwort.

Was dem Holztyp gut tut

Was der Holztyp nun am meisten braucht, ist Bewegung! Deswegen sind Holztypen auch unter vielen Sportlern zu finden. Sportliche Aktivität, Trampolinhüpfen oder auch einfach ein Spaziergang in der freien Natur sind die beste Therapie, um das Leber-Qi wieder frei fließen zu lassen. Kinder therapieren ihre Qi-Stagnation beispielsweise selbst, indem sie bei jeder nur erdenklichen Gelegenheit nach Herzenslust weinen. Erwachsene therapieren sich meist eher durch Alkohol, Schokolade und Sex, und zwar am liebsten gleichzeitig in der Kombination.

Da Verzeihen und Vergeben auch nicht die große Stärke von Lebertypen darstellen, sollte gerade jene Spezies „das Loslassen" ganz besonders üben.

Auch Dominanz in Güte und Wohlwollen umzuwandeln wäre eine wichtige Aufgabe für einen Holztypen. Sich von „schneller, höher, weiter" zu verabschieden und zu lernen, sich selbst genügend Zeit für Genießen und Zufriedenheit zu geben, wäre wichtig. Geduld, Toleranz und Flexibilität sollten also auf dem täglichen Trainingsprogramm stehen.

Eine sehr einfache Leberübung ist das Liegen. Unsere Leber erholt sich vor allem im Liegen. Hier kann unser Blut in die Leber zurückfließen und den Leber-Qi-Fluss wieder ein wenig glätten.

Spiritualität ist sehr wichtig für diesen Elementetyp, und viele Holztypen haben (auch wenn sie es meist nicht wissen oder sogar gar nicht wahrhaben wollen) eine verborgene Begabung hierfür. Auch kreative Tätigkeiten wirken sich meist sehr positiv auf Leber- (aber auch Nieren-)Erkrankungen aus. Sich in gelassener Fröhlichkeit und Freundlichkeit zu üben wäre wichtig. Ein Ausflug in die grüne Natur kann oft wahre Wunder wirken, um wieder ein bisschen „Spiritus" statt „Spirituosen" zu tanken.

Taiji Quan und Qigong für den Holztyp

Taiji Quan stellt eine wunderbare Methode zur Lockerung des Leber-Qi dar und ist daher hervorragend für Lebertypen geeignet. Im Taiji Quan wird Qi sehr intensiv im Körper bewegt und somit Stagnationen vorgebeugt.

Allein das Üben einer ganzen Taiji- oder auch Qigongform lehrt etwas, was der Holztyp ganz und gar nicht besitzt: Geduld. Hier sollte er allerdings nicht den Fehler begehen, zuviele verschiedene Formen nacheinander zu erlernen, ganz nach dem Motto, umso mehr, umso besser. Denn erst wenn wir gelernt und verinnerlicht haben, dass der Weg das Ziel ist, werden wir nicht mehr durch die Übungen eilen, sondern sie auch genießen können. All dies ist nötig, damit sich das eingezwickte Leber-Qi nicht auf den Magen und die Verdauung schlägt, oder vielleicht nach oben in den Kopf schießt.

Auch sollte der Lebertyp während des Qigong immer acht geben, sein Qi ausreichend nach unten abzusenken. Die Übungen sollten schwungvoll, dynamisch und fokussiert durchgeführt werden. Eine sehr beliebte Übung für das Holzelement stellt auch die so genannte „Schüttelübung" (siehe Seite 139) dar, bei der der gesamte Körper von oben bis unten durchgeschüttelt wird. Die Aufgabe der Leber ist somit nicht nur die Glättung des Qiflusses innerhalb des Körpers, sondern die Glättung des Lebens an sich.

Die Ernährung

In der Ernährung sollte der Lebertyp darauf achten, nicht zu viele heiße Nahrungsmittel zu sich zu nehmen. Bittersalate, Tomaten, Gurken oder Artischocken können eine Abkühlung für ein zu heißes Gemüt sein.

Auch sollte ein Lebertyp nicht zuviel saure Nahrungsmittel zu sich nehmen, da der saure Geschmack das vielleicht bereits eingeengte Leber-Qi noch mehr zusammenzieht. Auch das Lebenselixier Kaffee verschlimmert meist eine bestehende Leber-Qi-Stagnation. Chryanthemenblütentee, Melissentee oder auch einmal ein (EIN!) kühles Bier kann durchaus hilfreich sein.

> „Der Schwache kann nicht verzeihen. Verzeihen ist eine Eigenschaft der Starken." Gandhi

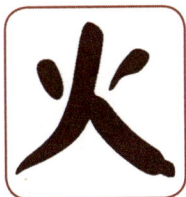

Der Feuer-Typ

Feuer – beziehungsweise Herztypen sind, wie uns der Name schon verrät, meist sehr herzlich und vor allem „herzbetont". Da das Feuer grundsätzlich zu Fülle neigt, sind Feuertypen meist extrovertiert, fröhlich und unterhaltsam. Solche Menschen haben ein großes Herz und tragen ihr Herz auch gerne auf der Zunge, das heißt, sie reden viel, manchmal mehr, als es der Umgebung lieb ist. Da es für Herztypen besonders wichtig ist, ihren Gefühlen Ausdruck zu verleihen, hört man sie meist schon, bevor man sie überhaupt sieht. Schon als Kinder standen Kichern, Albernheit und Geschwätzigkeit auf dem Tagesprogramm.

Meist sind es sehr emotionale Menschen, die in einem Moment noch „himmelhoch jauchzend", im nächsten aber schon wieder „zu Tode betrübt" sein können. Emotionale Achterbahnfahrten, das Pendeln zwischen Liebe und Hass, sowie der Wechsel zwischen loderndem Feuer und einem Häufchen Asche sind typische Kennzeichen dieses Elementes.

Im Gegensatz zur Leber, welche sehr viel mit der „Verarbeitung" unserer Emotionen zu tun hat, „fühlt" unser Herz die Emotionen auch. Feuertypen sind somit emotional sehr, sehr verletzlich. Deswegen ist es manchmal auch schwierig, tiefer in deren Herz vorzudringen. Sobald ein Herztyp allerdings einmal liebt, dann liebt er bedingungslos und erwartet dies auch von seinem Partner. Und weil niemand Liebe, Romantik und Intimität so sehr braucht wie Herztypen, verschenken sie gerne ihr Herz an einen geliebten Menschen, oder nehmen sich gewisse Dinge ganz besonders zu Herzen.

Auf jeden Fall sind Herztypen Menschen, die auf jeder Party gerne gesehen sind, da sie aufrund ihrer inspirierenden und verzaubernden Art für ausgelassene Stimmung sorgen. Durch ihre Fähigkeit, den Dingen voller Enthusiasmus Ausdruck zu verleihen und ihrem Verlangen nach Publikum finden wir sie oft in Berufen wie Showmaster, Verkäufer, Wirte, und Ähnlichem. Sobald sie im Rampenlicht stehen, erblühen sie, sobald aber die Kamera wieder weg ist, verfallen sie leider zu Asche.

Das typische Äußere

Oft haben sie ein eher spitzes Gesicht und funkelnde Augen. Die Augen sind, wie wir alle wissen, das Tor zur Seele, oder, wie der Chinese zu sagen pflegt: Der Shen zeigt sich in den Augen. Die leuchtenden Augen eines Kindes vor dem funkelnden Weihnachtsbaum sind das beste Beispiel hierfür. Ähnlich den Holztypen neigen auch Feuertypen zu Überhitzung. Dies kann sich dann schon in einem roten Kopf, Dekolletee oder geröteten Wangen zeigen.

Das zugeordnete Organ

Das Organ des Feuerelementes ist das Herz (und der Dünndarm): Herz und Kreislaufsystem entsprechen der Sonne in uns, die uns mit Empfindungen und Gefühlen durchflutet. Das Herz hat Humor, Begeisterung und Lebenslust, es besitzt „Herzensfreude".
Das Feuer symbolisiert aber auch Klarheit und Intuition. Spirituell hilft es uns, unser irdisches Selbst mit dem überirdischen, göttlichen zu verbinden und dies vielleicht auch im Alltag wiederzufinden. Auch die Freude ist prinzipiell nichts anderes als eine sehr große Klarheit! Depression hingegen entsteht häufig durch die Abwesenheit von Klarheit, Einsicht und Weisheit.

Typische Beschwerden

Kardiovaskuläre Erkrankungen, aber auch Störungen der Sprache, des Denkens bis hin zu schwereren psychischen und psychiatrischen Störungen sind Schwachstellen dieses Menschentypus. Ruhelosigkeit, Schlafstörungen, Harnwegsinfekte, Palpitationen und Thoraxschmerzen sind häufige Symptome.

Was dem Herztyp gut tut

Herztypen spielen gerne und fühlen sich gut dabei, jedoch sollten sie es nicht übertreiben. Wer nur mehr nach dem Lustprinzip lebt und täglich den Adrenalinkick sucht, wird auf Dauer sein Herz überhitzen. Auch zuviel Begierde oder Zeitdruck führen zu toxischer Hitze in unserem Herzen. Friede, Ruhe, Ordnung, genügend Schlaf, als auch Freude, allerdings ohne Aufregung wären geeignete Gegenmittel. Statt der äußeren Freude (chinesisch „xi") unserer heutigen „Immer mehr, mehr, mehr und mehr"-Konsumgesellschaft sollte viel eher die von innen kommende Freude (chinesisch „le") gesucht werden.
Ganz ähnlich unserem Herzschlag, der immer wieder zum richtigen Zeitpunkt im richtigen Rhythmus schlagen muss, sind es auch der Rhythmus und das Ritual im Leben, die unserem Herzen gut tun. Auch in der westlichen Medizin wird die Herzfrequenzvariabilität als gutes Maß für die Schlafqualität herangezogen. Ebenso ist bekannt, dass Gefühle wie Heiterkeit und Ruhe beide über den Neurotransmitter GABA vermittelt werden. Heiterkeit und Ruhe gehen somit Hand in Hand.

Allerdings sind nicht nur ein zuviel an Lebensfreude, sondern auch ein Mangel an Lebensfreude sehr belastend für unser Herz. Das Herz sollte daher niemals verschlossen sein. Selbst wenn wir dadurch manchmal verwundbarer werden, muss ein Herz immer offen und empfangsbereit sein, um glücklich und gesund zu sein.

Das Metallelement in uns hingegen darf wie ein Filter bestimmen, was in unser Herz darf und was nicht. Je stärker das Metallelement in uns, desto weiter können wir auch das Herz öffnen und desto glücklicher werden wir sein. Eine Verschlossenheit des Herzens stellt gerade heutzutage ein großes Problem unserer Gesellschaft dar. Es führt dazu, dass wir uns so einsam fühlen, obwohl wir doch von so vielen Menschen umgeben sind. Wer also sein Feuer stärken will, geht am besten aus dem Haus, hinaus ins Leben und sucht die Kommunikation. Diese Holzeigenschaft nährt und stärkt unser Feuer. Einsamkeit erlischt die Sonne unseres Herzens, es kühlt unser Herzfeuer und -Yang. Dies führt dazu, dass wir uns nicht mehr liebenswert fühlen. Auch dem freundlichsten Blick können wir nicht mehr standhalten. Was dem Herzen am besten gefällt, ist daher stets die Verbindung zu einem anderen Herzen. Sehen Sie deswegen anderen Menschen in die Augen! Probieren Sie doch einfach das nächste Mal, wenn Sie auf der Straße gehen, den an Ihnen vorbeigehenden Menschen in die Augen zu blicken. Einfach so. Ein kleines Lächeln schadet an dieser Stelle natürlich auch nicht. Hierdurch tun Sie nicht nur für sich selbst etwas Gutes, sondern auch für Ihre Mitmenschen. Vielleicht fühlt sich ein Mensch nur durch Ihren kurzen Blick an diesem Tag nicht mehr so einsam. Geben Sie ein Fest! Sehen Sie sich einen lustigen Film an! Spielen Sie ein lustiges Gesellschaftsspiel! Seien Sie kindisch! Es gibt viele Möglichkeiten, sich wieder in der Kunst des Lachens zu üben.

Wer das Herz verriegelt, verhungert.

Qigong für den Herztyp

Im Qigong sollten Herztypen das Spielerische betonen, verbissener Ernst sollte vermieden werden. Witz und Humor sind Zeichen eines gesunden Herzens. Gerade das Üben in der Gruppe ist für diese Menschen ganz besonders wichtig.

Alle Übungen, in denen die Hände (und hier vor allem die letzten drei Finger) spiralenförmig bewegt werden, sprechen vermehrt das Herz an. Auch wirken alle Übungen, die den Brustbereich öffnen und entspannen, auf das Herz (und die Lunge).

Während des Übens sollte immer ein gewisses inneres Lächeln getragen werden. Da das Herz unser „Kaiserorgan" im Körper ist, sollten die Übungen auch auf eine „majestätische", stolze, aufrechte, aber auch freudvolle Art und Weise durchgeführt werden. Öffnen Sie Ihren ganzen Körper, holen Sie weit aus und begrüßen Sie die ganze Welt! Alles Ästhetische und Schöne, das tief aus unserem Inneren kommt, wirkt heilsam auf uns. Üben Sie, als ob Sie der Kaiser von China wären, als ob Sie der König des Qigongkurses wären!

Die Ernährung

In der Ernährung sollten Sie ähnlich dem Holztyp zu heiße Nahrungsmittel meiden. Salate, Tomaten, Zucchini, Gurken hingegen bewahren vor Überhitzung des Herzens. Heiße Gewürze und Alkohol sollten eher seltener am Speiseplan stehen.

Manchmal kann es hilfreich sein, das Wasserelement mit kühlen, salzigen Nahrungsmitteln zu stärken, um dem überschießenden Feuer des Herzens Einhalt zu gebieten. Auch auf geistiger Ebene ist es das Wasserelement, welches ein hysterisches Lachen zu einem liebevollen Schmunzeln wandelt.

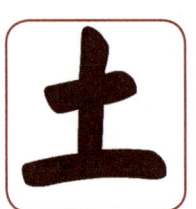

Der Erde-Typ

Erde- bzw. Milztypen sind gemütliche Menschen. Sie lieben die Gemütlichkeit der Gemeinschaft und Familie, die Tradition, das Wohlige und Nährende, und vor allem das gute Essen. Nichts tröstet einen Erdetyp so sehr, wie das Essen. Jeder noch so unwichtige Anlass wird daher ganz unauffällig mit einem Essen kombiniert. Und wenn ein Milztyp im Restaurant bestellt, so tut er dies gleich für eine ganze Armee (auch, wenn er es gar nicht selber isst). Und überhaupt haben Erdetypen gerne „viel". Deswegen lieben sie es auch, Dinge zu sammeln.

Was sie weniger schätzen, sind Veränderung und Spontaneität. Weil hingegen Beständigkeit, Verlässlichkeit und Vertrauenswürdigkeit viel mehr zu ihren Stärken zählen, gelten sie oft als „langjährige treue Mitarbeiter" in ihrem Beruf. Das analytische Denken liegt ihnen hier ganz besonders. Ein gewisses Maß an Trägheit ist Milztypen allerdings nicht fremd. Dadurch verweilen sie manchmal etwas länger als gut für sie wäre und verpassen dann so manchmal das richtige Timing.

Sie sind wunderbare Zuhörer und Tröster. Dies geht Hand in Hand mit sehr viel Mitgefühl, welches sie nach Außen abgeben, meistens aber in der Hoffnung, selbst welches zurückzubekommen. Denn Liebe und Zuneigung entsprechen hier dem Feuerelement, jener Wandlungsphase, die die Erde nährt. Auch hier pendeln Erdetypen gerne zwischen den beiden Polen der völligen Zentrierung auf sich selbst und der völligen sich für andere Menschen aufopfernden Dezentriertheit. Deswegen finden wir sie oft in helfenden, sozialen Berufen wie dem einer Krankenschwester oder anderen Berufen des „Helfersyndroms".

Als Friedensstifter sind sie aufgrund ihrer warmen, versöhnlichen Art und ihrer ausgesprochenen Fähigkeit, Beziehungen herzustellen und aufrecht zu erhalten unschlagbar. Harmonisieren und Ausgleichen sind die Stärken dieses Typen. Die Aufgabe eines Erdetypen wäre somit, die richtige Balance zwischen völliger Aufopferung für andere auf der einen und absoluter Selbstbezogenheit auf der anderen Seite zu finden. Die überfürsorgliche Mutter, die sich zwar wohlwollend, aber doch aufdringlich in alle Angelegenheiten der eigenen Kinder einmischt, wäre ein weiteres klassisches Beispiel

Das typische Äußere

Milztypen sind oft etwas rundlicher gebaut, was sich vor allem in einer etwas rundlicheren Gesichtsform zeigt. Auch der Mitleid erregende Hundeblick ist eine der Spezialitäten dieses Menschentypus. Selbst wenn Erdetypen nicht dick sind, so haben sie meist doch ein „kleines Extra-Polster", und, was besonders nett ist, sie fühlen sich meist auch weich an. Deswegen können Erdetypen hervorragend umarmen!

Das zugeordnete Organ

Das zugehörige Organ des Erdeelementes ist die Milz (und der Magen). Das Milz-Magen-Pankreas-System hängt nach Ansicht der Traditionellen Chinesischen Medizin funktionell eng mit der Verdauung und dem Stoffwechsel zusammen. Hier wäre vor allem das Grübeln zu nennen, welches die Funktion des Verdauens behindert. Zuviel Nachdenken oder sich obsessiv über immer dieselben Dinge Sorgen machen entspricht schlicht und einfach einer „zerebralen Indigestion", also einer „Verdauungsstörung im Gehirn". Das chinesische Zeichen für Grübeln entspricht nicht zufällig zwei Füßen, die auf der Stelle treten. Leute mit einer geschwächten Milz sollten daher auch nicht zuviel lernen oder lesen. Manchmal schlägt sich aber auch der Ärger der Leber auf den Magen, sodass „es einem sauer aufstößt" oder einem „die Galle hochkommt". Viele Verdauungsstörungen haben auch mit dem Metallelement zu tun (Lunge – Dickdarm, siehe Seite 206).

Typische Beschwerden

Verdauungsstörungen, Probleme der Flüssigkeits- und Lymphzirkulation, Prostatabeschwerden, Organsenkungen, Krampfadern, sowie Störungen des Stoffwechsels sind einige der Schwachstellen dieses Typen. Appetitlosigkeit, Heißhunger auf Süßes, Blähungen, Neigung zu blauen Flecken und vielleicht sogar ein wenig Blutarmut gehören hier zum Alltag.

Was dem Erdetyp gut tut

Eine ausreichende Portion an Sport hat noch keinem Milztypen ernsthaft geschadet. Jegliche Art von körperlicher Betätigung gibt grundsätzlich dem Kopf und dadurch auch dem geliebten Grübeln einmal eine Pause. Dadurch kann der Körper wieder für einige Zeit die Oberhand über den Geist gewinnen.

Auch das gemeinsame Essen im Beisein der Familie und Freunde ist für unsere Milz eine wahre Wohltat.

Qigong für den Erdetyp

Auch wenn sich ein Milztyp ganz anders als ein Holztyp entspannt, so sind auch für diesen Typ etwas dynamischere Bewegungen des Qigong oder Taiji Quan sicherlich förderlich.

Während der Holztyp von ganz allein seine Entspannung im Tennis oder beim Nahkampf-training sucht, würde Sie der Erdetyp wahrscheinlich in die nächste Irrenanstalt einweisen, wenn Sie ihm erzählten, er solle sich zur Entspannung mal „richtig bewegen". Und obwohl der Milztyp die Entspannung viel eher im Liegestuhl sucht, sollte gerade auch er in Bewegung bleiben, um die angesammelte Feuchtigkeit etwas aufzulockern und in Schwung zu bringen. Gerade die Aktivität ist es, die ihn aus seiner Langeweile und Apathie reißen kann. Alle fließenden Bewegungen, die zum Genießen einladen, eignen sich hierbei hervorragend.

Weiter sollten Milztypen auf eine tiefe Bauchatmung achten, um ihr Zentrum zu stärken und zu bewegen. Jede Übung, die das elastische Ausdehnen und Zusammenziehen unseres Zentrums bewirkt, spricht den Funktionskreis der Milz an. Diese abwechselnd zentrifugalen und zentripetalen Kräfte stärken unsere Mitte. Während des Übens sollte ein Gefühl der Geborgen- und Sicherheit, des Wohligen, der Wärme und Zentriertheit betont werden. Um gut „geerdet" zu sein, sollten wir „Erdlinge" während des Qigongtrainings auf Stabilität durch ausreichenden und festen Bodenkontakt achten.

Die Ernährung

Schwachpunkt des Milztyp sind letztendlich natürlich Verdauung und Stoffwechsel. Deswegen ist gerade für diese Menschen eine „gesunde Ernährung" essenziell. Dies beginnt schon beim warmen Frühstück, welches beispielsweise ein gekochtes Getreide oder der altbekannte chinesische Reisbrei, das Congee sein kann. Mehlspeisen und Süßigkeiten sollte der Milztyp ganz besonders meiden, auch wenn man ihm dadurch wahrscheinlich seiner „Lebensgrundlage" beraubt.

Auch Milchprodukte, cremige Saucen und dergleichen sind nicht ideal, all dies erzeugt in unserem Körper Feuchtigkeit und Schleim. Die Milz mag es hingegen am liebsten warm und trocken.

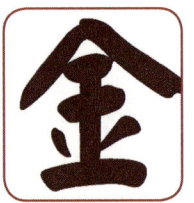

Der Metall-Typ

Kennen Sie diese Art von Münzen, die zwar außen rund sind, in der Mitte aber eine viereckige Aussparung haben? Alte chinesische Münzen sahen so aus. Rund, aber auch eckig. Eben ganz speziell. Ähnlich sieht auch ein Metalltyp aus, wie eine Mischung aus dem Bullen von Tölz und Spongebob sozusagen…

Dementsprechend sind auch Metalltypen „ganz speziell". Metalltypen tragen beispielsweise sportliche Kleidung, die gleichzeitig auch elegant sein muss, sie fahren ein Auto, das gleichzeitig ein Gelände- aber auch ein Sportwagen ist. Wenn ein Metalltyp etwa ein weißes T-Shirt kaufen will, so geht er nicht einfach in das nächstbeste Geschäft und kauft eines, sondern durchkämmt systematisch die gesamte Stadt, solange bis er genau „das" weiße T-Shirt gefunden hat. Metalltypen brauchen eben immer alles „ganz speziell", nicht einfach nur rund, nicht einfach nur eckig, sondern eben beides, aber „ganz speziell"! Qualität und Ästhetik gehen für einen Metalltyp somit immer vor Quantität.

Hierbei spielt vor allem das äußere Erscheinungsbild die größte Rolle. Auch hier pendelt der Metalltyp zwischen absolutem Materialismus und dem genauen Gegenteil hin und her. Die andauernde Suche nach dem besten Auto, dem besten Handy, aber auch dem besten spirituellen Guru oder der „besten" Erleuchtung bestimmt das Leben. Meisterschaft und Vollkommenheit sind das höchste Ziel eines Metalltyps.

Metalltypen haben oft einen „guten Riecher" für Dinge, sie sind sehr sensibel für ihre Umwelt und Mitmenschen. Dies stellt einerseits ihre Stärke, andererseits aber auch ihre Schwäche dar. Was jetzt, eckig oder rund? Oft haben Metalltypen Schwierigkeiten, Grenzen zu ziehen. Sie nehmen dann an Allem teil, was in der Folge oft zu einer etwas melancholischeren Lebensstimmung führen kann, ganz nach dem Motto: „Wer nach allen Seiten offen ist, ist nicht ganz dicht." Dinge einfach da sein zu lassen und die eigene Zentrierung zu suchen, ohne sich allerdings zurückziehen zu müssen, wären adäquatere Vorgehensweisen. Seltener kommt es auch vor, dass sie alle Grenzen dicht machen und gar nichts mehr an sich heranlassen. Wenn die Angst vor Intimität und Spontaneität den Alltag beherrschen, spricht man von einem zu „starren" Metall. Diese Menschen sollten lernen, sich selbst ihren Mitmenschen zu öffnen. Metalltypen sind oft sehr korrekt in ihrem Handeln und Auftreten. Sie sind sehr diszipliniert und streng, vor allem mit sich selbst. Sie studieren und analysieren, ordnen und organisieren, definieren und verfeinern, solange bis letztlich Gefühl und Leidenschaft durch Zeremonie und Ritual verdrängt worden sind. Kontrolle und Korrektheit bestimmen das Leben. Chaos und Formlosigkeit sind dem Metalltypen ein Greuel. Auch in ihren Mitmenschen haben sie meist nur wenig Verständnis für Unordentlichkeit oder Disziplinlosigkeit. Durch ihr ständiges Streben nach Präzision, Perfektion, Reinheit und Anerkennung, sowie ihr Bemühen immer der Beste zu sein, erscheinen sie uns oft als ein wenig unnahbar, kühl und beinahe herzlos. Und gerade weil Metalltypen innerlich so verletzlich und zerbrechlich sind, verbergen sie dies ganz hervorragend und zeigen äußerlich kein Anzeichen einer Schwäche. Obwohl Metalltypen von ihren Mitmenschen wegen ihrer Integrität und Gewissenhaftigkeit stets respektiert und geschätzt werden, werden sie viel seltener tatsächlich geliebt. Und so streng sie auch mit sich selbst ins Gericht gehen, so schlecht können sie auch mit Kritik anderer umgehen. Ein Metalltyp hat (ganz ähnlich dem Holztyp) immer Recht! Jede Kritik wird sofort als Respektlosigkeit interpretiert. Meist haben Metalltypen einen sehr großen Sinn für Gerechtigkeit, sie sind streng, aber nicht hart.

Das Metallelement hat aber auch mit Rechtschaffenheit, Integrität, Ehrenhaftigkeit und Eleganz zu tun. Metalltypen sehen meist sogar in Jeans und T-Shirt noch elegant aus. Diese Eigenschaften des Metallelementes führen dazu, dass wir aufrecht durchs Leben schreiten können. Manchmal kann es auch helfen, sich einfach etwas Elegantes zum Anziehen zu kaufen oder fein auszugehen, um sein Metallelement wieder „in Form zu bringen".

Auch die Kunst des richtigen Timings entspricht einer typischen Eigenschaft dieses Elementes. Ein gutes Metall weiß instinktiv, wann es zu handeln und wann es zu gehen hat, ein ungesundes Metall hingegen würde versuchen, krampfhaft einen Abschluss zu erzwingen.

Das typische Äußere

Meistens handelt es sich eher um schlankere und etwas größere Personen (Leptosomen). Sie haben feine Gesichtszüge, hier vor allem eine feinere Nase, eher dünnere Knochen und eine trockenere, ebenfalls dünne Haut. Oft haben sie dünne, lange Finger.

Sie wirken manchmal ein wenig zerbrechlich, eigentlich fallen sie einem meist gar nicht auf, da sie lieber im Hintergrund agieren und nicht so gerne im Rampenlicht stehen. Ihre Körperhaltung ist manchmal ein klein wenig gebückt, kann aber auch manchmal ganz gegenteilig sehr „militärisch" sein.

Das zugeordnete Organ

Das dem Metall zugeordnete Organ ist die Lunge (und der Dickdarm). Die Atmung verkörpert unseren Kontakt mit der Außenwelt. Das Metall ist somit Grenzfläche, vor allem aber auch Kontaktfläche nach Außen. Es bestimmt, was hinein darf und was hinaus soll und verkörpert somit diesen energetischen Prozess an unserer Körperoberfläche. Hierdurch hat es auch eine klärende und filternde Funktion.

Die Luft, die wir atmen, ist verantwortlich für unsere Leichtigkeit, Fröhlichkeit, Freiheit und Heiterkeit. Wenn wir uns in einer beengenden, „erstickenden" Situation befinden, „müssen wir uns manchmal Luft machen", um wieder „frei durchatmen zu können".

Trauer und vor allem ein Gefühl des Verlustes wiederum lassen uns gebückt durchs Leben gehen, sodass die Lunge nicht mehr gut atmen kann.

Abgrenzungsfähigkeit geht Hand in Hand mit unserer Abwehrkraft. Dies ist auch der Grund, warum wir nicht dann krank werden, wenn wir viele wichtige Dinge zu erledigen und viel zu arbeiten haben, sondern genau in dem Moment, in dem wir alles erledigt haben und beginnen, uns zu entspannen. In diesem Moment geben wir nämlich unsere Präsenz an der Körperoberfläche auf und verlegen unsere Energie (oder was davon noch übrig ist) wieder nach Innen. Pathogene Keime können sich frei entfalten. Was lernen wir daraus? Niemals aufhören zu arbeiten! Oder gar nicht erst anfangen…

Typische Beschwerden

Atemwegserkrankungen wie chronische Bronchitiden, Kurzatmigkeit, Allergien, Nasen-nebenhöhlenentzündungen und andere Schleimproblematiken sind die Schwachpunkte dieses Typs. Anfälligkeit für Verkühlung und Grippe, Steifheit, Darmprobleme, schlechte Wundheilung und Husten gehören hier zum täglichen Brot.

Was dem Metalltyp gut tut

Oft liegt die Ursache einer nicht endenden Traurigkeit oder Melancholie in dem typischen Problem des Metallelementes des „Nicht-Loslassen-Könnens", des „Dinge-nicht-hinter-sich-lassen-Könnens". Das „Nicht-Loslassen-Können" der mittlerweile herangewachsenen eige-nen Kinder oder das Haften an einer vergangenen Liebe wären Beispiele hierfür. Ein starkes Metall hingegen kann gehen, wenn es das will. Dieses „Nicht-Loslassen-Können" kann sich aber auch auf körperlicher Ebene im der Lunge angekoppelten Organ des Dickdarms in Form einer wunderbaren Verstopfung äußern. Wer darunter leidet, sollte einmal seine eige-ne Wohnung unter die Lupe nehmen und einmal so richtig ausmisten und genau dadurch schon ein klein wenig üben, loszulassen. Die Betonung liegt hier auf der EIGENE Wohnung ausmisten. Die Wohnung des Nachbarn auszumisten wird meist nicht sehr geschätzt. Auch das „Ausatmen der Vergangenheit" stellt eine wunderbare Übung hierzu dar.

Auch viele andere Dinge im Alltag zu klären, wäre wichtig für unser Metall. Was betrifft mich? Was betrifft mich nicht? Ziel sollte es sein, ein Gleichgewicht zwischen dem, was her-ein darf und dem, was hinaus soll, herzustellen.

Ab und zu einmal zu singen hat noch keinem Lungentyp geschadet. Auch wenn es wahr-scheinlich überhaupt nicht seinem Naturell entspricht, stellt Singen eine wunderbare Mög-lichkeit dar, die Lunge und somit den Brustkorb und das gesamte Gemüt zu öffnen. Also auf zum Karaoke!

Die Wandlungsphase, die das Metallelement nährt, ist die Erde. Deswegen stellt für den Me-talltypen, und ich weiß als persönlich Betroffener, wovon ich spreche, das gutes Essen eine wichtige Lebensgrundlage dar.

Sich selbst zu respektieren und zu akzeptieren, dass es auf dieser Welt nichts absolut Per-fektes gibt, wären neben dem Loslassen die Hauptaufgaben für diesen Typus.

Qigong für den Metalltyp

Wenn ich einem Elemente-Typ Qigong besonders empfehlen kann, dann dem Metalltyp! Die richtige Atmung, verbunden mit einer aufrechten Körperhaltung ist ein absolutes Muss für diese Personen. Da es das Metallelement ist, welches unserem Yin eine Struktur verleiht, stellt eine korrekte Körperhaltung eine Grundvoraussetzung für ein gesundes Metall dar. Metalltypen brauchen viel freie und frische Luft, jegliche Einengung sollte vermieden werden. Deswegen sollte während des Übens Hauptaugenmerk auf das Öffnen des Brustkorbes gelegt werden. Auch die Mobilisierung des Schultergürtels in Form von Schulterkreisen und Ähnlichem ist sehr wichtig, um den Lungen wieder Platz zum Atmen zu geben und die Schultern nicht zu weit nach vorne kollabieren zu lassen. Der Nackenbereich besitzt ebenso großen Einfluss auf unser Metallelement.

Die Übungen sollten klar und präzise, korrekt und exakt, bestimmt, aber elegant durchgeführt werden. Obwohl das Loslassen innerhalb einer Bewegung hier ganz besonders betont werden sollte, darf eine gute Körperstruktur nicht vernachlässigt werden.

Die Ernährung

Da sich die Lunge am meisten vor Trockenheit fürchtet, sollten zuviel scharfe Nahrungsmittel, welche die Körperflüssigkeiten austrocknen, eher vermieden werden. Andererseits können ein bisschen Knoblauch, Ingwer, Zwiebel und Lauch die Lunge wieder öffnen und unterstützen. Hier aber eben nicht übertreiben, eben nur „ganz speziell" viel, besser gesagt, wenig an scharfen Gewürzen!

Bambussprossen, weißer Senfsamen, Mandeln oder Birnen sind weitere Nahrungsmittel, welche die Lunge unterstützen.

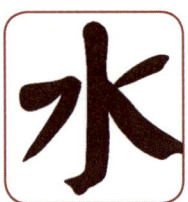

Der Wasser-Typ

Da Wasser in der Natur in verschiedener Gestalt vorkommt, sind auch Wassertypen sehr unterschiedlich. Hier ist es daher besonders notwendig, zumindest zwischen einem Fülle- und einem Leeretyp zu unterscheiden.

Der Fülletyp

Wenn das Wasserelement sehr stark vorhanden ist, dann spricht dies für eine sehr gute Grundkonstitution. Dies sind Leute, die nichts so leicht erschüttern kann, „sie stehen wie ein Fels in der Brandung". Auch sind sie sehr robust und werden daher nur selten krank. Ihre Knochen sind außerordentlich stark und dicht, ihr Körper wirkt unerschütterlich. Im Gegensatz zu Holztypen ersetzen Wassertypen Aggressivität und „Drive" durch die Flexibilität und Weichheit des Wassers. Und obwohl das Wasserelement dem Willen entspricht, so ist dies doch ein Wille ohne Anstrengung, ein Wille, der die Dinge einfach geschehen lässt, ohne sie zu zwingen. Das Wasser steht für unsere Anziehungskraft, unsere Präsenz, unsere „Magnetisierungskraft". Auch Neugier und ein gewisses Maß an Talent zur Kommunikation werden Wassertypen zugesprochen.

Das Äußere: Wassertypen sind rein äußerlich oft schwer einer bestimmten Nationalität zuzuordnen. Sie sehen so aus, als ob sie aus jedem Land stammen könnten, selbst wenn beide

Elternteile ein und derselben Volksgruppe angehören. Sie wirken auch oft jünger als sie tatsächlich sind, Männer wirken manchmal ein bisschen wie Jünglinge. Oft haben Wassertypen ein sehr ausgeprägtes Kinn und große, feste, fleischige Ohren. Manchmal erkennen wir einen Wassertypen bereits, bevor wir ihn tatsächlich sehen, allerdings nicht, weil er wie ein Herztyp so viel redet, sondern, weil er einen sehr lauten Schritt hat. Die Wasserenergie ist eine sehr stark nach unten gerichtete Kraft in uns.

Der Mangeltyp

Wenn das Wasserelement in unseren Nieren nur sehr schwach vorhanden ist, so spricht dies für eine schwache Grundkonstitution. Nierenschwächetypen werden als Kinder oft krank und sind meist sehr ängstlich und schüchtern. Eine Schwäche der Nieren zeigt sich in dunklen Ringen unter den Augen. Häufig haben solche Menschen eine Vorliebe für schwarze Kleidung, die sie tragen, um sich zu schützen. Unsicherheit und Unentschlossenheit prägen den Alltag. Solche Menschen brauchen viel Unterstützung und Wärme, da sie sich sonst wie ein Bär zum Winterschlaf aus der Welt zurückziehen und isolieren. Auch Struktur und Ordnung sind als Eigenschaften des für das Wasserelement nährenden Metallelementes von großer Bedeutung.

Für beide typisch

Wie auch alle anderen Elementetypen pendeln auch Wassertypen gerne zwischen ihren zwei Extremen hin und her. Auf der einen Seite mögen sie hinter jeder Ecke eine Bedrohung oder Katastrophe vermuten und daher auf ihre Umgebung meist eher ängstlich erscheinen, in Situationen jedoch, in denen schon alle anderen die Nerven verlieren, handeln sie hingegen ruhig und effizient. Da die Emotion der Angst bei Wassertypen immer eine große Rolle spielt, haben sie im Laufe des Lebens gelernt, gut mit ihr umzugehen. Sie besitzen somit die Fähigkeit, Gefahren gut kalkulieren zu können und wirken daher auf andere oft sehr beruhigend. Deswegen finden wir sie häufig in Berufen, die ständig einer gewissen Gefahr ausgesetzt sind. Wir treffen sie als Notfallmediziner, Feuerwehrmänner in brennenden Hochhäusern oder andere tapfere Menschen. Wassertypen sind ruhige, bedächtige Menschen.

> „Je nachdem, wie viel Mut ein Mensch hat, schrumpft oder weitet sich sein Leben." Anais Nin

Beiden Wassertypen gemeinsam ist ihre Flexibilität und Kompromissbereitschaft. Gleich dem Wasser suchen sie sich „fließend" ihren Weg. Und genau wie Wasser immer die Form des Gefäßes annimmt, in dem es sich befindet, so ist es auch das Wasserelement in uns, das es uns ermöglicht, uns an die äußeren Lebensumstände erfolgreich anzupassen.

Das Wasser in uns ist es auch, welches unsere Bestimmung darstellt. Um sie zu erreichen, verleiht uns dieses Element Weisheit und spirituellen Glauben. Deswegen wissen wir manchmal Dinge, die wir eigentlich gar nicht wissen können. Von Natur aus Einzelgänger ist es eine der Lieblingsaufgaben eines Wassertyps, sich Zeit zu nehmen, um die Dinge in Ruhe zu durchdenken und dann diesen wie ein Philosoph an den Grund zu gehen, bis auch die letzten Mysterien dieser Welt erforscht und alle Wahrheiten ans Tageslicht gerückt worden sind. Anonymität und Privatsphäre sind dem Wassertyp ganz besonders wichtig. Schweigsam, undurchschaubar und in sich gekehrt beschäftigen sie sich mit dem Tod und der existenziellen Frage wo wir denn eigentlich herkommen. Die Suche nach Wissen bestimmt den Alltag. Wer wissen will, wie sich die Energie des Wassers anfühlt, sollte einmal im Winter auf den Friedhof gehen. Die dort herrschende Ruhe und Stille geben uns eine genaue Vorstellung über die Charakteristik dieses Elementes.

Was ein Wassertyp überhaupt nicht schätzt, sind Unehrlichkeit und Oberflächlichkeit. Aufgrund ihrer visionären Fähigkeiten und der Tatsache, dass sie meist mehr in der Welt ihrer Ideen als in der tatsächlichen zu Hause sind, stehen sie den aktuellen Dingen oft etwas kritisch, vielleicht sogar zynisch gegenüber. Selbst wenn ein Wassertyp unter Menschen lebt oder arbeitet, schafft er sich doch immer seine eigene kleine, undurchschaubare Welt. Kreativität und Klarheit des Geistes sind ebenso Eigenschaften, die in der Stille des Wasserelementes geboren werden.

Das zugeordnete Organ

Das Organ des Wasserelementes ist die Niere (und die Harnblase). Die Nieren stellen das Fundament unseres Körpers dar. Somit sind sie unsere eiserne Energiereserve, die wir für Zeiten, in denen „uns etwas an die Nieren geht" pflegen und behüten sollten. Sie geben uns den Mut und den Rückhalt, ins Leben hinausgehen zu können, und zu wissen, dass wir genug Ressourcen haben, um das zu bewältigen, was auf uns zukommen mag.

Da sie im unteren Rücken liegen, bestimmen sie auch „ob wir Rückgrat haben" oder nicht. Nicht zufällig „machen wir uns in die Hosen", wenn wir Angst haben.

Die Nieren als Ursprung allen Yin (und Yangs) stellen auch unseren „Reservebrennstoff" dar. Wenn wir uns zu sehr über unser Potenzial verausgaben, dann sind wir irgendwann einmal „ausgebrannt". Schlafmangel und Dauerstress sind somit die größten Feinde unserer Nieren. Deswegen sind einfaches Ruhe geben und nicht dauernd funktionieren müssen essenziell für die Regeneration dieses wichtigen Organs. Ein Urlaub am (salzigen) Meer wäre somit die ideale Therapie.

Typische Beschwerden

Typische Probleme dieses Typen sind Störungen des Wachstums, der Entwicklung und der Fertilität. Aber auch Krankheiten des zentralen Nervensystems, der Wirbelsäule, Knochen, Zähne und des Gehörs können vermehrt auftreten.

Was dem Wassertyp gut tut

Die Nieren lieben die Wärme, wer also oft „vor Angst starr und erfroren" ist, sollte vielleicht einfach mehr wärmende Lebensmittel zu sich nehmen, sich und vor allem seine Füße warm anziehen und das bauchfreie Leibchen weglassen. Wer mit einer Schwäche des Nieren-Yangs beschwert ist, ist sicherlich mit dem Phänomen der „Daunendeckentage" vertraut. Dies sind jene Tage, an denen wir aufwachen und am liebsten den ganzen Tag unter unserer ach so kuscheligen Decke bleiben würden. Und glauben Sie mir, es gibt sogar „Daunendeckenmenschen".

Das wichtigste Mittel gegen die Angst ist die Weisheit. Das Wissen über die Natur der Dinge gibt uns Kraft und Mut und nimmt die Spannung, welche Angst in uns erzeugt.

Qigong für den Wassertyp

Alle drehenden und spiralenförmigen Bewegungen des unteren Rückens wirken auf die Nieren. Durch das Drehen und Bewegen der Hüfte und Taille wird vor allem der Dai-Mai-Gürtelmeridian aktiviert, welcher über das Lebenstor Mingmen mit unseren Nieren verbunden ist. Aber auch das Kreisen der Fußgelenke aktiviert viele wichtige Akupunkturpunkte des Nieren- und Blasenmeridians im Bereich des Fußknöchels. Auch sollte auf eine gewisse Durchlässigkeit im Bereich der Fußgelenke und der Fußsohle geachtet werden.
Da das Wasserelement einer stark nährenden, aufrichtenden und stabilen Kraft entspricht, werden einige Nierenübungen auch in relativ breitem Stand durchgeführt, was ebenso als Nieren stärkend angesehen wird.
Das Wasserelement entspricht aber auch der Stille, dem Innehalten, dem Rückzug und der Kontemplation. Es ermöglicht das „in sich Gehen", denn in der Ruhe liegt die Kraft. Deswegen ist die tiefe Meditation ideal, um unser Wasserelement anzusprechen. Ganz ähnlich wie ein Bär im Winterschlaf können wir uns hier vollkommen der Stille hingeben. Während des Übens sollten wir ganz in uns gekehrt sein, still und klar wie ein Gebirgssee. Auf der anderen Seite sollte ein Wassertyp aber auch darauf achten, in seiner Einsamkeit nicht zu sehr zu Eis zu verhärten.

Die Ernährung

Da unsere Nieren generell dazu neigen, eher kalt zu werden, sollten Nierentypen alles meiden, was direkt aus dem Kühlschrank kommt. Eiskalte Getränke und Tiefkühlfrost sollten tabu sein. Auch der Bananensplit im Sommer ist nicht ideal. Wärmende Gewürze wie Zimt, Nelken, Koriander oder Anis fördern hingegen das Yang der Niere und wärmen somit auf. Salzige Meeresfrüchte, Algen und dergleichen hingegen stärken sehr gut das Yin der Niere.

Typenlehren in anderen Kulturen

Die drei Doshas des Ayurveda

Auch in der ayurvedischen Tradition gibt es das Prinzip der individuellen Grundkonstitution. Hier werden drei grundlegende Typen von Menschen unterschieden:

1. Vata: Dies entspricht dem Bewegungs- oder Windprinzip und verbindet die Elemente Raum („Akasha") und Luft („Vayu").

2. Pitta: Dies entspricht dem Transformations- oder Feuerprinzip und verbindet die Elemente Feuer („Tejas") und Wasser („Jal").

3. Kapha: Dies entspricht dem Stabilitäts- oder Strukturprinzip und verbindet die Elemente Wasser („Jal") und Erde („Prthvi").

Auch hier gibt es natürlich individuelle Mischungen der drei Doshas.

Des Weiteren werden unterschieden:

• Die Geburtskonstitution („Prakriti").

• Ein derzeitiges Ungleichgewicht („Vikriti").

• Ein dauerhaftes Ungleichgewicht, welches durch ein längerfristiges Vikriti entsteht und in der Folge als Grundkonstitution erscheint („Dehaprakriti").

Auch hier verliert der erkrankte Organismus im Laufe der Zeit die Fähigkeit, sich selbst wieder ins Gleichgewicht zu bringen. Hauptaugenmerk der Therapie liegt hier in der Wiederherstellung der Geburtskonstitution, des persönlichen Bau- oder Lebensplanes („Prakritisthapan").

Diese drei Doshas unterscheiden sich in zahlreichen Eigenschaften und Merkmalen.

Auch wie viel Schlaf man benötigt, hängt stark davon ab, welcher Typ man ist. Ein Kapha-Typ braucht prinzipiell einige Stunden mehr Schlaf pro Tag als ein Vata-Typ, der auch mit recht wenig auskommen kann. Da helfen auch keine schlauen Sprüche wie: „Auf die Tiefe des Schlafes kommt es an, nicht auf die Länge."

Die Typenlehre der Galenischen Medizin

Auch die Galenische Medizin des alten Griechenlandes unterschied die Menschen nach den „Vier Säften":

• Melancholiker

• Phlegmatiker

• Choleriker

• Sanguiniker

Die Typenlehre der tibetischen Medizin

Natürlich unterscheidet auch die tibetische Medizin verschiedene Grundkonstitutionen. Die drei wichtigsten sind:

1. Die Wind-Konstitution
2. Die Gallen-Konstitution
3. Die Schleim-Konstitution

Nachdem wir nun die gesamte Familie, alle Freunde und Feinde, alle Haustiere und Arbeitskollegen durchanalysiert haben, sollten wir an dieser Stelle nicht vergessen, dass es zwar sehr interessant und vor allem auch amüsant ist, Menschen nach diesem System einzuteilen, jeder von uns aber in seiner ganz persönlichen Art und Weise einzigartig und daher liebenswert ist.

Chinesische Diätetik

Der Begriff „Diät" ist entgegen allen Gerüchten nicht in einer Frauenzeitschrift des alten Roms entstanden, sondern leitet sich von dem griechischen Wort für Lebensweise („diaita") ab. Und genau deswegen geht es in diesem Kapitel ganz und gar nicht um „der Speck muss weg!", sondern um „welcher Speck muss her?"

So traurig es für manchen von uns auch klingen mag: Essen ist Medizin! Und zwar ist Essen eine Medizin, die wir jeden Tag mehrmals zu uns nehmen!

Die westliche Medizin beschäftigt sich hier in ihrer ewigen Suche nach messbaren Dingen vor allem mit Inhaltsstoffen und Kalorien von Nahrungsmitteln. (Ich persönlich glaube ja nicht an Kalorien...) Die TCM hingegen legt ihren Schwerpunkt eher auf die Funktion eines Nahrungsmittels, sie fragt sich: „Was macht das Ding mit uns Menschen, wenn wir es essen?" Und nur weil in einem Nahrungsmittel besonders viel von diesem oder jenem vorhanden ist, so heißt dies noch lange nicht, dass wir besonders viel davon essen müssen. Wir beißen ja auch nicht einfach in das Auto des Nachbarn, nur weil viel Eisen drinnen enthalten ist.

Es gibt auch kein „Das ist gesund" in der TCM. Ob etwas gesund ist, hängt von unserer grundsätzlichen Konstitution, welches durch unser Karma, unsere Eltern und unseren bisherigen Lebenswandel bestimmt wird, sowie von unserer aktuellen Kondition ab. Auch die Nahrungsmenge, der Zeitpunkt der Nahrungsaufnahme, die Art der Zubereitung, die Situation, in der wir uns gerade befinden und noch einige andere Faktoren spielen hierbei eine wesentliche Rolle. Leider gibt es gerade in diesem Gebiet einen großen Irrglauben über die „richtige" Ernährungsweise. Jedes Mal, wenn ein Patient zu mir sagt, dass er sich eh sehr gesund ernährt, dann ist dies für mich meist schon ein recht eindeutiges Zeichen, dass er das mit Sicherheit nicht tut. Es gibt allerdings ein erschreckendes Sprichwort: Du bist, was du isst! Auch wenn noch kein leibhaftiges Schnitzel als Patient zu mir gekommen ist, so merkt man doch bei genauerem Hinsehen so manche Ähnlichkeit des Essers mit dem Gegessenen. Und ist Stoffwechsel nicht einfach die Umwandlung fremder Nahrungsessenz in körpereigenes „Ich"?

Allgemeine Richtlinien

Gleich vorweg eine Regel, die trotz ihrer Banalität nicht selbstverständlich ist: Die wichtigste Ernährungsweise besteht darin, zu essen!

Sie glauben gar nicht, wie oft ich von Patienten höre, dass sie die erste Mahlzeit am späten Nachmittag nehmen. Kein Wunder, dass sie dann den ganzen Tag wie Zombies herumlaufen. Es gibt ernährungstechnisch nichts Wichtigeres, als das Frühstück.

Frühstücken Sie!

Wenn Sie auf das Frühstück verzichten, dann läuft Ihr Körper schon von Anfang an auf Notprogramm. Dies wird auch schon im Volksbrauch in folgender Bauernweisheit deutlich: Esse in der Früh wie ein Kaiser, zu Mittag wie ein König, am Abend wie ein Bettelmann.

Diese Volksweisheit entstand allerdings in einer Zeit, in der die Menschen nach dem Frühstück auf ihre Felder gingen und den ganzen Tag körperlich hart arbeiteten. Da die Mehrheit von uns heutzutage eher am Schreibtisch ihr Dasein fristet, so sollte sich dieser doch so weise Spruch weniger auf die Menge an Nahrungsmittel beziehen, welche wir in der Früh in uns hineinschaufeln, sondern auf die Qualität!

Nach einigen Studien an Schulkindern haben jene, die frühstücken eine um etwa 10-15 Prozent besser Leistungsfähigkeit in der Schule. Es gibt also nichts Wichtigeres als ein qualitativ hochwertiges Frühstück! Für klein, aber auch für groß, für dick und für dünn.

> „Ist er Koch oder Arzt?
> Ist dies eine Apotheke oder ein Restaurant?
> Fisch, Fleisch, Gemüse, Frühlingszwiebel und Porree;
> Köstliche Gerichte verbannen Tabletten und Pillen,
> nahrhafte Speisen sind das Mittel gegen alle Leiden."
> Chinesisches Gedicht, Autor unbekannt.

> „Eure Nahrungsmittel sollen eure Heilmittel sein, eure Heilmittel sollen eure Nahrungsmittel sein." Hippokrates

Essen Sie ein warmes Frühstück!

Genau wie Ihr Körper „schläft" auch Ihr Verdauungssystem in der Nacht. In der Früh muss daher erst das „Verdauungsfeuer" des Magens wieder entfacht werden.

Ein kaltes Joghurt mit Südfrüchten und Orangensaft direkt aus dem Kühlschrank ist daher nur in den seltensten Fällen das geeignete Frühstück. Oder würden Sie gerne zum Aufwachen mit einem eiskalten Kübel Wasser übergossen werden?

In China isst man zum Frühstück gerne „Xi Fan" (Congee), Reis, der mit viel Wasser zu einem Brei gekocht wird. Dies wirkt sehr regulierend auf Magen und Darm und gibt ein sehr angenehmes, warmes, wohliges Gefühl im Bauch. Sie können aber auch einen warmen Getreidebrei (Haferbrei, Hirsebrei, Polenta…) in der Früh kochen, auch eine warme Suppe ist nicht verboten. Gute Gewürze für ein Frühstück sind beispielsweise Zimt, Vanille, Sternanis. Vermeiden Sie nur die Kombination von Getreide und saurem Obst, da die darin enthaltenen Fruchtsäuren unsere Kohlenhydratverdauung blockieren.

Wenn Sie es tatsächlich schaffen sollten, einen Brei in der Früh zu essen, dann achten Sie darauf, immer auch ein paar Flocken oder Ähnliches zum Knabbern hineinzugeben. Ein Brei, so gut er sein kann, birgt immer die Gefahr, dass wir völlig das Kauen vergessen. Über die Wirkung und Wichtigkeit des Kauens werden wir ein wenig später reden. Aus demselben Grund finden wir klassischerweise in einem Kartoffelpüree darübergestreute Zwiebel.

Bei einer beginnenden Verkühlung hilft es oft, Congee mit Ingwer und Zwiebeln zu kochen. Dies wärmt, stärkt das Qi und öffnet die Körperoberfläche, sodass Wind und Kälte wieder hinausgeschwitzt werden können.

Nichtsdestotrotz gibt es auch Menschen, die eher ein deftiges Frühstück mit Speck, Eiern und Bohnen benötigen, um gestärkt in den Tag zu gehen. Dies gilt vor allem für jene, die zur Stoffwechselgruppe der „Fast Oxidizer" gehören, und somit den Großteil ihrer Energie aus Glykolyse gewinnen.

Der „Slow Oxidizer" hingegen bezieht den größten Teil seiner Energie aus der oxidativen Phosphorylierung und profitiert somit eher von einem guten Getreidefrühstück.

> Schon der berühmte Arzt Sun Si Miao sagte: „Bevor du eine Erkrankung (mit Akupunktur oder Kräutertherapie) behandelst, versuche es zuerst über die Ernährung!"

Essen Sie ein ordentliches Mittagessen!

Nicht nur schnell ein Wurst- oder Käsebrötchen vom Bäcker. Laut ayurvedischer Auffassung sollte die größte Mahlzeit des Tages das Mittagessen sein. Es gibt also arbeitstechnisch nichts Heiligeres als eine ordentliche Mittagspause! In China war ich immer verblüfft darüber, wie rigoros alle Ärzte dort ihre Mittagspause einhalten, ganz gleich, wie viel zu tun ist.

Wann und wieviel?

• Essen Sie, wenn Sie hungrig sind! Wenn Sie trotz Hunger weiterarbeiten, wird ihr Blutzucker langsam absinken und der Heißhunger auf Süßes ist nicht mehr weit! Längeres Hungern erzeugt nach TCM Magenfeuer, welches auf Dauer die Magenschleimhäute angreifen kann.

• Essen Sie nicht, wenn Sie nicht hungrig sind! So einfach ist das. Das eine Stück Schokolade, dass Sie nur mal zwischendurch kosten, weil es „so arm und einsam am Tisch liegt", wird Sie zehn Mal dicker machen, als der riesige Berg an Gemüse, den Sie zu Mittag verdrücken.

• Essen Sie wenig, wenn Sie wenig Hunger haben! Punkt.

• Essen Sie viel, wenn Sie viel Hunger haben! Wieder Punkt.

Oder wie Paracelsus schon sagte: Dosis fecit venum – Die Dosis macht das Gift.

Wieviel wir am Tag essen müssen oder dürfen, hängt unter anderem davon ab, wie effizient unsere Verdauung ist. Nicht jeder kann von ein paar Früchten am Tag überleben.

Essen Sie regelmäßig!

Das Verdauungssystem ist ein Gewohnheitstier, das am liebsten jeden Tag um dieselbe Zeit mit etwa derselben Menge gefüttert werden will. Oft liest man in Zeitschriften: Essen Sie viele kleine Zwischenmahlzeiten. Ja schon, aber nicht alle 20 Minuten! Auch Ihr Verdauungssystem braucht Ruhephasen. Essen Sie sich daher zu den Hauptmahlzeiten richtig satt, sodass Sie für mindestens zwei bis vier Stunden gut über die Runden kommen und keine Zwischenmahlzeiten brauchen. Milz und Magen benötigen nun einmal eine gewisse Zeit, um alles wegzuräumen, sodass der Magen dann wieder leer, "geputzt" und bereit für neue Schandtaten ist. Essen Sie daher komplette Mahlzeiten, je nach Hunger mal kleinere, mal größere! Räumen Sie alle Naschsachen weg, und trennen Sie so strikt die Zeit des Essens von der Zeit des Nichtessens.

In Japan gibt es eine interessante Redewendung, wenn man über eine schwerkranke Person redet. Man sagt: "Jetzt füttern sie ihm Reis."

Essen Sie nicht zu spät!

Dies hängt natürlich davon ab, wann Sie schlafen gehen und wie schnell Sie verdauen. Sie sollten sich nur nicht mit vollem Bauch ins Bett legen, da Ihr Körper in der Nacht ja schlafen soll, und nicht verdauen! Die Verdauungskraft soll in der Nacht vor allem dazu dienen, geistig zu verdauen. Wenn Sie beispielsweise in der Früh überhaupt keinen Appetit haben, so kann dies an einem zu späten oder zu üppigem Abendessen liegen.

Kauen Sie!

Kauen. Wir sind nicht auf der Flucht! Mahlzeit benötigt eben Zeit.

Das Bewegen der Kaumuskulatur tonisiert laut TCM die Milz und ist somit gerade bei "schlechtem" Essen unabdingbar. Wer weiß, dass Magen- und Dickdarm-Meridian über den Kiefer verlaufen und die "Luo"-Gefäße der beiden Ober- und Unterkiefer versorgen, der wird verstehen, warum Kauen so wichtig für die Verdauung ist. Außerdem entspannt es wunderbar. Wer hier weiß, dass der Akupunkturpunkt Jiache (Magen 6) am Kieferknochen zu den für psychische Erkrankungen eingesetzten "Ghostpoints" von Sun Si Miao zählt, der wird auch dies verstehen.

Kauen Sie zumindest die ersten Bissen ganz bewusst, und genießen Sie die Geschmacksnuancen des Essens.

Wer will, kann die Verdauung noch weiter anregen, indem er mit der Zunge über die Zähne und das Zahnfleisch schleckt, und zwar sowohl Vorder- als auch Rückseite, oben und unten, von links nach rechts und von rechts nach links. Dies regt die Speichelbildung an, putzt die Zähne und wirkt durchblutungsfördernd auf das Zahnfleisch. Unsere Zähne sind ja angeblich nicht nur für den Zahnarzt da!

Sehen Sie sich die Inhaltsstoffe an!

Sie lesen ja schließlich auch die Packungsbeilage von Medikamenten…
Vermeiden Sie hierbei Geschmacksverstärker, Süßungsmittel, Konservierungsmittel, Fertigprodukte und sonstige E-Nummern!

Luftdicht verpackte Nahrungsmittel, die bis ins Jahr 3000 haltbar sind, müssen von Haus aus tot sein, um so lange „leben" zu können. Wir sind keine Astronauten!

Viele Fertigprodukte (Fertigsaucen etc.) enthalten Emulgatoren, um Wasser und Milch zusammen zu halten. Sie „verkleben" also unser Essen und somit letztendlich auch uns.

Trinken Sie während des Tages genügend Flüssigkeit, während der Mahlzeiten allerdings eher wenig. Keine eiskalten Getränke zum Essen! Damit erlöschen Sie nur jegliches „Verdauungsfeuer".

Kein leichtfertiger Konsum von „Light"-Produkten!

„Light"-Produkte führen nicht zur „Erleuchtung", sondern machen vor allem unsere Geldbörse „light" und sind eher als denaturierte Nahrung anzusehen. Wussten Sie übrigens, dass das oft verwendete künstliche Süßungsmittel Aspartam in der Schweinezucht dafür genutzt wird, um durch Auslösen eines noch größeren Hungergefühls die Schweine zu mästen? Es gibt Studien, in denen Versuchspersonen im Vergleich zu normalem Essen einfach eine viel größere Menge verzehrten, wenn sie „Light-Produkte" vorgesetzt bekamen, sodass sie letztendlich erst Recht wieder auf ihr „Gewicht" kamen.

Je intensiver und konzentrierter der Geschmack eines Nahrungsmittels, desto schneller weiß unser Verdauungssystem, was es zu verdauen hat. Essen Sie daher „klare" Nahrungsmittel, keine „Wischiwaschinahrung", bei der unser Körper nicht weiß, was er da gerade vorgesetzt bekommt.

F.X. Mayr, der Begründer der österreichischen Version der „Schule der Mitte" verschrieb die Semmel in der „Semmel-Milch-Diät" eigentlich vornehmlich als Kautrainer.

Essen Sie qualitativ hochwertiges, unverarbeitetes, frisch gekochtes Essen!

Vereinfacht gesagt: Eier von „glücklichen" Hühnern haben schlicht und einfach mehr Qi. Oder, wie ein Hersteller von Freilandeiern auf seiner Homepage wirbt: Eier von glücklichen Hühnern haben mehr Biophotonen. Auch der Physik-Nobelpreisträger Erwin Schrödinger hat bereits vor mehr als 50 Jahren darauf hingewiesen, dass wir mit unserer Nahrung nicht nur dessen Inhaltsstoffe, sondern auch dessen Ordnung zu uns nehmen. Und genau diese Ordnung dürfte wahrscheinlich durch jene besagten Biophotonen aufrechterhalten werden.

Qualität geht vor Quantität!

Als abschreckendes Beispiel seien so manche Lokalitäten genannt, die sich damit preisen, die größten Schnitzel im Lande zu haben. Den Tellerrand unter der Speise erkennen zu können gilt hier als absoluter Fauxpas. Der Gast erhält hier natürlich, falls er es vollbracht haben sollte, eine schier astronomische Menge an Schnitzel in seinen Verdauungsapparat zu pressen,… der Kenner ahnt es schon…ein weiteres Schnitzel!

Auch wenn wir weniger essen, oder vielleicht tatsächlich abnehmen wollen, zählt Qualität immer mehr als Quantität. Eine reine Beschränkung der Essensmenge funktioniert auf Dauer nie. Der berühmte Reboundeffekt (auch bekannt als „Jojo-Effekt") ist gesichert. Verabschieden Sie sich also vom andauernden Kalorienzählen. Viel wichtiger, als wie viele Kalorien Sie essen, ist, was für eine Art von Kalorien Sie essen! Diät muss daher immer auch über eine Änderung der Qualität und nicht nur der Quantität erfolgen.

Vermeiden Sie „Eat all you can"-Buffets!

Hierbei ist weniger die Menge an Nahrungsmittel, die wir in uns hineinstopfen, um das absolute Maximum für unser Geld zu bekommen das Problem, sondern viel eher die Tatsache, dass wir dann meist mehr als zehn völlig verschiedene Speisen essen, ganz nach dem Motto: „Ich bin ja weltoffen und möchte alles kosten." Die Milz, welche nach TCM unsere Nahrung aufspalten und sortieren muss, ist durch dieses „Greed all you can" völlig überfordert. Es stimmt schon, dass wir prinzipiell von allem ein bisschen essen sollten, aber nicht innerhalb einer Stunde! Bestellen Sie daher lieber das Mittagsmenü oder bleiben Sie bei zwei bis drei Speisen und kommen nächste Woche noch einmal vorbei, um den Rest auch einmal auszuprobieren. Essen Sie daher besser: „Digest all you can" statt „Eat all you can"!

Essen Sie Dinge, die lokal und saisonal wachsen!

Wer nicht gleich als Farmer leben möchte, möge die Studie von A. Price (siehe Kasten) vielleicht dennoch als kleinen Anstoß sehen, seine eigenen Ernährungsgewohnheiten noch einmal zu überdenken. Dies impliziert auch, dass es nicht notwendig ist, exotische Nahrungsmittel, deren Namen wir nicht einmal aussprechen können, zu uns zu nehmen. Wir müssen also nicht zum Han-Chinesen mutieren.

In der TCM ist hierfür das so genannte Ahnen- oder Zong-Qi im Brustkorb zuständig, welches mit der Kraft unserer Vorfahren die Nahrungsessenzen, welche als „Klares" von der Milz extrahiert wurden, überprüft. Nach dieser Überprüfung entsteht aus dem so genannten

Gu-Qi (Nahrungsqi) nach Verbindung mit dem Da-Qi (Atmungsqi) der Lunge körpereigenes Zhen-Qi. In der westlichen Medizin könnte man Zhen-Qi in etwa mit unserem Energielieferanten ATP (Adenosintriphosphat) vergleichen.

Zum Thema „regional und saisonal essen" gab es eine interessante Studie. Der amerikanische Zahnarzt und Anthropologe Weston A. Price wollte Mitte des neunzehnten Jahrhunderts die Zähne der Weltbevölkerung untersuchen. Dazu sollte man wissen, dass in der TCM die Zähne eine direkte Ausprägung unserer Essenz sind, sprich ein Zeichen unserer Grundkonstitution, unserer Gene.

Er wollte zuerst vor allem die ursprünglichsten Naturvölker untersuchen und ging daher…ja, Sie lesen richtig… in die Schweiz. Wer sich jetzt beleidigt fühlt, möge es mir verzeihen, es war nun einmal so. Er reiste also in ein entlegenes Bergdorf und untersuchte die Zähne aller dort lebenden Einwohner. Sein Ergebnis verblüffte ihn sehr, da der Zustand der Zähne um so viel besser war als in seinem „zivilisierten" Heimatland. Daraufhin untersuchte er die Zähne derjenigen, die zwar aus diesem Dorf stammten, jedoch in die Stadt gezogen waren und fand heraus, dass deren Zähne schon wesentlich schlechter waren. Er verglich nun die Ernährungsgewohnheiten und fand heraus, dass sich die Einwohner des Dorfes vor allem von Nahrungsmittel ernährten, die vor Ort wuchsen und verfügbar waren, während die Ausgewanderten ihre Ernährung komplett auf „städtische Ernährung" umgestellt hatten.

In den nächsten Jahren bereiste er die Welt und führte überall die gleichen Untersuchungen durch. Allerorts erhielt er dasselbe Ergebnis. Menschen, die sich so ernährten, wie es ihre Vorfahren schon seit Jahrhunderten taten, und daher Nahrungsmittel zu sich nahmen, die lokal und saisonal wuchsen, hatten wesentlich bessere Zähne, als jene, die sich „modern" ernährten. Weston A. Price fand außerdem heraus, dass sich die Umstellung auf „moderne" Ernährung oft erst ein oder zwei Generationen später (in Form von schlechten Zähnen) manifestierte. Hieraus zog er zwei Schlüsse. Erstens, dass schlechte Ernährung sich auf unsere Gene auswirkt, zweitens, dass die letzte „gesunde" Generation diejenige war, die noch von echter Landwirtschaft lebte. Dieser Versuch zeigt deutlich, dass „gesundes" Essen für jede Bevölkerung auf diesem Planeten etwas anderes sein kann.

Besser vegetarisch leben?

• Ernähren Sie sich vegetarisch, wenn Sie sich damit besser fühlen! Von gekochtem Gemüse ist noch kein Mensch dick geworden. Wenn Sie zur Gruppe der Slow Oxidizer gehören, werden Sie hier Ihr Heil finden.

• Ernähren Sie sich nicht vegetarisch, wenn Sie sich ohne Fleisch schlechter fühlen! Ganz nach dem Motto: „Besser ein Steak im Bauch als ein Steak im Kopf." Dies wird vor allem für den Fast Oxidizer der Fall sein. Essen Sie ein Steak, wenn Sie Grubenarbeiter sind oder am nächsten Tag gegen Mike Tyson in den Ring steigen müssen. Wenn Sie jedoch spiritueller Führer einer Friedengemeinschaft sind, oder in der Arbeit den ganzen Tag nur sitzen und nachdenken, so sollten Sie vielleicht doch eher die Gemüsesuppe in Betracht ziehen. Wie man sich ernähren sollte, hängt daher auch heute noch davon ab, ob man „Jäger" oder „Sammler" ist. Wenn Sie sowohl Pflanzen- als auch Fleischfresser sind, so sollten Sie 70 – 80 % pflanzlich, 20 – 30 % Fleisch oder (noch besser) Fisch essen.

Vegetarische Ernährung kann für den einen sehr gesund sein, ein anderer könnte aber daran zu Grunde gehen. Dies hängt davon ab, welche Art von Stoffwechsel wir haben. Hier gilt sehr wohl: Nicht alle Menschen sind gleich!

Essen Sie nicht zuviel Rohkost!

Vitamine und Mineralien sind natürlich wichtig, die essenzielle Frage ist nur, ob wir sie überhaupt aufnehmen können. Was bringen mit Vitaminen vollgestopfte Nahrungsmittel, wenn wir sie nicht verdauen und somit aufnehmen können?

Deswegen „vorverdauen" die Chinesen gerne ihre Nahrung, indem sie diese kochen beziehungsweise kurz im Wok anbraten und dabei auch einen gewissen Vitaminverlust beim Erhitzen hinnehmen. Je ineffizienter also unsere Verdauung, desto mehr müssen wir diesen Prozess der Verdauung durch das tatsächliche Kochen einer Mahlzeit unterstützen. Und wenn Sie schon rohes Obst essen wollen, dann am besten auf leeren Magen, da es sich so am leichtesten verdaut.

Eine Verdauung ist ganz allgemein dann effizient, wenn sie Wertvolles extrahieren und Belastendes ausscheiden kann. Wer also eine effiziente Verdauung hat und sich vernünftig ernährt, der benötigt auch keine Nahrungsergänzungsmittel. Wer nicht zu dieser Gruppe gehört, der kann unter Umständen sehr wohl von Nahrungsergänzungmitteln profitieren. Ganz allgemein lässt sich auch sagen, dass Nahrungsmittel, die bei uns Blähungen verursachen, vermieden werden sollten, da diese offensichtlich unsere Verdauungskapazität, zumindest im Moment, überschreiten.

Vermeiden Sie Tiefkühlkost!

Erst kürzlich las ich einen Artikel eines „renommierten" Professors der Medizinischen Universität Wien, der behauptete, dass der menschliche Körper rein physiologisch kein warmes Essen benötige! Ich wünsche ihm viel Vergnügen in seinem weiteren Dasein als Eiszapfen!

Verwenden Sie keine Mikrowelle!

Obwohl die Mikrowelle unser Essen wärmt, wird das Essen uns nicht wärmen können! Vergleichen Sie einfach die wärmende Wirkung eines Tees, dessen Wasser mit der Mikrowelle gekocht wurde, mit einem auf dem Herd gekochten. In Nahrung, welches mit der Mikrowelle gewärmt wurde, steckt null Qi. Es gibt auch Untersuchungen, nach denen die Mikrowelle die physikalische Struktur der Moleküle verändert. Manch ältere Modelle müsste man aufgrund ihrer Strahlenaktivität eigentlich bei der Post anmelden…

Meine persönliche Sympathie gegenüber Mikrowellen geht sogar soweit (nämlich überhaupt nicht weit), dass ich behaupte, dass die zu Weihnachten verschenkte Mikrowelle schlechtes Karma bringt.

Vermeiden Sie Zucker!

Vermeiden Sie vor allem die Kombination von Zucker und Milch. Dieser Punkt ist ein großes Problem in unserer Gesellschaft, da wir doch ein sehr großes Angebot an Süßspeisen haben. Ich möchte Ihnen hier nicht verbieten, beim nächsten Besuch der Urgroßoma den hausgemachten Apfelstrudel zu verspeisen, bedenken Sie aber folgendes:

Zucker (und vor allem in Kombination mit Milchprodukten) macht laut TCM Nässe und Schleim im Körper. Dies entspricht in etwa dem, was wir in der westlichen Naturheilkunde als Schlackenstoffe in Form von biogenen Aminen und ähnlichen, ausscheidungspflichtigen Nettigkeiten bezeichnen. Nässe wiederum verwandelt Ihren Körper in einen wunderbaren…Komposthaufen. Wenn dieser dann noch zu gären beginnt, führt dies zu einem von Li Dong Yuan, dem Verfasser des berühmten Pi Wei Luns (Abhandlung über Milz und Magen), beschriebenem Zustandsbild des „yin huo", eines Yin-Feuers, das ganz unterschwellig im Körper brennt und Entzündungen und andere Annehmlichkeiten verursachen kann.

Essen Sie doch einfach mal bei der nächsten ordentlichen Bronchitis eine ganze Tafel Schokolade mit einem Glas Milch! Der Schleim wird Ihnen zu den Ohren rauskommen! Wenn das ganze noch kalt ist, nähern Sie sich allmählich dem absoluten (Schleim-)Supergau! Auch die Inhaltsstoffliste eines unschuldigen Marshmallows liest sich liebevoll: Glukosesirup, Zucker, Glukose.

Auch werden Sie merken, wie Zucker über lange Sicht Ihren Geist vernebelt und dadurch Ihre Wahrnehmung und Klarheit trübt. Deswegen werden in einigen Kulturen wärmende Gewürze wie Zimt, Kardamom oder Koriander zugefügt. Ansonsten wäre wohl schon ganz Indien „verschleimt". Erst kürzlich besuchte mich ein guter Freund, um mich um medizinischen Rat zu bitten. Er „fühle sich wie Joghurt"! Dies sei eine persische Redensweise für Abgeschlagenheit und Müdigkeit.

Vermeiden Sie nach Möglichkeit nicht nur Glukose, sondern auch andere Monosaccharide wie Fruktose und Saccharose, die z. B. in sehr vielen „ach so gesunden" Fruchtsäften enthalten sind. Einzige Ausnahme: Sie sind ein Pilz und ernähren sich daher fast ausschließlich durch diese Leckerbissen.

Anstatt den aus Glukose bestehenden Zucker zu sich zu nehmen, sollten Sie lieber langkettige Kohlenhydrate, wie sie etwa in Getreide vorhanden sind, zu sich nehmen. Dies sollte in den meisten Fällen den Heißhunger auf Süßes, welcher ein verzweifelter Hilfeschrei einer geschwächten Milz ist, beseitigen. Wenn Sie der Heißhunger doch übermannen sollte, greifen Sie doch besser zum Honigbrot als zur gewöhnlichen Schokolade!

Auch in der ayurvedischen Medizin gibt es das Konzept des „Schleims" bzw. der „Feuchtigkeit" im Körper. Es wird als „Ama" (Schlackenstoffe) bezeichnet und kann auf körperlicher, geistiger und seelischer Ebene entstehen und durch unverdaute Nahrung, Sinneseindrücke, Gefühle und seelische Prozesse verursacht sein. Speisen, die gegessen werden, obwohl keinerlei Hungergefühl vorhanden ist, führen zu 100 Prozent zu Schlackenstoffen, da keinerlei Verdauungsfeuer brennt, welches diese Speisen verdauen könnte. Ob es diese „Schlacke" im rein wissenschaftlich anatomischen Sinn tatsächlich gibt, sei an dieser Stelle ehrlicherweise dahingestellt.

Vermeiden Sie „Vitamin S"!

„S" wie Schokolade. Zelebrieren Sie besser ein Stück der feinsten Nobelschokolade am Tag, als täglich eine ganze Tafel von „Billigschokolade" herunter zu schlingen. Wenn Sie gar nicht auf die tägliche Dosis an Süßem verzichten können, probieren Sie es doch einmal mit „hochprozentiger" Bitterschokolade mit einem Kakaogehalt über 80 Prozent. Der bittere Geschmack stärkt nach der Lehre der Fünf Wandlungsphasen das Feuerelement und unterstützt somit auch über die Mutter-Kind-Regel das Erdeelement, also Milz und Magen. Manche Therapeuten empfehlen auch Trockenfrüchte zur Linderung solcher Süßhungerattacken. Diese sollten Sie dann aber gut kauen.

Auch sollten Lebewesen der Gattung „Mehlspeisen-Tiger" nicht zuviel Wurst und Käse essen. Diese salzigen tierischen Eiweißquellen müssen nur zu oft durch etwas Süßes „ausgeglichen" werden.

Befreien Sie sich von Junk food!

Wenn Sie sich so gar nicht von Ihren fünf täglichen Tafeln Schokolade und ähnlichen Ernährungsgewohnheiten trennen können, so probieren Sie zumindest folgendes: Nehmen Sie all Ihren Mut zusammen, und verzichten Sie für einen Monat auf das geliebte Junk Food. Nur für einen Monat! Sie können sich für diese Aktion auch den Februar aussuchen. Nachdem Sie sich nun durch diese lebensbedrohliche Zeit durchgequält haben, dürfen Sie am ersten Tag des nächsten Monats alles Junk Food der Welt verzehren. Sie dürfen nicht nur, Sie sollen sogar! Essen Sie soviel, wie Sie nur irgendwie können! Bis zum Darmverschluss! Der Sinn der Übung? Nach einem Monat Abstinenz wird Ihr Körper so weit „gereinigt" sein, dass Sie zum ersten Mal wieder spüren können, dass Ihnen dieses so sehr geliebte Essen (wider Erwartung) eigentlich doch überhaupt nicht gut tut. Ganz ähnlich einer Zigarette, die ja beim ersten Mal auch keinem schmeckt. Unser Körper hat nur die außergewöhnliche Fähigkeit, sich an fast alles zu gewöhnen, sodass wir dann gar nicht mehr spüren können, wie schlecht uns diese Form der Nahrung eigentlich tut.

Wenn Sie etwas sensibler sind und sich wirklich streng an die Vorgabe der absoluten Junk-Food-Abstinenz halten, so funktioniert dieser Versuch oft schon nach zwei Wochen. Wenn dieser „Trick" nach über einem Monat unendlicher Qualen noch immer nicht funktionieren sollte, so gehören Sie zur Säugetiergattung der „Junk-Food-Esser" und haben sich soeben einen Platz im Naturhistorischen Museum verdient.

Trinken Sie gekochtes Wasser!

Einfach so? Einfach so! Wasser kochen und dann (lau)warm trinken! Schmeckt das? Nein! Eigentlich schmeckt es nach gar nichts. Aber es hilft!

Gekochtes Wasser löst Schleim und gibt Energie. Es ist sehr neutral und kann daher eigentlich fast immer getrunken werden, im Gegensatz zu Tees, die natürlich alle eine gewisse Wirkung haben.

Gekochtes Wasser wird in China eigentlich viel häufiger getrunken als Tee an sich. In der ayurvedischen Tradition wird heißes Wasser als die erste Medizin, die die Menschheit von Gott bekommen hat, bezeichnet. Ersetzen Sie Ihr eiskaltes Mineralwasser durch gekochtes Wasser. Es wird Ihnen gut tun!

Sie können gekochtes Wasser auch statt dem heiß geliebten Kaffee trinken; wenn Sie es doch etwas geschmackvoller haben wollen probieren Sie eventuell Ingwertee im Herbst/Winter oder auch grünen Tee (der ebenso Koffein enthält). Das Problem des Kaffees liegt darin, dass er den Körper zwar kurzzeitig „pusht", d.h. Energie im Körper (für die TCMler: Nieren-Yang) mobilisiert. Wenn Sie dies allerdings andauernd tun, jedoch die mobilisierte Energie nicht regelmäßig wieder auffüllen, wird Ihr Körper längerfristig die Rechnung für die verbrauchte Energie zahlen müssen. Außerdem hat Kaffee eine sehr trocknende Wirkung auf den Körper (was nicht immer schlecht sein muss), deswegen wird ja oft ein Glas Wasser dazu serviert.

> Verwenden Sie Gewürze! Gewürze haben in den meisten Fällen eine Nahrung bewegende und somit Verdauung fördernde Funktion. Außerdem schmeckt es besser!

Machen Sie keine Radikaldiäten!

Wenn Sie sich Diäten, Entschlackungskuren und dergleichen antun wollen, dann seien Sie vorsichtig und fragen Sie sich lieber zweimal, ob es Ihnen nachher wirklich besser geht. Fastenkuren (so gut sie für manchen von uns auch sind) sind nicht für jeden geeignet. Extremdiäten sind nur für Extremsituationen!

Es gibt auch eine gute Nachricht!

Wenn Sie nun etwas essen, das gesund für Sie ist, sollten Sie es trotzdem nur sechs Mal die Woche essen. Einen Tag in der Woche sollten Sie Pause machen. Dies ist eine alte Regel der chinesischen Ernährungslehre.

Das heißt: Einmal in der Woche dürfen wir essen, was wir wollen! Oder, wie es eine berühmte Fast-Food-Kette sagen würde: Zumindest einmal in der Woche sind die „Nix Ko-Chen Wo-Chen". Auch ein „Orgientag" im Monat sei Ihnen natürlich gegönnt. Einer!

„ He cha" – Teeji statt Taiji?:

Es gibt mittlerweile schon eine ungeheure Vielzahl an speziellen Tees in Apotheken und Drogerien zu kaufen. Für jede Erkrankung scheint es schon einen Tee zu geben, das Angebot reicht vom Hustentee, über den Magen-Darmtee bis zum Blasentee. Es gibt Tees zum Einschlafen, zum Aufwachen, zum Beruhigen, zum Aktivieren, einen Wintertee, einen Sommertee…

Hier fällt es schwer, ein allgemeines Urteil zu fällen. Prinzipiell sehe ich dies als eine gute Entwicklung, das Problem liegt allerdings darin, dass diese Tees eben nicht wie eine chinesische Kräuterrezeptur individuell angepasst sind. Daher kann es sein, dass so ein Tee zwar der Nachbarin wunderbar hilft, Ihnen allerdings nicht. Es wird Ihnen somit nichts anderes übrig bleiben, als den Tee Ihrer Wahl einfach auszuprobieren. Auch wenn solche fertigen Teemischungen zwar selten Wunder wirken, so stellen sie oft eine gute Ergänzung zu einer „richtigen" Therapie dar. Auch können solche Spezialtees sehr gut in der Prävention eingesetzt werden. Wie immer sollte man auch hier nicht übertreiben. Jeder Tee hat eine gewisse Wirkung und daher auch (meist über einen längeren Zeitpunkt gesehen) Nebenwirkung. Nichts desto trotz: Trinken Sie Tee! Wenn schon kein Taiji, dann zumindest Teeji. Oder, noch besser: Zuerst Taiji, dann Teeji.

Dem Instinkt vertrauen?

Weiß mein Körper nicht von selbst, was gesund für ihn ist, und was nicht? Dies gilt leider nur für einen gesunden Körper, der sich im Gleichgewicht befindet. Und selbst wenn unser Körper dies weiß, heißt das noch lange nicht, dass wir es auch erkennen können und danach handeln. Wir essen also meist nicht das, was wir eigentlich bräuchten, sondern das, was wir gewohnt sind zu essen, was wir in unserer Kindheit gelernt haben, zu essen. Unwissenheit

---

Die besten Fünf-Elemente-Tabellen nützen nichts, wenn Sie nicht kochen können. Trauen Sie sich! Leisten Sie sich eine ausreichende Kochausrüstung und los geht´s! Auch hier ist noch kein Meister vom Himmel gefallen.

Die ideale Dosis eines therapeutisch eingesetzten Nahrungsmittels ist laut TCM eine Reisschale pro Tag.

ist es dann, was diese Gewohnheit aufrechterhält. Das Problem ist folgendes: Wir können leider nur das erkennen, was wir jeden Tag selbst erleben. Wenn wir also beispielsweise viel Feuchtigkeit im Körper haben und dies somit jeden Tag erfahren, so können wir meist auch nur Nahrungsmittel erkennen, welche sehr viel Feuchtigkeit im Körper produzieren. Deswegen finden wir bei Buffets die Männer immer gleich beim Fleisch, die Frauen meist bei der Nachspeise.

Auch auf psychischer Ebene ist dieses „Resonanzprinzip" sehr leicht nachzuvollziehen. Was stört einen zornigen Menschen am meisten? Genau! Zornige Menschen! Dies liegt daran, dass man sich im anderen selbst erkennt, und Selbsterkenntnis (so wichtig sie auch ist!) stellt meist kein sehr angenehmes Erlebnis dar. Aus demselben Grund sehen Hunde so aus wie ihr Besitzer, aus demselben Grund wird der Arzt mit Verdauungsbeschwerden Gastroenterologe, derjenige mit Herzklopfen Kardiologe, der Sportler mit Abnützungserscheinungen Orthopäde… fragt sich nur, warum der männliche Gynäkologe sein Fach gewählt hat…

Frischer Ingwertee ist ein hervorragendes Hausmittel gegen Verkühlungen, wenn sie durch „Wind-Kälte" entstanden sind und sich in der Anfangsphase (dem so genannten Taiyang-Stadium) befinden. Wenn Sie sich also nach einem kalten, nassen Novembertag durchfroren und durchnässt fühlen, dann ist er das ideale Getränk. Wenn die Nase ein wenig zu rinnen beginnt und es einem kalt über den Rücken läuft, ist der ideale Zeitpunkt für den Ingwertee gekommen. Legen Sie sich nach dem Trinken in das warme Bett und gönnen Sie sich genügend Schlaf!

Wenn Sie allerdings durch „Wind-Hitze" angegriffen werden, dann sollten Sie keinen Ingwertee zu sich nehmen, hier wäre beispielsweise ein Pfefferminztee wesentlich besser geeignet. Woran merken Sie das? Wenn die Beschwerden ganz plötzlich beginnen, Sie starke Halsschmerzen, Gliederschmerzen und Fieber bekommen (also Zeichen einer echten Grippe), dann handelt es sich laut TCM um „Wind-Hitze". Hier könnten Sie auch einen Chrysanthemenblütentee, welcher übrigens auch sehr gut bei geröteten Augen hilft, trinken. Auch wenn eine normale Verkühlung schon weiter fortgeschritten ist, wenn Sie also schon wirklich Husten und Schnupfen (vielleicht auch noch mit viel gelbem Schleim) haben, ist der Ingwertee kontraindiziert.

Abgesehen von der Verkühlung hilft frischer Ingwertee auch sehr gut bei Lebensmittelvergiftungen, vor allem bei Fischvergiftungen (z. B. auf Reisen). Er wirkt auch verdauungsfördernd, da er die Bauchspeicheldrüse zur vermehrten Ausschüttung von Verdauungsenzymen stimuliert. Deswegen wird Ingwertee auch oft bei Übelkeit und Reisekrankheit getrunken.

Nichtsdestotrotz empfehle ich jedem, nach einer Mahlzeit einmal in den eigenen Körper hineinzufühlen, um herauszufinden, ob denn das soeben Gegessene wirklich so gut für einen war. Auch vor dem Essen ist es sinnvoll einige Sekunden dem Körper zuzuhören, was er denn jetzt wirklich gerne hätte, anstatt gewisse Dinge einfach nur aus Gewohnheit zu essen. Es sollte daher viel eher heißen: Du isst, was du bist!

Ernährung aus Sicht der Traditionellen Chinesischen Medizin

Die TCM teilt Nahrungsmittel nach vier Gesichtspunkten ein:

1. Temperaturverhalten
2. Geschmack
3. Wirkrichtung beziehungsweise -ort
4. Die spezifische Wirkungsweise eines Nahrungsmittels

1. Temperaturverhalten

Das Temperaturverhalten von Nahrungsmitteln ist wohl das am Einfachsten zu beachtende Kriterium bei der Essensauswahl. Wenn man nicht unbedingt Ernährungswissenschaftler werden will (andere nennen diesen Beruf „Koch"), dann ist schon sehr viel gewonnen, wenn man warme und kalte Nahrungsmittel gezielt nach eigener Konstitution, Kondition und Jahreszeit aussucht.

Das Temperaturverhalten eines Nahrungsmittels bezieht sich hier keineswegs darauf, ob ein Essen warm oder kalt ist (obwohl dies natürlich einen Einfluss hat), sondern ob es den Körper wärmt oder kühlt. Ganz allgemein regen wärmende Nahrungsmittel den Stoffwechsel eher an, während kühle ihn eher hemmen. Wer also auch im Sommer mit Wollsocken am Strand liegt, sollte vielleicht mehr wärmende Nahrungsmittel zu sich nehmen, wer selbst im Winter im T-Shirt noch schwitzt, könnte es mal mit etwas kühleren Nahrungsmitteln probieren.

Für alle „Normaltemperierten" gilt ganz allgemein: Essen Sie im Winter mehr warme Speisen, im Sommer mehr kühle!

Beispiele für die verschiedenen Temperatureigenschaften von Nahrungsmitteln finden Sie in der Tabelle. Das Temperaturverhalten eines Nahrungsmittels hängt allerdings auch sehr stark von der Art der Zubereitung ab!

• Yangisierende Kochmethoden: Grillen, Braten, Backen, Frittieren, Zubereitung im Druckkochtopf

• Yinisierende Kochmethoden: Dünsten, Blanchieren, Pochieren, Dämpfen, Sieden

Heiße Nahrungsmittel:

Gegrilltes Fleisch, Ziege, Salami, Hummer, Forelle, geräucherter Fisch, Anis, Pfeffer, Chili, Paprika, Curry, Zimt, Fenchel, Nelken, Ingwer, Meerrettich, Wacholderbeeren, Schnaps, Tabak

Warme Nahrungsmittel:

Lamm, Hirsch, Rind, Huhn, Schwein, Aal, Lachs, Shrimps, Makrele, Thunfisch, Ei, Kürbis, Süß-kartoffel, Hafer, Knoblauch, Kümmel, Mandeln, Kürbis, Basilikum, Thymian, Aubergine, Him-beeren, Kirschen, Aprikosen, Rotwein, Kaffee

Neutrale Nahrungsmittel:

Kalbfleisch, Gans, Sardinen, Hering, Karpfen, Tofu, Bohnen, Erbsen, Frühlingszwiebel, China-kohl, Feldsalat, Hirse, Mais, Petersilie, Karotten, Brokkoli, Pflaumen, Pfirsiche, Erdäpfel, Mais, Grünkern, Reis

Kühle Nahrungsmittel:

Ente, Hase, Tintenfisch, Kabeljau, Rettich, Blattsalat, Spinat, Joghurt, Weizen, Oliven, Artischo-cken, Johannisbeere, Äpfel, Birnen, Orangen, Zitronen, Papayas, Salbei, Spargel, Zucchini, Bier, Weißwein

Kalte Nahrungsmittel:

Leber, Austern, Krebse, Algen, Miso, Essiggurken, Tomaten, junge Bohnen, Wassermelonen, Bananen, Mango, Champignon, Mineralwasser, Champagner, Enziantee, Frauenmanteltee, Löwenzahntee

2. Geschmack

Die Profis kochen natürlich nach den Fünf Elementen. Darauf genau einzugehen, würde hier allerdings zu weit führen. Ich möchte hier auf ein breites Angebot an Literatur am Markt hinweisen und nur einen Punkt erwähnen, der in den meisten Büchern über chine-sische Ernährungslehre leider vernachlässigt wird: Es handelt sich dabei um die Zuordnung des Geschmackes zu den fünf Wandlungsphasen.

• Der saure Geschmack ist dem Element Holz und somit dem Organ Leber zugeordnet.
• Der bittere Geschmack entspricht dem Element Feuer und somit dem Herzen.
• Der süße Geschmack entspricht dem Element Erde und somit der Milz (Pankreas).
• Der scharfe Geschmack entspricht dem Element Metall und daher der Lunge.
• Der salzige Geschmack entspricht dem Wasserelement und somit der Niere.

Dies heißt aber bei weitem nicht, dass Sie beispielsweise viel Saures essen sollten, nur weil Sie eine Pathologie im Leberbereich haben. Oft ganz im Gegenteil! Weiter wird hier leider oft vergessen, dass das chinesische Wort für Geschmack (Qi-Wei) aus zwei Komponenten besteht, nämlich aus dem Riechen und dem Schmecken (mit der Zunge).

Daraus folgt: Der Geschmack auf der Zunge bestimmt, wo das Nahrungsmittel wirkt (d.h. in welchem Organ, siehe oben), der Geruch des Nahrungsmittels allerdings bestimmt, wie es wirkt! Also:

- Der saure Geruch zieht zusammen und adstringiert.
- Der bittere Geruch senkt ab und trocknet.
- Der süße Geruch tonisiert und entspannt.
- Der scharfe Geruch zerstreut und bewegt.
- Der salzige Geruch weicht Verhärtungen auf.

Das heißt, es macht einen großen Unterschied, ob ich einfaches Speisesalz zu mir nehme (welches eigentlich völlig geruchlos ist), oder ob ich nach Meer und Salz riechende Seealgen esse, obwohl ja beide salzig und dem Wasserelement und der Niere zugeordnet sind.

Die Menge an Qi und Wei eines Nahrungsmittels bestimmt weiter, ob es mehr bewegend oder mehr nährend wirkt. Das Aroma (Qi) bestimmt somit die Aktion und Funktion, den yangen Anteil, der Geschmack die nährende, unterstützende Eigenschaft, den yinen Anteil. Nahrungsmittel mit viel Qi sind leichter verdaulich, Nahrungsmittel mit viel Wei etwas schwerer. Beispiele für die Zuordnung von Lebensmitteln zum Geschmack finden Sie nachfolgend.

Wenn man die unmittelbare Aktion eines Nahrungsmittels betonen möchte, dann sollte man das Essen nur sehr kurz kochen, damit die Aromata nicht in der Küche verdampfen. Wenn man allerdings den nährenden Aspekt eines Nahrungsmittels betonen möchte, sollte man es so lange wie möglich kochen, unter Umständen viele Stunden lang. Die Chinesen nennen diese zwei Kochmethoden: „Kochen wie eine Feder" und „Kochen wie ein Stein".

Saure Nahrungsmittel:

Tomaten, Zitronen, Orangen, Mandarinen, Ananas, Kiwi, unreifes Obst im Allgemeinen, Hagebutten, Essig, Sauerkraut, Brombeeren, Heidelbeeren, Preiselbeeren, Champagner, Weine

Bittere Nahrungsmittel:

die meisten Salate, Löwenzahn, Thymian, Oregano, Majoran, Mohn, Salbei, Artischocken, Oliven, Kaffee, Kakao, grüner Tee, schwarzer Tee, Bitterliköre

Süße Nahrungsmittel:

alle Arten von Getreide, Reis, Karotten, Kartoffel, Süßkartoffel, Kohl, Erbsen, Zucchini, Honig, Kürbis, Kastanien, Feigen, Datteln, Bananen, Honigmelonen, Fencheltee

Scharfe Nahrungsmittel:

Ingwer, Zimt, Chili, Curry, Tabasco, Pfeffer, Koriander, Kardamom, Lauch, Knoblauch, Zwiebel, Frühlingszwiebel, Radieschen, Pfefferminze, Yogitee, Kresse, Senf

Salzige Nahrungsmittel:

Fische, Algen, Tintenfische, Muscheln und andere Meeresfrüchte, Kaviar, Sojasauce, Miso, Mungbohnen, Mineralwasser

Wenn wir unter einer Fülle-Problematik eines Elementes leiden, so verspüren wir meist eine Abneigung gegenüber dem zugehörigen Geschmack. Eine Leere hingegen führt zu einem vermehrten Verlangen des zugehörigen Geschmackes.

• Saure Nahrungsmittel werden aufgrund ihrer oft kühlen, adstringierenden Eigenschaften therapeutisch eingesetzt, beispielsweise, um vermehrtes Schwitzen in heißer Umgebung einzudämmen. Bei Qi-Stagnation und Völlegefühl sollten sie gemieden werden.

• Bittere Nahrungsmittel hingegen sind meistens auch thermisch kalt und werden daher bei entzündlichen Hitze-Erkrankungen verwendet. Bei Trockenheit oder nach unten sinkendem Qi im Körper sollten sie gemieden werden.

• Süße Nahrungsmittel hingegen werden fast immer zur Behandlung von Leere-Zuständen eingesetzt. Hierbei sollten allerdings alle zuckerhaltigen Getränke, Süßigkeiten oder andere Antidepressiva vermieden werden.

• Scharfe Nahrungsmittel werden aufgrund ihrer zerstreuenden Wirkung gerne verwendet, um oberflächliche Pathogene zu vertreiben oder Ansammlungen und Blockaden zu zerstreuen. Bei starkem Qi-Mangel oder unruhigem Qi sollten wir Vorsicht walten lassen.

• Die salzigen Nahrungsmittel zu guter Letzt können sowohl trocknen, als auch befeuchten und werden zum Erweichen von Verhärtungen verwendet. Menschen mit hohem Blutdruck sollten hier allerdings vorsichtig sein.

Je intensiver übrigens der Geschmack (und je konzentrierter die Inhaltsstoffe), desto schneller erkennt der Körper, was da auf ihn zukommt und desto leichter wird das Essen verdaulich. Letztendlich sollten in einer ausgewogenen Speise am besten alle fünf, zumindest aber drei Geschmäcker vorhanden sein.

Liebe geht durch den Magen. Oder, wie Winston Churchill über seinen „gesunden Lebenswandel" einmal gesagt haben soll: „I always ate my heart´s desire."

3. Die Wirkrichtung eines Nahrungsmittels

Hier unterscheiden wir vier Möglichkeiten, wo, und vor allem wie ein Nahrungsmittel im Körper wirkt:

• Aufsteigende Nahrungsmittel: Diese heben Qi in die obere Körperhälfte.

• Absteigende Nahrungsmittel: Diese senken Qi in die untere Körperhälfte.

- Schwebende Nahrungsmittel: Diese bringen Qi an die Körperoberfläche.
- Sinkende Nahrungsmittel: Diese bringen Qi in das Körperinnere.

Über den Zusammenhang von Geschmack, Temperaturverhalten und Wirkrichtung schrieb der berühmte Arzt Li Shi-zhen (1518-1595) im ersten Band seines Werkes „ben cao gang mu":

„Kein saures oder salziges Kraut steigt auf, kein süßes oder scharfes Kraut steigt ab, kein kaltes Kraut schwebt, kein heißes Kraut sinkt."

Vorbei sind also die Zeiten, in denen wir „einfach nur gegessen" haben…

4. Die spezifische Wirkungsweise eines Nahrungsmittels:

Dies stellt wohl den wichtigsten Punkt der Ernährungstherapie dar. Jedes Nahrungsmittel hat auch immer ganz individuelle Eigenschaften, nach denen es eingesetzt werden kann. Das heißt, es gibt Nahrungsmittel, die eher Qi tonisierend wirken. Andere hingegen wirken eher Blut aufbauend, Qi bewegend, Blut bewegend, Säfte auffüllend, Essenz nährend und so weiter. Dies ist bitte im dickeren Buch nachzulesen…

Essen mit Genuss

Zu guter Letzt möchte ich noch ein paar Worte über die Wichtigkeit des Rituals und die Freude beim Essen verlieren.

In Ruhe speisen

Suchen Sie sich zum Essen einen angenehmen, ruhigen Ort! Die Bahnhofshalle ist eindeutig nicht ideal. Selbst wenn Sie ganz in Ihr Essen vertieft sind, so nehmen Bewegungsrezeptoren in der Peripherie immer noch alle Bewegungen um Sie herum wahr. Dies führt zu einer Aktivierung des Sympatikus-Nerven, der unseren Körper in Alarmbereitschaft versetzt. Was wir hingegen für die Verdauung viel mehr bräuchten, wäre eine Aktivierung seines vegetativen Gegenspielers, des Parasympatikus.

Haltung bewahren

Setzen Sie sich beim Essen aufrecht zu Tisch! Auch wenn Sie jetzt als erwachsene Menschen endlich tun und lassen können, was Sie wollen, sollten Sie diesen Ratschlag befolgen.

Konzentrieren Sie sich auf das Essen

Vermeiden Sie intellektuelle Höchstleistungen während des Essens! Die Milz, welche in der TCM für das rationale Denken zuständig ist, benötigt ihre Energie für die Verdauung, für welche sie ebenso verantwortlich ist. Versuchen Sie daher bei Ihrem nächsten Essen (v.a. wenn Sie alleine essen) einfach nur zu essen, und sonst nichts, ganz ohne Fernseher, Zeitung, Computer oder Sudoku.

Ich nenne das „Essens-Qigong", auf Fachchinesisch „Chi Fan-Qigong". Und wenn Sie schon verlernt haben, ohne Fernseher zu essen, dann zumindest Hände weg von der Fernbedienung! Kein surfen oder zappen!

Schaffen Sie eine angenehme Atmosphäre

Machen Sie jedes Essen zu einem kleinen Fest! Vermeiden Sie unangenehme Diskussionen bei Tisch, legen Sie die Zeitung beiseite, schalten Sie den Fernseher ab und genießen Sie (vielleicht gemeinsam mit der Familie) das gute Essen! Essen Sie mit Freude!
Denn: Wer nicht genießt, wird ungenießbar.
Nehmen Sie sich ein Beispiel an vielen Mittelmeerländern, in denen jedes Essen ein kleines „Event" ist. Sie werden sehen, diese Art zu essen wird Ihrem Herzen viel besser tun als alle Omega-3-Fettsäuren der Welt!

> „Sein Herz leeren und seinen Bauch füllen." Laozi

Nach dem Essen sollst du ruhn...

Eine kurze Ruhephase nach dem Essen sollte nicht fehlen! Hiermit ist allerdings nicht gleich ein vierstündiges Mittagsschläfchen gemeint. Es reicht oft schon, wenn man ein paar Minuten länger am Tisch verweilt und nicht mit noch vollem Mund zur nächsten Verpflichtung rauscht. Der letzte Bissen wird im Sitzen gegessen!

Essen ist Lebensfreude

Wenn Sie sich nicht ganz sicher sind, was jetzt tatsächlich gut für Sie ist, dann essen Sie einfach alles quer durch, und zwar nach Herzenslust! Diese wichtige Verbindung zwischen Magen und Herz wird in der Akupunktur energetisch über das große Luo-Gefäß des Magens hergestellt. Über dieses kann das Feuer des Herzens den Verdauungstrakt wärmen.

Essen muss somit bei der Zubereitung Freude und beim Anblick Lust machen, bei der tatsächlichen Nahrungsaufnahme ein Genuss sein, am Ende ein Sättigungsgefühl hervorrufen und letztendlich zufrieden machen. Dies ist der Grund, warum die meisten Diäten längerfristig nicht funktionieren. Durch viele Diäten erhungert man sich meist nur eine Depression, die dann nachher wieder „weggefressen" werden muss. Dies führt dann zum allbekannten Reboundeffekt.
Und wenn es mir jetzt wahrscheinlich keiner mehr glaubt: „Gesundes" Essen schmeckt auch!
Nachdem ich nun hoffentlich alle Klarheiten beseitigt habe, bleibt nur mehr eines:
Guten Appetit!

Feng Shui

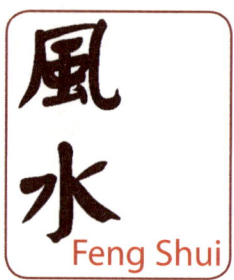

Feng Shui

„Feng" bedeutet übersetzt „Wind"; „Shui" bedeutet übersetzt „Wasser". Manchmal wird der Begriff von „Wind-Wasser" auch einfach als ein Synonym von Qi interpretiert.

Feng Shui ist eine Architekturphilosophie, die versucht, eine Harmonie von Mensch, Haus und Landschaft herzustellen. Es ist eine metaphysische Wissenschaft, die als Kunst versucht, Qi der Lebensumgebung für eine höhere Lebensqualität zu erschließen, oder, wie ein berühmtes Möbelhaus zu sagen pflegt: Wohnst Du noch, oder lebst Du schon?

Ursprünglich dürfte Feng Shui vor etwa 3000-4000 Jahren wohl aus der Beobachtung der Kräfte, die zwischen Himmel und Erde auf uns wirken, entstanden sein. Man nannte dies damals „Kan Yu". Erst gegen Ende der Qing-Dynastie wurde der Ausdruck Feng Shui eingeführt.

Ganz ähnlich wie Qigong Qi im Körper kultiviert, so pflegt und verbessert Feng Shui Qi in unserer Umgebung. Da sich unser Körper und unsere Umgebung in einem ständigen energetischen Austausch befinden, sollten Sie auch mit einigen Grundbegriffen und Ideen des Feng Shui vertraut sein.

Wo Qi fließt, dort entfaltet sich das Leben.

Feng Shui beschäftigt sich mit der Auswirkung von Räumlichkeiten und vor allem der Himmelsrichtung und unserer Umgebung auf Qi und somit unsere Gesundheit.

Nach chinesischer Philosophie entsteht und besteht alles auf dieser Welt aus Qi. Dem zufolge gibt es keinen Unterschied zwischen einem menschlichen Körper und einer Hausmauer, denn alles ist Qi. Der Mensch ist somit ein offenes System, das in ständigem Austausch mit seiner Umwelt steht. Der Ort und die Stimmung, in der wir wohnen, beeinflusst und verändert unser Denken, unser Gefühl, unseren Körper. Dadurch ändern sich natürlich auch unser Verhalten und dadurch wiederum auch unsere Umgebung, unser Leben. Auch Krankheiten basieren meist auf ganz bestimmten Lebensthemen, die sich auch in der Wohnung widerspiegeln. Durch gutes Feng Shui gehen wir ganz anders aus den Anstrengungen des Alltags in unser Zuhause hinein und vor allem auch aus unserem Zuhause wieder in die Welt hinaus.

Zwei unterschiedliche Schulen

Prinzipiell gibt es sehr viele Arten von Feng Shui. Vereinfacht könnte man Feng Shui in die so genannte „Kompass-Schule" und die heutzutage viel eher beliebtere „Form-Schule" unterteilen.

Klassisches Feng Shui der Kompass-Schule ist einerseits sehr eng mit dem I Qing verbunden, andererseits spielen hier die Ausrichtung der Wohnverhältnisse nach den Himmelsrichtungen und somit Energielinien der Erde eine entscheidende Rolle. Hier ist ein großes Maß an Mathematik gefragt. Es wird berechnet, berechnet und berechnet. Klassisches Feng Shui ist immer individuell und muss daher örtlich, zeitlich und persönlich angepasst werden. Da sich Qi innerhalb unseres Universums zyklisch verändert, können hierdurch auch Veränderungen des Qi für die Zukunft berechnet werden.

Hier kümmert man sich daher überhaupt nicht um Wasseradern, Erdstrahlen oder andere geomantisch-romantische Phänomene. Nichtsdestotrotz schadet es natürlich nicht, auch modernere Erkenntnisse und Gedankenkonzepte in die Beurteilung der Wohnsituation in Erwägung zu ziehen.

In der Form-Schule geht es dagegen eher darum, die unmittelbare Harmonie in der Umgebung herzustellen, sodass Yin und Yang, die Fünf Wandlungsphasen, als auch der Qifluss eines Hauses im Gleichgewicht stehen. Himmelsrichtungen sind hier sekundär, um nicht zu sagen, unwichtig. Hier sollte Qi in einer bestimmten Menge und Flussgeschwindigkeit ruhig durch das gesamte Haus fließen, sowie Yin und Yang harmonisch und gleichmäßig verteilt sein. Qi sollte weder stagnieren, noch einfach wegfließen oder verloren gehen. Gutes Sheng-Qi sollte gefördert werden, schlechtes Sha-Qi vermieden.

Auch wenn Feng Shui meist dazu eingesetzt wird, um unser Glück zu vermehren, so muss an dieser Stelle erwähnt werden, dass auch in den klassischen Texten Feng Shui maximal ein Drittel unseres Glücks beeinflussen kann. Hier werden im Wesentlichen drei Arten des Glücks unterschieden:

1. Tien

Das Himmelsglück: Unser Karma, unser Schicksal, unsere Lebensumstände, in die wir hineingeboren sind.

2. Ti

Das Menschenglück: Alles, worauf wir durch unser Handeln, unseren Fleiß und unsere Ausdauer direkten Einfluss haben.

3. Ren

Das Erdenglück: Das Glück durch unsere Umgebung, welches durch Feng Shui beeinflussbar wird.

Die Kompasschule – das formale Feng Shui

Gleich vorweg, da wir hier beim Thema Himmelsrichtungen angelangt sind: An einem chinesischen Kompass findet sich der Süden immer oben, der Norden hingegen unten. Dies liegt daran, dass der Süden nach chinesischer Vorstellung natürlich Yang, der Norden hingegen Yin ist. Der spezielle Kompass, der im Feng Shui verwendet wird und zahlreiche Berechnungsformeln enthält, nennt sich „Luopan". Ohne ihn geht gar nichts.

Die Grundlagen

Das Ba Gua stellt eine der wichtigsten Grundlagen dieser Schule dar. Hier sind in einer achteckigen Abbildung die acht Trigramme ihren Himmelsrichtungen, als auch den Zwischenhimmelsrichtungen entsprechend angeordnet. Der Süden findet sich hier natürlich oben, der Norden unten.

• Das Ba Gua des früheren Himmels: Diese Darstellung erklärt den Kosmos in seiner perfekten Form, ohne jegliche Veränderung. Hierbei stehen sich Himmel und Erde, Feuer und Wasser, See und Berg, sowie Donner und Wind jeweils gegenüber. Somit stehen auch Yin und Yang immer gegenüber von einander. Dieses Modell wird vor allem für das Yin-Feng Shui zur korrekten Ausrichtung von Grabstätten verwendet.

• Das Ba Gua des späteren Himmels: Diese Form schließt bereits Zyklen und Veränderung auf unserer Erde ein. Es ist somit eine Beschreibung, wie sich Qi auf der Erde verhält und bezieht sich eher auf uns Menschen und wird daher im Yang-Feng Shui für uns noch Lebende eingesetzt.

• Das He Tu: Dies entspricht der numerologischen Darstellung des früheren Himmels.

• Das magische Luo-Shu-Quadrat: Die numerologische Darstellung des späteren Himmels wird Luo Shu genannt. In diesem Luo-Shu-Quadrat sind die Zahlen von 1 bis 9 in einem Gittermuster so verteilt, dass die Summe der Zahlen, ganz gleich ob horizontal, senkrecht oder diagonal immer dieselbe Zahl 15 ergibt. Hierbei steht im ursprünglichen Lo-Shu-Quadrat die 5 in der Mitte. Der Sage nach fand sich dieses Muster vor 4000 Jahren auf dem Rücken einer Schildkröte, die gerade aus dem Fluss Lo auftauchte.

Die Methoden

• Xuan Kong und das System der fliegenden Sterne: Genau genommen wird die Berechnungsmethode der „Fliegenden Sterne" als Teilbereich der Methode des so genannten Xuan Kongs gezählt und stellt die am häufigsten angewandte Methode dieses Systems dar. In den „Fliegenden Sternen" dient das Lo-Shu-Quadrat der Berechnung günstiger und ungünstiger Tage des Jahres, sodass zur örtlichen nun auch eine zeitliche Komponente hinzutritt. Hier geht es darum, günstige oder ungünstige Sektoren innerhalb eines Hauses für bestimmte Zeiten zu errechnen. Im System der „Fliegenden Sterne" wechseln diese neun Zahlen innerhalb des Quadrates im Laufe der Zeit ihren Platz, sodass in jedem Berechnungszeitraum die Glücks- und Unglückssterne in einem anderen Sektor zu liegen kommen. Dies führt beispielsweise dazu, dass zu gewissen Zeiten des Jahres beziehungsweise einer Epoche in bestimmten Sektoren nicht renoviert werden darf. Da jede Zeit also ihre ganz bestimmte Qi-Qualität mit sich bringt, wirkt das Feng Shui eines Hauses zu jedem Zeitpunkt andersartig.

• Ba Zhai – das System der acht Häuser: Das Ba Zhai als wohl grundlegendste Methode der Kompassschule geht davon aus, dass jeder Mensch unter einem bestimmten Kua, sprich Trigramm geboren wird. Anschließend werden die Trigramme Kun, Gen, Dui und Qian zur so genannten „Westgruppe" zusammengefasst, die Trigramme Kan, Xun, Zhen und Li zur so genannten „Ostgruppe". Leute der Ostgruppe haben in denselben Himmelsrichtungen ihre positiven Bereiche. Dasselbe gilt für die Menschen, die der Westgruppe angehören.

Die positiven, als auch negativen Bereiche werden dann noch in vier Stufen unterteilt. Die positiven Richtungen sind dann „Sheng Qi" (+90, fördert eher geschäftlichen Erfolg) „Tien Yi" (+80, fördert eher Gesundheit), „Yin Nian" (+70, fördert eher familiäre Harmonie und natür- lich, gottseidank endlich…die Liebe) und „Fu Wei" (+60, fördert eher das persönliche Wachs- tum, also für die Bescheidenen unter uns). Die negativen Bereiche nennen sich „Huo Hai" (-60, Kleines Unglück) „Wu Gwei" (-70, Fünf Geister), „Liu Sha" (-80, Sechs Tote) und „Jui Ming" (-90, Totales Elend), wobei Name gleich Programm ist. Welcher Bereich allerdings jetzt genau wo ist, ist für jedes Trigramm (und somit abhängig vom Geburtsjahr) unterschiedlich, das heißt, die gleiche Energie hat auf unterschiedliche Menschen unterschiedliche Wirkung.

Grundprinzip des Ba Zhais wäre es, Bereiche, in denen wir uns häufig aufhalten nach Sektor des Hauses und Blickrichtung in einer günstigen Himmelsrichtung einzuteilen.

Die wichtigsten Punkte des Ba Zhais wären somit die günstige Ausrichtung der Eingangstür (Blickrichtung nach Außen), die Herdausrichtung (Knöpfe), die Schlafrichtung (Kopf), die Schreibtischrichtung (Blick des Sitzenden), sowie die Platzierung der Küche, des Bades und des WC in einem ungünstigen Sektor des Hauses.

Trigramm	Kua Zahl	Sheng Qi	Tien Yi	Yin Nian	Fu Wei
Kan	1	Südosten	Osten	Süden	Norden
Gen	8	Südwesten	Nordwesten	Westen	Nordosten
Zhen	3	Süden	Norden	Südosten	Osten
Xun	4	Norden	Süden	Osten	Südosten
Li	9	Osten	Südosten	Norden	Süden
Kun	2	Nordosten	Westen	Nordwesten	Südwesten
Dui	7	Nordwesten	Südwesten	Nordosten	Westen
Qian	6	Westen	Nordosten	Südwesten	Nordwesten

• San He – Das System der 24 Berge: Dies stellt eine weitere Methode (von vielen) der Kompasschule dar, in welcher anhand der „Zwölf Erdzweige" (einer für jedes Tierkreiszeichen) und der „Zehn Himmelsstämme" (einer für jedes Element, zusätzlich noch unterteilt in Yin und Yang) weitere Berechnungen durchgeführt werden.

Die Formschule – das Landschafts-Feng Shui

Hier geht es vor allem darum, positives Sheng-Qi zu fördern und negatives Sha-Qi zu vermeiden. Die Landschaftsschule beschäftigt sich mit unserer Umgebung, also dem, was sozusagen durch Wind und Wasser geformt wurde.

Hier möchte ich Ihnen einige scheinbar banale, in Wirklichkeit aber fundamentale und unverzichtbare Vorschläge geben, wie Sie Ihren Lebensraum etwas harmonischer gestalten können, ohne gleich an jede Ecke einen Delphin oder eine Kristallkugel hängen zu müssen. Einen Teil davon vollziehen wir im Alltag meist bereits instinktiv. Fast jeder von uns sucht sich beispielsweise im Restaurant, einer Wohnung oder im Bus einen Platz, an dem wir eine Wand im Rücken haben, die uns Schutz und Rückendeckung gibt. Auch würde niemand auf die Idee kommen, seine Speisevorräte in einem Kasten über dem WC aufzubewahren, obwohl es dafür eigentlich keinen rationalen Grund geben dürfte (außer der Distanz zur Küche vielleicht). Vielmehr sagt uns unser Gefühl bereits, das dies einfach nicht der richtige Ort für so etwas ist.

Seien Sie kein Hamster!

Bringen Sie Ordnung in die Wohnung – misten Sie aus! Unordnung ist Hauptrisikofaktor für die Erkrankung der „Aufschieberitis", unter Fachkreisen auch bekannt als „Morbus Jetzt schon?". Bevor Sie noch irgendwelche anderen Veränderungen in Ihrer Wohnung durchführen, müssen Sie unbedingt Unordnung beseitigen! Dies ist die absolute Grundvoraussetzung für gutes Feng Shui.

Lernen Sie, sich von alten Dingen, die Sie nicht mehr mögen oder brauchen, zu trennen, damit Sie wieder frei atmen können und nicht ersticken. Alte Kleider, Bücher, Zeitschriften und anderes Gerümpel lassen Qi stagnieren, sodass Ihre Wohnung „verklebt". Fragen Sie sich: Haben all diese Sachen überhaupt noch irgendetwas mit meinem heutigen Ich zu tun? Ausmisten ist immer auch eine Form der Vergangenheitsbewältigung und kann uns helfen, mit dem, was vielleicht einmal war, Frieden zu schließen.

Wenn Sie sich bei gewissen Dingen noch immer denken: „Das könnte ich vielleicht noch einmal brauchen und verwenden", dann können Sie sicher sein, dass Sie zu dem Zeitpunkt, an dem Sie es wirklich brauchen werden, schon längst vergessen haben, dass Sie es überhaupt besitzen. Einmal im Jahr sollten Sie daher den berühmten Frühjahrsputz durchführen! Das ist wie Heilfasten für die Wohnung. Wer also ein „erfülltes" Leben führen will, muss zuerst Platz schaffen, denn Fülle benötigt nun einmal Platz… Letztendlich geht es hier keinesfalls darum, eine völlig sterile Wohnung zu kreieren. Das tägliche Leben hinterlässt Spuren, und das soll es auch! Eine Wohnung soll „leben". Und dass eine Wohnung, in der ein Kind wohnt, immer etwas unaufgeräumter ist, als eine Wohnung, in der ausschließlich Erwachsene leben, ist auch gut so.

Es ist völlig in Ordnung, wenn einmal Dinge herumliegen. Solange sie das nicht für immer und ewig tun! Herumliegende Dinge beginnen erst nach einiger Zeit des Nichtgebrauchs zu Gerümpel zu werden.

Ganz allgemein gilt hier: Wenn wir in unserem Leben etwas verändern wollen, dann reicht es manchmal schon, wenn wir einfach irgendetwas verändern. Irgendetwas. Das Zimmer umräumen, ein anderes Mittagsmenü essen, einen anderen Weg in die Arbeit nehmen, ein anderes Hemd anziehen, oder, was natürlich die aller-, aller-, aller-, allerbeste Methode ist: Besuchen Sie einen Qigongkurs. Habe ich übrigens schon erwähnt, dass dies die beste Methode ist?

Nein, in Wirklichkeit geht es zumindest am Anfang überhaupt nicht darum, was wir verändern, Hauptsache, wir tun überhaupt etwas. Hauptsache, wir bewegen etwas! Ganz ähnlich wie ein rollender Schneeball, der allmählich zur Lawine wird, ziehen auch noch so kleine Veränderungen größere nach sich. Veränderung muss geübt sein! Und genau deswegen empfiehlt es sich, mit kleineren, scheinbar unwichtigen Dingen anzufangen, bevor wir uns an größere Projekte wagen.

Vermeiden Sie „tote Ecken" in Ihrer Wohnung

Als „tote Ecken" bezeichne ich Areale, denen wir keine Beachtung (mehr) schenken. Es sind dies Bereiche, in denen wir achtlos Dinge, für die wir im Moment gerade keine Verwendung haben, anhäufen, Bereiche, in denen wir achtlos alte Sachen verstauen, ganz nach dem Motto: „Aus den Augen, aus dem Sinn."

Gerümpel bremst unsere Entwicklung!

Leider machen diese Bereiche mit Qi genau das, was auch stehende Gewässer mit Wasser tun. Stehendes Gewässer wird trüb, es „verdümpelt", und genau dasselbe geschieht mit Qi. Frisches Qi sollte daher in alle Ecken und Winkel fließen können.

Qi lässt sich hierbei durch Gegenstände, und vor allem deren Anordnung leiten. Pflanzen oder Spiegel sind eine Möglichkeit, um Qi zu lenken. So wie im Körper wird auch in der Wohnung Qi durch Aufmerksamkeit und Aktivität angezogen.

Versuchen Sie daher, alle Wohnbereiche zu nützen! Bald werden Sie merken, wie groß Ihre Wohnung eigentlich ist.

Mehr Licht!

Sorgen Sie für eine ausreichende Beleuchtung in der Wohnung. Die einfachste und beste Möglichkeit hierfür ist es, schlicht und einfach die Vorhänge zurückzuziehen und natürliches Sonnenlicht hineinzulassen. Gerade dunkle Ecken des Wohnungsbereiches müssen wieder beleuchtet werden.

Räume der Aktivität sollten heller gestaltet sein (yang), Räume der Ruhe dürfen ruhig auch ein bisschen dunkler sein (yin). Das Licht sollte nach Möglichkeit dem natürlichen Sonnenlicht ähneln, Glühbirnen sind somit Neonröhren und ähnlichen Lichtquellen zu vorzuziehen. Auch auf Drähten gespannte Lampen sind nicht ideal.

Ordnung ist das halbe Leben

• Trennen Sie grundsätzlich Bereiche der Aktivität von Bereichen der Ruhe! Im Schlafzimmer sollen wir schlafen und nicht arbeiten, im Arbeitszimmer hingegen arbeiten, und nicht schlafen.

• Vermeiden Sie Türen, aber auch Möbel, die sich genau in einer Reihe befinden. Auch sollten sich Fenster nicht direkt gegenüber der Tür befinden. Jegliches Qi, das durch die Tür den Raum betritt, würde sonst direkt wieder durch das Fenster verschwinden.

• Dinge, die nichts miteinander zu tun haben, sollten nicht am selben Ort aufbewahrt werden. Trennen Sie die Sportausrüstung vom Geschirr, die Hygieneartikel von den DVD und vermeiden Sie auch sonst derartiges Durcheinander. Genauso wie gewisse Lebensmittel nicht miteinander harmonieren, passen auch nicht alle Gegenstände zueinander.

• Reparieren Sie defekte Geräte und vermeiden Sie offen liegende Kabel und Rohre! Sachen, die nur funktionslos herumliegen, lassen Qi stagnieren.

• Seien Sie vorsichtig mit Spiegeln und setzen Sie diese gezielt ein. Spiegel reflektieren nicht nur unser hübsches Gesicht, sondern auch Qi. Dies können wir uns in fensterlosen Räumen sehr gut zu Nutze machen, es kann aber auch für manche Bereiche der Wohnung zu unruhig oder intensiv sein.

• Vermeiden Sie Zugluft! Wind wird in der TCM als Hauptvektor für viele pathogene Faktoren angesehen.

Schön weich und rund

Vermeiden Sie scharfkantige Ecken, vor allem mitten im Raum! Scharfe Ecken haben eine „schneidende" Wirkung auf uns und unser Qi. Die Chinesen bezeichnen schädigendes Qi wie dieses als Pfeil- oder Sha-Qi. Sie können diese Kanten durch Pflanzen, Bänder und Ähnliches entschärfen. Aber auch gerade Linien und Korridore, welche das Qi auf unnatürliche Art und Weise beschleunigen, können Ursache eines Sha-Qi sein und sollten daher vermieden werden.

Pflegen Sie Ihre Stimmung

Werden Sie sich der Wirkung von Farben, Bildern, Postern und Musik bewusst! Bilder geben unserem Unterbewusstsein einen Anstoß in die eine oder andere Richtung, indem sie gewisse Eindrücke in uns erzeugen. Ein grelles, leuchtendes Bild eignet sich vielleicht weniger für das Schlafzimmer. Andererseits verbreitet die Farbe Schwarz vielleicht doch eher düstere Stimmung und eignet sich dadurch weniger für den Melancholiker. Das Bild einer Sonne hat schlicht und einfach eine andere Ausstrahlung als das Bild eines Friedhofes.

Genauso macht klassische Musik eine andere Stimmung als Heavy Metal. Überlegen Sie doch einmal, welche Musik Sie wann spielen könnten, um welchen Effekt zu haben. Musik kann uns über den Bau von assoziativen Brücken in ganz bestimmte Zustände versetzen, sodass wir vielleicht sogar Zeit und Raum vergessen können. Manchmal kann dies sogar zu etwas führen, das wir eigentlich nur hinter zugezogenen Vorhängen flüstern dürfen: Ekstase!...ganz zu schweigen von Dingen wie Trance oder Transzendenz.

Schalten Sie nicht immer automatisch das Radio ein. Überlegen Sie kurz, in welcher Stimmung Sie sind und legen Sie lieber Ihre Lieblings-Rock- oder eben Reggae-Schallplatte auf, anstatt sich andauernd berieseln zu lassen. Genießen Sie aber von Zeit zu Zeit auch die „Musik der Stille"!

Die Lage eines Hauses

Hier wird es animalisch. In der chinesischen Philosophie eines Idealhauses befindet sich auf der Rückseite (im Norden) die „Schwarze Schildkröte", die einen stabilen Berg symbolisiert, der uns den Rücken deckt (Wasserelement). Links (im Osten) befindet sich der „Grüne Drache", ein niedriger Hügel (Holzelement), rechts (im Westen) der „Weiße Tiger", ein noch niedrigerer Hügel (Metallelement). Vor dem Haus (im Süden) sollte genügend freier Platz sein, sodass der „Rote Phönix" frei fliegen kann (Feuerelement). Diese Regel gilt sowohl für ein ganzes Haus, kann aber auch auf einen einzelnen Raum oder einen Teil eines Raumes bezogen werden.

In welche Richtung Ihr Haus, und hier vor allem der Eingang des Hauses nun letztendlich tatsächlich zeigen soll, ist allerdings für jeden anders. Jeder Mensch besitzt eine gewisse Himmelsrichtung, die für ihn gut und förderlich ist. Dies kann Ihnen natürlich nur ein sehr teurer Feng Shui-Berater verraten.

Wohnen Sie nach Möglichkeit nicht direkt neben einem Friedhof, einer Kirche oder einem Krankenhaus. Neben einer Autobahn, einer Fabrik, einem Müllplatz oder sonstigen unharmonischen Orten sollte man sich auch eher nicht niederlassen. Auch gegenüber einer T-Kreuzung oder am Ende einer Sackgasse lebt es sich nicht ideal. Ein Haus, das an der Innenseite der Kurve einer Straße oder eines Flusses liegt, ist dem Haus, welches an der Außenseite liegt, vorzuziehen. Auch Sha-Qi von anderen Gebäuden sollte vermieden werden.

Die Form eines Hauses

Regelmäßigkeit, Vollständigkeit und Symmetrie stellen hierbei die wichtigsten Punkte dar. Es sollten sowohl fehlende, als auch hervorspringende Ecken und Bereiche vermieden werden. Quadratische oder rechteckige Grundstücke und Grundrisse werden daher bevorzugt. Man nennt dies das „Vier-Punkte-Gold".

Der Garten und der Weg zum Haus

Wer den Luxus eines eigenen Gartens besitzt, sollte natürlich auch diesen einmal genauer unter die Lupe nehmen. Ein Garten sollte gepflegt sein, ein paar Erhebungen und Hügeln (außer an der Front des Hauses) beleben das Qi. Sehr flaches, oder aber auch sehr steiles Gelände wird eher als ungünstig betrachtet. Hierbei sollte natürlich auf die Anordnung der vier Tiere geachtet werden. Der Weg vom Gartentor zur Haustür sollte nach Möglichkeit geschwungen sein, um auch hier gutes Sheng-Qi anzuziehen.

Das fließende Wasser eines Teiches vor dem Haus wird in den meisten Fällen als positiv gesehen, während es hinter dem Haus im Allgemeinen eher als Negativ betrachtet wird. In der chinesischen Philosophie symbolisiert (fließendes) Wasser Geld und Reichtum. Deswegen werden Sie in fast jedem Chinarestaurant ein Aquarium finden. Wasser sollte eher in Richtung des Hauses fließen oder um das Haus herum. Wer es aber ganz genau nehmen möchte, muss sich mit der hohen Kunst des „Wasserdrachen-Feng Shui" auseinandersetzen.

Auch der Mülleimer hat neben dem Eingang nichts verloren.

Das Vorzimmer

Vermeiden Sie einen Spiegel oder ein Fenster genau gegenüber vom Eingang, es sei denn, Sie wollen jegliches gute Qi gleich wieder hinausreflektieren oder ungehindert vorbeiziehen lassen. Auch der erste Blick auf eine Toilette, eine Säule oder Ecke wäre nicht ideal. Achten Sie hier auf eine freundliche, einladende Atmosphäre.

Das Arbeitszimmer

Schaffen Sie Ordnung auf Ihrem Schreibtisch! Chaos bindet Energie und behindert unsere Konzentration. Ein geordneter Schreibtisch hingegen macht einen geordneten Kopf. Positionieren Sie den Schreibtisch so im Raum, dass Sie einerseits nicht genau zwischen Tür und Fenster sitzen, auf der anderen Seite die Tür aber im Blickfeld und somit „im Griff" haben. Dadurch erreichen Sie eine gewisse „Macht" über den Raum. Sie sollten also nicht mit dem Rücken zur Tür sitzen.

Wenn Sie am Computer arbeiten, sollten Sie etwas Grünes in der Nähe haben. Stellen Sie Pflanzen auf! Die Farbe Grün entspannt die Augen und besänftigt die Leber und kann für so für manchen „Bildschirmprofi" sehr hilfreich sein.

Ganz allgemein sollte ein Arbeitszimmer natürlich immer ein wenig mehr Yang sein, als z. B. unser Schlafzimmer.

Das Schlafzimmer

Da wir in etwa ein Drittel unseres Daseins in diesem Raum verbringen, wird leicht ersichtlich, wie wichtig dieser Bereich für unser Leben sein sollte. Noch dazu befinden wir uns während des Schlafes in einer der sensibelsten Phasen unseres Tages.

Stellen Sie das Schlafzimmerbett an einen sicheren Ort, das heißt einen Ort, an dem Sie sich wohl fühlen, an dem Sie „Rückendeckung" haben. Der schlechteste Platz, an den Sie ihr Bett stellen könnten, wäre die Mitte des Zimmers, genau zwischen Fenster und Tür. Stellen Sie das Bett (aber auch Esstische, Sofas oder andere Möbel, die Sie häufig benutzen) nicht direkt unter schwere (Holz-)Balken oder eine schräge Wand. Diese haben eine erdrückende Wirkung auf uns.

Im klassischen Feng Shui sollte der Kopf in eine für Sie gute Himmelsrichtung zeigen.

Vermeiden Sie Spiegel genau über oder vor dem Bett! Spiegel können zu Schlafstörungen führen, oder für die Harry-Potter-Fans anders formuliert: Man sagt, dass in der Nacht der eigene Geist (die Seele) unseren Körper verlässt und sich beim Anblick seiner selbst erschrecken könnte. Am besten daher überhaupt keine Spiegel im Schlafzimmer!

Minimieren Sie die Anzahl an elektronischen Geräten im Schlafzimmer! Der eigene Handymast neben dem Bett mag vielleicht rauschfreies Telefonieren ermöglichen, schlaffördernd wirkt er allerdings sicher nicht. Der Radiowecker mit großen Leuchtziffern neben dem Kissen ist ebenso nicht ideal, und das kleine, private Kernkraftwerk in Form einer Atomuhr auf dem Nachtkästchen scheint wahrscheinlich auch nicht der ideale Schlafbegleiter zu sein.

Vermeiden Sie also Funkuhren, Funkradiowecker, Funkthermometer generell, im Schlafzimmer aber besonders. Auch die Uhr am Handgelenk hat im Schlaf nichts verloren. Und da wir schon beim Thema Wecker sind... wählen Sie einen „sanften" Wecker aus, der Sie nicht aus dem Schlaf reißt, sondern Sie langsam in die Wachheit führt. Springen Sie nicht gleich auf, sondern geben Sie sich einige Momente Zeit, aufzuwachen. Strecken nicht vergessen!

Und wie immer sollte auch das Schlafzimmer nicht als Abstellkammer missbraucht werden. Wäscheständer, Kisten unterhalb des Bettes und Ähnliches haben hier nichts verloren. Auch der Hometrainer und die Hantelbank haben im Schlafzimmer nichts zu suchen, hier geht es um Ruhe, nicht um Qual und Schmerzen!

Das Wohnzimmer

Auch hier sollte natürlich auf eine günstige Position der Sitzecke geachtet werden. Gute Rückendeckung und den Eingang im Blickfeld zu haben sind auch hier gültige Regeln.

Die Küche und das Esszimmer

In diesen Räumen sollten eher gelbe, orange oder andere Erdfarben vorherrschen. Verwenden Sie keinen Glas- oder Metalltisch als Esstisch, sondern einen aus Holz.

Schmutziges Geschirr sollte abgewaschen werden! Und nicht erst dann, wenn wir es das nächste Mal brauchen. Es sei denn, Sie fühlen sich auf einem Komposthaufen so richtig wohl. Im klassischen Feng Shui sollte in der Küche vor allem der Herd, und hierbei vor allem die Herdknöpfe, in eine für Sie gute Richtung zeigen.

Auch sollten hier Feuerelement (Herd, Ofen, Toaster, …) und Wasserelement (Geschirrspüler, Kühlschrank, Spüle, …) nach Möglichkeit nicht genau nebeneinander positioniert sein.

Leeren Sie den Müll regelmäßig aus, und lassen Sie keine riechenden Abfallbeutel offen in der Wohnung herumliegen. Es nützt nichts, täglich durch Qigong den Körper zu reinigen, wenn sich im Lebensraum der Müll stapelt.

Das Badezimmer und die Toilette

Bad und Toilette sollten möglichst keinen direkten Zugang vom Schlafzimmer haben.

Schließen Sie generell den Klodeckel und die Tür zur Toilette! Andernfalls versprühen Sie den „Charme" einer Toilette in der ganzen Wohnung. Dasselbe gilt für die Badezimmertür. Beides sind Orte der Reinigung, in denen schlechtes, verbrauchtes Qi entfernt werden soll. Eventuell können Sie noch einen Spiegel an der Innenseite der Türe anbringen, um dieses schlechte Qi nicht so leicht nach außen vordringen zu lassen. Spiegelfliesen sollten Sie eher nicht verwenden. Sie „zerschneiden" uns.

Im klassischen Feng Shui sollten sich diese beiden Räumlichkeiten in negativen Bereichen des Hauses befinden.

Feng Shui-Alarm!

Bevor Sie jetzt ganz verzweifeln, den Verstand verlieren, den Feng Shui-Notfall-Versand alarmieren oder sogar Ihr Haus verschenken, möchte ich Sie an dieser Stelle daran erinnern, dass Feng Shui genau wie Qigong ein Entwicklungsprozess ist, ganz nach dem Motto: „Der Weg ist das Ziel". Es ist somit die Kunst des Machbaren, jede Lösung ist meist ein Kompromiss. Und genau wie Qigong ist Feng Shui auch etwas Spielerisches, das Sie genießen sollten und nichts Ernstes. Es ist etwas, das Zeit braucht. Also: Lächeln!

Gehen Sie vielleicht das nächste Mal in Ihr Haus oder Ihre Wohnung, als ob Sie das erste Mal hineingingen, als ob Sie noch nie da gewesen wären. Achten Sie auf den Eindruck, den Sie beim Betreten haben. In welchen Raum zieht es Sie automatisch? Wo halten Sie sich gerne auf? Wo nicht? Wo Sie in einer Wohnung zuerst hingehen, dort fließt auch das Qi als erstes hin. Qi fließt in genau derselben Art und Weise, wie Sie durch die Wohnung gehen würden. Es heftet sich sozusagen an Ihre Sohlen. Dort, wo Sie in Ihrer Wohnung oft und gerne hingehen, dort geht auch Qi oft und gerne hin. Welchen Eindruck hätte ein Fremder, wenn er das erste Mal Ihre heiligen Hallen betreten würde?

Überprüfen Sie vor allem jene Orte, an denen Sie sich häufig und länger aufhalten! Nutzen Sie Ihre Intuition!

Und vor allem: Machen Sie sich nicht wahnsinnig! Genau so, wie man eine Qigongübung definitionsgemäß niemals zu 100 Prozent korrekt machen kann, ganz genau so wenig kann man eine Wohnung zu 100 Prozent richtig gestalten. Feng Shui ist somit ein Prozess, der sich spielerisch im Laufe der Jahre verfeinert.

Beobachten, und vor allem: Fühlen Sie! Viel Vergnügen!

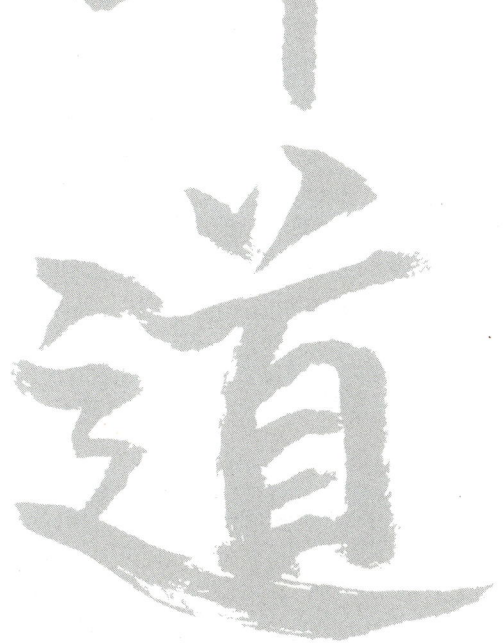

7. Die Medizin

Das Studium der Traditionellen Chinesischen Medizin

Sie wollen es also doch. Den ultimativen Schnellkurs in TCM. Nachdem man heutzutage Homöopathie oder Feng Shui schon in Fachober- und Berufsschulen erlernen kann, so wird es doch auch möglich sein, TCM in zehn Minuten zu erlernen…

Na gut. Ich werde mich bemühen. Ein Studium der TCM dauert in China fünf Jahre plus mehrere Jahre des klinischen Trainings plus mindestens lebenslange Erfahrung. Aber keine Angst: Wir schaffen das auf den nächsten paar Seiten…

Ich möchte Ihnen in diesem Kapitel einen kleinen Einblick in die Welt der Traditionellen Chinesischen Medizin geben. Dass dies nur die Spitze des Eisberges darstellt, muss klar sein.

Ziel soll es sein, dass Sie eine klare Vorstellung haben, wovon die Rede ist, wenn Sie das nächste Mal irgendein TCM-Guru mit Fachbegriffen bombardiert. Falls der eigentlich völlig ausgeschlossene Fall unter Umständen vielleicht doch auftreten sollte, dass Sie nach den folgenden Kapiteln noch immer kein fertig ausgebildeter TCM-Arzt sein sollten, so ist es nichtsdestotrotz immer noch besser, ein klein wenig zu wissen, als gar nichts. Wenn Sie also wirklich ganz genau wissen wollen, wo Ihre persönlichen Schwächen und Stärken liegen, und was sie dagegen oder dafür tun können, müssen Sie wohl letztendlich doch jenen besagten TCM-Guru Ihres Vertrauens aufsuchen, oder zumindest ein noch dickeres Buch kaufen. Und es gibt immer dickere Bücher!

Wundern Sie sich nicht, wenn Ihnen hier so manches „chinesisch" vorkommt. Das ist es!

Physiologie der Traditionellen Chinesischen Medizin

Qi, Blut und Körperflüssigkeiten:

In der chinesischen Medizin müssen diese drei Substanzen in ausreichender Menge vorhanden sein und harmonisch fließen, um gesund zu bleiben.

Qi

Wie schon am Anfang des Buches erwähnt, unterscheiden wir je nach Funktion innerhalb des Körpers verschiedene Arten von Qi: Gu-Qi, Qing-Qi, Zhong-Qi, Zhen-Qi, Ying-Qi, Wie-Qi, Zheng-Qi, Ben-Qi, um nur einige zu nennen. Qi bleibt jedoch immer Qi, egal ob es nun als Nahrungs-, Atmungs-, Brust-, Wahres-, Nährendes-, Abwehr-, Aufrechtes-, oder Wurzel-Qi bezeichnet wird. Qi regiert das Blut. Der Rest wurde bereits am Anfang des Buches (siehe Seite 19 ff.) erklärt. Zurück an den Start!

Xue – Blut

Blut ist die „Mutter" und materielle Basis von Qi. Blut ernährt und befeuchtet den Körper und entsteht sowohl aus Qi, als auch aus Knochenmark. Es wird vom Herzen gesteuert, von der Milz in den Blutgefäßen gehalten und von der Leber gespeichert. Es stellt letztendlich eine materiellere Form von Qi dar.

Jin Ye – Körperflüssigkeiten

Hier unterscheiden wir klare, dünnflüssigere (Jin) von trüben, dickflüssigeren (Ye) Anteilen.

> Die Beziehungen von Qi, Blut und Jin Ye:
> • Qi erzeugt Blut. • Qi bewegt Blut. • Qi hält Blut. • Blut nährt Qi. • Qi erzeugt Jin Ye.
> • Qi reguliert die Zirkulation von Jin Ye. • Qi hält Jin Ye. • JinYe tragen Qi.
> • Jin Ye und Blut nähren sich gegenseitig.

Zang Fu

Zang Fu ist kein furchtbar tödlicher Kung-Fu-Stil, sondern bezeichnet unsere Speicherorgane/Yin-Organe („Zang") und unsere Hohlorgane/Yang-Organe („Fu"). Während Zang-Organe eher der Speicherung und Umwandlung von Vitalstoffen dienen, liegen die Aufgaben der Fu-Organe eher in Transport und Verarbeitung. Die Meridiane der Zang-Organe liegen eher an der Beugeseite der Arme und medianen Seite der Beine. Die Meridiane der Fu-Organe liegen eher an der Streckseite der Arme und der ventralen und dorsalen Seite der Beine. Zang- und Fu-Organe sind in einer Innen-Außen-Koppelung paarweise miteinander verbunden.

Einige Aspekte, welche schon in der Tabelle der Fünf Wandlungsphasen (siehe Seite 191) angegeben wurden, habe ich hier nicht noch einmal angeführt.

In diesen Zusammenhang gehört auch der Begriff der Essenz. Dies wurde am Anfang des Buches bereits ausführlich besprochen (s. S. 21f.). Und noch einmal zurück zum Start!

Zang-Organe

• Gan – die Leber: Die Leber ist für den freien Fluss von Qi (und somit auch Blut) verantwortlich und speichert Blut. Sie beherbergt unsere Wanderseele („Hun"), regiert die Sehnen und öffnet sich in den Augen.

• Xin – das Herz: Das Herz regiert das Blut und die Blutgefäße und beherbergt unseren Geist („Shen"). Es öffnet sich in der Zunge.

• Pi – die Milz: Die Milz beherrscht Transformation („hua") und Transport („yun") und ist für das Aufsteigen des Klaren zuständig. Sie hält das Blut in den Gefäßen an ihrem Platz. Sie beherbergt unser Denken („Yi"), regiert die Muskeln und öffnet sich in den Lippen.

Fei – die Lunge: Die Lunge kontrolliert die Atmung und das Qi, sie reguliert die Wasserwege und hat hier vor allem eine verteilende und herabführende Funktion. Sie beherbergt unsere Körperseele („Po"), regiert die Haut und öffnet sich in der Nase.

Shen – die Niere: Die Nieren speichern die Essenz und sind somit für Entwicklung und Fortpflanzung zuständig. Sie regulieren unter anderem den Wasserhaushalt und empfangen das eingeatmete Qi der Lunge. Sie beherbergen unsere Willenskraft („Zhi"), regieren die Knochen und öffnen sich in den Ohren.

Sonderfall Xin Bao – das Perikard: Das Perikard wurde eigentlich nur aus systematischen Gründen in die Gruppe der Zang-Organe aufgenommen, um dem Dreifachen Erwärmer ein zugehöriges Yin-Organ zu geben. Das Perikard schützt unser Kaiserorgan, das Herz und ist somit auch der Wandlungsphase Feuer zugeordnet. Die Aufgabe des Perikards besteht darin, unser Herz je nach Bedarf zu öffnen oder zu schließen und es vor Hitze oder auch Ablehnung zu schützen.

Fu-Organe:

• Dan – die Gallenblase: Die Gallenblase speichert und sezerniert Galle, um die Verdauung zu unterstützen. Sie gibt uns Mut und Initiative, Entscheidungen im Leben zu treffen.

• Xiao Chang – der Dünndarm: Der Dünndarm trennt Trübes von Klarem, sowohl auf der Ebene der Verdauung, als auch auf geistiger Ebene. Nach Ansicht mancher TCM-Ärzte stellt er auch die Quelle postnatalen Nieren-Yins dar.

• Wei – der Magen: Der Magen ist wie ein Kochtopf für das Reifen und Fermentieren der Nahrung zuständig und ist somit funktionell sehr eng mit der Milz verbunden. Er wird manchmal als das „Meer des Getreides" bezeichnet und ist für das Absteigen des Trüben verantwortlich.

• Da Chang – der Dickdarm: Der Dickdarm ist für die Ausscheidung nicht verwertbarer Nahrungsbestandteile zuständig. Laut manchen TCM-Ärzten stellt er die Quelle postnatalen Nieren-Yangs dar.

• Pang Guang – die Harnblase: Die Blase nimmt trübe Flüssigkeiten aus den Nieren und dem Dünndarm auf, speichert sie und scheidet sie wieder aus. Das Nieren-Qi ist verantwortlich für das Öffnen und Schließen der Blase.

• San Jiao – der Dreifache Erwärmer: Dieses auch als „Drei Leibeshöhlen" bezeichnete Organ, stellt eigentlich die gemeinsame Funktion von Lunge, Milz und Niere in Bezug auf Wassermetabolismus und Körperflüssigkeiten dar. Der obere Jiao liegt oberhalb des Zwerchfells, der mittlere zwischen Zwerchfell und Nabel, der untere unterhalb des Nabels. Gemeinsam stellen sie einen Weg für das Yuan-Qi in unserem Körper dar.

• Extra-Fu-Organe: Hierzu zählt man Uterus, Gehirn, Knochen, Knochenmark, Blutgefäße und Gallenblase.

Pathologie der Traditionellen Chinesischen Medizin

Wenn Sie Hypochonder sind, so überspringen Sie dieses Kapitel bitte.

Wenn Sie keiner sein sollten, dann werden Sie nach diesem Kapitel einer sein….Getreu dem verbreiteten Witz, in dem die Krankenschwester zum diensthabenden Arzt kommt und meint: „Herr Doktor, der Hypochonder von Zimmer 12 ist gestorben."…„Na, jetzt übertreibt er aber!"

In diesem Kapitel möchte ich Ihnen nun einen Überblick über die häufigsten Krankheitsursachen aus Sicht der TCM verschaffen.

Innere und äußere Pathogene

Sechs äußere klimatische Pathogene (Liu Yin)

• Feng – der Wind: Vor allem Leber und Gallenblase werden leicht von äußerem Wind angegriffen. Wind kann allerdings auch die Lunge und andere Körperteile attackieren und dient meist anderen schädigenden Einflüssen als Vektor, um leichter durch unsere Poren in das Körperinnere vordringen zu können. Oft befällt er die obere Körperhälfte und führt zu Zirkulationsstörungen in den Meridianen.

Psychisch führt Wind sehr oft zu schnellen, plötzlichen Veränderungen der Emotionen, aber auch der Lebenseinstellung an sich.

• Huo – das Feuer: Vor allem das Herz sollte vor zu viel Hitze geschützt werden, da sich Hitze gerne in diesem Organ manifestiert. Nichtsdestotrotz kann sich Hitze auch an anderen Stellen zeigen, oft jedoch in der oberen Körperhälfte. Feuer kann als einziger der saisonalen Faktoren zu jeder Jahreszeit entstehen. Es verbrennt das Yin und flammt nach oben. Ein Übermaß an Leidenschaft wäre eine der psychischen Auswirkungen.

• Shi – die Feuchtigkeit: Hier ist in fast allen Fällen die Milz involviert. Feuchtigkeit kann sich auch in Schleim umwandeln und/oder sich an verschiedensten Stellen im Körper festsetzen. Sie ist schwer und träge und sinkt daher gerne nach unten. Sie hemmt das Yang im Körper und führt oft zu einer Stagnation von Qi. Auf psychischer Ebene führt Feuchtigkeit zum allseits bekannten Grübeln, oft zu nachtragenden, nicht enden wollenden Gedanken und Gefühlen, welche weder verarbeitet noch losgelassen werden können.

• Zao – die Trockenheit: Gerade Lunge (und auch Dickdarm) sind sehr empfindlich für Trockenheit, da sie genügend Körperflüssigkeiten benötigen, um gut funktionieren zu können. Trockenheit führt zu einer Schädigung der Körperflüssigkeiten und längerfristig auch des Yins. Daher resultieren manchmal sehr abstrakte, rein analytisch-mathematische, sprich „trockene" Gedankengänge in uns.

• Han – die Kälte: Vor allem die Niere und die Harnblase sollten immer vor Kälte geschützt werden. Kälte kann aber auch in die Lunge, Gelenke oder andere Teile unseres Körpers dringen. Kälte zieht zusammen und „gefriert" das Blut, sodass sie zu starken Schmerzen führen kann. Auf emotionaler Ebene kann sich Kälte manchmal als Mangel an Mitgefühl und (Herzens)wärme zeigen, sodass nur mehr die Ratio zählt.

• Shu – die Sommerhitze: Diese ist eine Kombination aus Hitze und Feuchtigkeit. Oft manifestiert sie sich als infektiöse Durchfallerkrankung in Form einer Salmonelleninfektion oder eines ähnlichen „Leckerbissens".

Sechs innere Pathogene

• Wind • Hitze • Feuer • Feuchtigkeit • Trockenheit • Kälte

All diese pathologischen „inneren Substanzen" können auch ohne äußere Einflüsse, rein durch Dysbalancen der inneren Organe entstehen. Man spricht dann von „innerem Wind", „innerer Kälte", etc.

Die sieben Emotionen

• Nu – die Wut • Xi – die Aufregung • Si – die Sorge • Bei – die Trauer • Kong – die Angst
• You – die Melancholie • Jing – der Schreck

Diese sieben Emotionen können (natürlich neben vielen anderen auch) nach Ansicht der TCM krankheitsauslösend wirken. Lesen Sie hierzu das Kapitel über die Fünf Wandlungsphasen und über Psychologie in der TCM (siehe Seite 190 ff. und 258 ff.). Die Melancholie entspricht einer Kombination des Metall- und Erdeelementes, der Schreck einer Kombination des Feuer- und Wasserelementes.

Andere Pathogene

• Selbst verschuldete andere Ursachen: Hierzu zählen unter anderem zu viel Arbeit, zu viel Sex, zu wenig Schlaf, ungesunde Ernährung, und natürlich…kein Qigong… Manche Autoren nennen diese Abteilung liebevoll Sex, Drugs and Rock 'n Roll.

• Nicht selbst verschuldete Ursachen: Hierzu zählen Erdbeben, Ziegelsteine und andere kosmische Katastrophen. Ob man nicht selber Schuld ist, ist hier eine philosophische Frage…

• Sekundäre Pathogene: Hierzu zählt man den Schleim und die Blutstase, da sie beide oft erst sekundär durch andere Pathogene im Laufe der Zeit entstehen und dann weiter krankmachend wirken. Tumore, Endometriose und Ähnliches können die Folge sein.

Pathophysiologie der Traditionellen Chinesischen Medizin

Woher soll ich nun wissen, was gut für mich ist, wenn ich nicht weiß, was ich habe? Die Frage sollte besser heißen: Woher soll ich nun wissen, was gut für mich ist, wenn ich nicht weiß, was ich bin? Wir haben nämlich keine Krankheitsmuster, wir sind sie!

In diesem Abschnitt geht es um die verschiedensten Krankheitsmuster, die Syndrome (und vor allem deren Symptome) der chinesischen Medizin. Da dies ein sehr umfangreiches Gebiet darstellt, habe ich mich hier auf die meiner Meinung nach am häufigsten vorkommenden, und vor allem als Anfänger am leichtesten zu diagnostizierenden beschränkt.
Ich habe zuerst die allgemeinen Symptome von Qi-, Blut-, Yin- oder Yang-Pathologien etc. angeführt, anschließend zusätzliche organspezifische Manifestationen und einen „Hauch einer Idee" über mögliche Therapien.

Qi-Mangel

Die Symptome

• Allgemeine: Müdigkeit, Abgeschlagenheit, Kurzarmigkeit, Kraftlosigkeit, Blässe, Schwitzen schon bei leichter Anstrengung, Verschlechterung allfälliger Beschwerden bei Anstrengung, leise Stimme, eine blasse Zunge und ein schwacher Puls. Wer Qi-Mangel hat, dem fallen sogar die leichtesten Dinge schwer. Man fühlt sich müde, erschöpft.

• Lungen-Qi-Mangel: chronischer Husten (eher ein Hüsteln), Erkältungsanfälligkeit, Lustlosigkeit zu sprechen, gebückte Haltung, traurige Grundstimmung.

• Herz-Qi-Mangel: Herzklopfen, vor allem bei Belastung, Antriebslosigkeit.

• Milz-Qi-Mangel: meist weicher Stuhl, selten Verstopfung, diverseste Verdauungsbeschwerden, Völlegefühl und Blähbauch vor allem nach dem Essen, Appetitmangel, Heißhunger auf Süßes, andauerndes Grübeln.

• Nieren-Qi-Mangel: Nachtröpfeln nach dem Urinieren bzw. Unfähigkeit, Körperflüssigkeiten des Urogenitaltraktes zu halten, Neigung zu Kreuzschmerzen, manchmal auch Kurzatmigkeit durch erschwerte Einatmung.

• Magen-Qi-Mangel: Vor allem Appetit- und Geschmacksverlust, aber auch Übelkeit und Aufstoßen sind Symptome dieses Musters.

• Gallenblasen-Qi-Mangel: Dies führt vor allem zu psychischen Problemen in Form von Schüchternheit, mangelndem Selbstvertrauen, Ängstlichkeit und einer Unfähigkeit, Entscheidungen zu treffen.

Die Therapie

Dass Qigong ein wunderbares Mittel gegen Qi-Mangel darstellt, verrät uns ja eigentlich schon der Name. Hierbei sollte nach dem Üben großes Augenmerk auf das Einsammeln des erzeugten Qi gelegt werden. Auch sollte gerade am Anfang nicht zuviel geübt werden, um nicht (z. B. vom vielen Stehen) noch mehr zu ermüden. Vor allem Übungen (aber auch Nahrungsmittel) für die Lunge und die Milz eignen sich sehr gut, um postnatales Qi aufzubauen. Auf hochwertige, gekochte Nahrung darf nicht verzichtet werden. Manchmal reicht es auch einfach, sich einmal so richtig auszuschlafen oder an die frische Luft zu gehen.

Blut-Mangel

Die Symptome

• Allgemeine: Müdigkeit, Erschöpfung, Blässe des Gesichts und der Lippen, Brüchige Haare und Haarausfall, diffuser Schwindel, Leeregefühl im Kopf, Verschlechterung der Beschwerden im Liegen, blasse Zunge und dünner, schwacher Puls. Da es die Aufgabe des Blutes ist, unsere Emotionen zu stabilisieren und zu glätten, ist eine psychische Labilität oft die Folge eines Blutmangels. Auch ein vermindertes Selbstbewusstsein, ein Gefühl der Hoffnungslosigkeit und eine Unfähigkeit, sich für Dinge zu begeistern, können die Folge sein.

• Herz-Blut-Mangel: Herzklopfen, Schlafstörungen, Vergesslichkeit, Schreckhaftigkeit.

• Leber-Blut-Mangel: Neigung zu Muskelkrämpfen, „Muskelstarre" in der Früh, brüchige Nägel, trockene Augen, Nachtblindheit, chronische Müdigkeit (vor allem bei Frauen) und eine Unfähigkeit, Gedanken in Taten umzusetzen.

• Bluttrockenheit: Dieser Fachbegriff der TCM wird verwendet, wenn ein Blutmangel in der Haut oder im Dickdarm diagnostiziert wird. Dies führt dann zu trockenen Hauterkrankungen bzw. zu Verstopfung mit sehr trockenem, festem Stuhl.

• Sonderfall Milz hält das Blut nicht in den Gefäßen: Hierbei kann eine schwache Milz ihre Aufgabe, das Blut in den Gefäßen zu halten, nicht erfüllen. Es kommt zu einer Neigung zu blauen Flecken bis hin zu diffusen Blutungen.

Die Therapie

Blut wird vor allem über die Ernährung aufgebaut. Hierzu braucht man zwar auch Qi, der wesentliche Faktor in der Behandlung (natürlich neben Kräutern etc.) ist allerdings die Ernährung. Mittlerweile gibt es schon in vielen Reformhäusern „Blutsäfte" aus Roter Bete, Karotten und anderen Blut aufbauenden Nahrungsmitteln. Wer es exotischer mag, kann ja einmal die nächste Hühnersuppe mit Angelikawurzel zubereiten.

Yin-Mangel

Die Symptome

• Allgemeine: Einschlafstörung, Hitzegefühl in Fußsohlen, Handflächen oder Dekollete, Nachtschweiß, Hitzewallungen, trockene Schleimhäute (Mund und Rachen), rote Wangen, innere aber kraftlose Unruhe, Auszehrung, eine rote und trockene Zunge mit Rissen, ein dünner und schneller Puls. Ein oberflächlicher Yin-Mangel zeigt sich meist als Austrocknung der Haut und Schleimhäute, tiefergreifende Störungen führen zu einem Verlust an Fettgewebe und Hormonen bis hin zu Protein- und Kollagenabbau und schließlich Kachexie. Auf psychischer Ebene zeigt sich dieses Fehlen einer soliden Basis manchmal als andauernde Suche nach Aufregung. Weil dieses Bedürfnis aber nie befriedigt werden kann, springen solche Menschen von einem Event zum nächsten und führen ein „wildes" Leben. Auf der

Flucht vor den eigenen Ängsten und niemals zufrieden, arbeiten sie den ganzen Tag und feiern die ganze Nacht.

• Lungen-Yin-Mangel: Trockener Husten, der in der Nacht schlechter wird, heisere Stimme.

• Herz-Yin-Mangel: Ähnlich dem Herzblutmangel, jedoch auch zusätzlich Störungen im mentalen Bereich.

• Leber-Yin-Mangel: Sehr ähnlich dem Leberblutmangel.

• Nieren-Yin-Mangel: Rastlosigkeit, geistige und sexuelle Übererregbarkeit, Schwäche und oft auch Schmerzen im Bereich der Lendenwirbelsäule und der Knie, manche Arten des Tinnitus, dunkler, konzentrierter Urin.

• Magen-Yin-Mangel: Dies führt neben den allgemeinen Yin-Mangel-Zeichen zu Symptomen wie dumpfen Magenschmerzen, Leeregefühl im Oberbauch, Übelkeit und Abmagerung.

Die Therapie

Das Geheimnis für den Aufbau von Yin ist Ruhe und vor allem guter, und ausreichender Schlaf. Vor allem der Schlaf vor Mitternacht ist hier besonders wichtig. Nach Möglichkeit sollte noch vor 22 Uhr schlafen gegangen werden. Algen und Meeresfrüchte können vermehrt gegessen werden.

Im Qigong sollten eher ruhigere, stillere Formen des Übens gewählt werden. Da die Niere das Fundament für alles Yin und Yang in unserem Körper darstellt, sollten vor allem Nierenübungen ausgeführt werden.

Yang-Mangel

Die Symptome

• Allgemeine: Kälteempfindlichkeit, kalte Hände und Füße, eine blasse, feuchte Zunge und ein tiefer, langsamer Puls sind meist die ersten Zeichen. Aber auch muskuloskelettäre Probleme wie bei Osteoporose, sowie Impotenz oder Sterilität können die Folge sein. Wer starken Yang-Mangel hat, wird auch im Leben wie „erfroren" sein und viel lieber daheim im Bett unter der warmen Decke bleiben. Eine tiefe Erschöpfung und das Gefühl, wie gelähmt zu sein, lässt solche Menschen jegliche Lebensfreude verlieren, sodass sie sich oft aus dieser Welt zurückziehen.

• Herz-Yang-Mangel: kältebedingte Angina-pectoris-Anfälle, Lungenödem, Herzklopfen.

• Milz-Yang-Mangel: unverdaute Nahrungsreste im Stuhl mit Neigung zu Durchfall durch die Unfähigkeit, Nahrung in ihre Bausteine zu zerlegen, Ödeme.

• Nieren-Yang-Mangel: Kältegefühl und eventuell Schmerzen im Bereich des unteren Rückens, schnelle Erschöpfung, Schwerhörigkeit, manche Formen der Impotenz, Mangel an Libido, Ödeme, Durchfall am frühen Morgen, schwache Knie, schwaches Becken oder Wirbelsäule, viel klarer Urin.

Die Therapie

Auch hier gilt: Die Niere stärken! Wer an Yang-Mangel leidet, könnte einmal etwas härtere Formen des Qigong trainieren. Wushu oder auch andere Kampfkünste eignen sich hervorragend, um das Yang des Körpers zu stärken. Gerade der in vielen Kampfkünsten praktizierte „Kampfschrei" dient dazu, Yang im Körper zu aktivieren. In der Ernährung sollte auf ausreichende Zufuhr wärmender Nahrungsmittel geachtet werden; drei warme, gekochte Mahlzeiten am Tag sind Pflicht. Am allerbesten eignen sich hierbei richtige Kraftsuppen, die das Yang wieder auf Vordermann bringen.

Qi-Stagnation

Die Symptome

• Allgemeine: dumpfe, ziehende Schmerzen. Im Prinzip ist eigentlich die Leber das wesentlichste Organ, das von einer Qi-Stagnation betroffen ist.

• Leber-Qi-Stagnation: Hauptsymptome sind Druck- und Völlegefühl im Bereich der Rippen und des Brustkorbes, Seufzen, Schluckauf, prämenstruelle Beschwerden, Globusgefühl im Hals, Reizbarkeit und Frustration, kalte Hände und Füße, jedoch heißer Körper. Alle Symptome verschlechtern sich bei (emotionalem) Stress, die Zungenränder sind oft verfärbt oder aufgerollt, der Puls ist saitenförmig. Frustration und Aggression sind typische Folgen einer Leber-Qi-Stagnation. Auch eine etwas „aktivere" Form einer Depression und das Gefühl viel Druck im Körper zu haben, sind Zeichen dieses Syndroms. Wenn wir uns also wie ein kleiner kläffender Hund benehmen und eigentlich ein Schild „Achtung bissig" um den Hals tragen sollten, dann dürfte unser Leber-Qi wohl mit Sicherheit stagniert sein. Das Gefühl und die tiefe Erkenntnis „von lauter Idioten umgeben zu sein" beschreibt diesen Zustand recht deutlich. Dass die Wahrheit vielleicht eher im Gegenteil zu finden ist, mag hierbei Teil einer schmerzhaften Selbsterkenntnis sein.

• Dünndarm-Qi-Stagnation: Dies geht meist mit starken Schmerzen einher und kann bis zum Darmverschluss führen.

• Sonderfall Nahrungsstagnation im Magen: Dies führt zu Druck-, Völle- und Spannungsgefühl im Oberbauch, Aufstoßen, Sodbrennen, Übelkeit bis hin zu Erbrechen. Ursache kann eine Qi-Stagnation, aber auch ein sehr schwacher Magen oder schlicht und einfach eine Überfüllung des Magens sein.

Die Therapie

Das Mittel schlechthin gegen Qi-Stagnation ist Bewegung! Deswegen kann neben Qigong auch Taiji Quan geübt werden, in dem Qi noch mehr im Körper zirkuliert wird. Da die Leber für den freien Fluss von Qi im Körper zuständig ist, sollten hier vermehrt Übungen für die Leber in das Trainingsprogramm aufgenommen werden. Manchmal reicht auch ein Spaziergang, um das stagnierte Qi wieder zum Fließen zu bringen. Auch Singen, Tanzen, Trommeln oder jegliche Art von Sport sind hervorragende Möglichkeiten. Eigentlich eignen sich alle Hobbys, denen wir uns ganz und gar hingeben können. Wer es etwas ausgefallener mag, kann sich seine Qi-Stagnation auch von einem lieben Mitmenschen wegkitzeln lassen. Zu viele saure Nahrungsmittel sollten unbedingt vermieden werden.

Blutstagnation

Die Symptome

• Allgemeine: Hauptsymptom sind fixierte, stechende Schmerzen. Auch hier ist meist die Leber betroffen. Auf der Zunge sind oft violette Punkte zu sehen, die Unterzungenvenen sind gestaut, der Puls ist meist rau. Die Blutstagnation, so sagt man in der TCM, führt psychisch zu Gefühlen und Gelüsten nach Rache und Vergeltung..."Rambo 5, die Rache der Blutstase"...

• Leber-Blutstagnation: Dies macht sich meist in Form von starken Schmerzen während der Menstruation bemerkbar.

• Herz-Blutstagnation: Dies führt zu stechenden Schmerzen im Brustbereich und ist ein Fall für den Notarzt.

• Magen-Blutstagnation: Dies manifestiert sich durch starke, stechende, genau lokalisierbare Schmerzen des Magens. Oft steckt tatsächlich ein Magengeschwür dahinter.

Die Therapie

Hier gilt der Satz: Qi bewegt Blut. Deswegen ähnelt die Therapie jener der Qi-Stagnation. Da es sich bei einer Blutstagnation jedoch sehr oft auch um ein lokales, begrenztes Problem handelt, helfen hier Akupressur oder Massage. Natürlich sind hier (genauso wie bei allen anderen Syndromen) auch Kräuter oder Akupunktur sehr gut einsetzbar.

Gegenläufiges und rebellierendes Qi

So nennt man Qi, welches nicht mehr in der physiologischen Richtung fließt.

Die Symptome

• Aufsteigendes Magen-Qi: Dies führt zu Übelkeit und Erbrechen, manchmal auch zu Kopfschmerzen im Stirnbereich.

• Aufsteigendes Leber-Qi/Yang/Feuer/Wind: Dies entsteht meist durch eine lange andauernde Leber-Qi-Stagnation und manifestiert sich dann als Bluthochdruck, Migräne, gerötete Augen, Schlaganfall und ähnlichen Nettigkeiten. Psychisch manifestiert sich aufsteigendes Leber-Qi als Wut, gepaart mit dem Gefühl, dass die Wut berechtigt ist. Hierbei benehmen wir uns nicht mehr wie ein kleiner, kläffender Köter, sondern stehen kurz vor dem Amoklauf.

• Absinkendes Milz-Qi: Da Milz-Qi physiologischerweise steigen sollte, führt absinkendes Milz-Qi einerseits zu Durchfall, andererseits zu Organsenkungen aller Art.

• Aufsteigendes/rebellierendes Lungen-Qi: Bei uns nennt man dies auch Husten.

Die Therapie

Aufsteigendes Qi sollte gesenkt werden, absinkendes Qi gehoben! So einfach ist das. Dies muss nicht unbedingt in ganz speziellen Übungen durchgeführt werden, sondern kann eigentlich schon in den meisten Übungen nur durch eine vermehrte Betonung einer hebenden oder senkenden Qualität erreicht werden.

Flüssigkeitsmangel

Die Symptome

• Flüssigkeitsmangel in der Lunge: Dies führt neben einem trockenen Husten und Rachen oft auch zu einer trockenen Haut.

• Flüssigkeitsmangel im Dickdarm: Dies führt zu Verstopfung mit sehr trockenem Stuhl.

Die Therapie

Trinken! Weiter muss meist auch das Yin gestärkt werden, um die Flüssigkeiten auch halten zu können.

Essenzmangel

Die Symptome

• Nieren-Essenzmangel: Dies kann sich im Kindesalter als angeborene Fehlbildungen oder auch geistige und körperliche Retardierung manifestieren. Später zeigt sich Essenzmangel meist in sexueller Unfruchtbarkeit, Schwerhörigkeit, Osteoporose, Zahnverlust, Ergrauen der Haare und ähnlichen Alterserscheinungen. Ein Essenzmangel ist immer mit einem Mangel an Qi, Blut, Yin und Yang verbunden.

Psychisch zeigt sich ein schwerer Mangel an Essenz als Verlust jeglicher Lebensfreude und einer Unfähigkeit, mit dieser Welt zu Rande zu kommen. Da solchen Menschen das Fundament fehlt, fühlen sie sich „spaced out".

Dieser Punkt wurde schon an mehreren Stellen des Buches genauer erläutert (siehe Seite 24 und 262).

Syndrome äußerer und innerer pathogener Faktoren und Substanzen

Wind

• Wind-Kälte-Invasion: Hierbei handelt es sich um eine „normale" Verkühlung, die im Anfangsstadium mit scharfen, warmen, Oberfläche befreienden Kräutern oder Nahrungsmitteln behandelt werden sollte. Typische Symptome des Anfangsstadiums der „Taiyang"-Schicht sind Frösteln, leichte Nackensteifigkeit oder Rückenschmerzen, sowie klares, weißes Nasensekret. „Es läuft einem kalt über den Rücken".

• Wind-Hitze-Invasion: Dies entspricht einer grippalen Erkrankung und muss im Anfangsstadium mit scharfen, kühlen, Oberfläche befreienden Kräutern oder Nahrungsmitteln behandelt werden. Typische Symptome dieses Anfangsstadiums der „Wei"-Ebene sind das rasche Einsetzen von Fieber, Halsschmerzen, Kopf- und Gliederschmerzen, sowie Husten.

• Innerer Leberwind: Dieser Wind entspricht hier sehr schnell aufsteigendem Leber-Qi oder -Yang und kann sowohl aus Fülle, als auch aus Leere entstehen. Symptome dieses Krankheitsmusters sind Zittern, Schwindelattacken, plötzliche Kopfschmerzen, Tics, Sehstörungen bis hin zum Schlaganfall. Innerer Wind entspricht somit sich sehr schnell und chaotisch bewegendem Qi.

Die Therapie

Äußerer Wind muss, wie oben erwähnt, vertrieben werden, innerer Wind gelöscht. Für jemanden, der viel inneren Wind besitzt, wird es sicherlich schwierig sein, die ruhigen, stillen Bewegungen und Positionen des Qigong halten zu können. Wenn die Ursache des inneren Windes in einem Aufsteigen der Leberenergie liegt, so sollten vermehrt Übungen praktiziert werden, welche die Leber besänftigen und somit Qi absenken. Wenn Blutmangel die Ursache für inneren Wind darstellt, so sollte dieser über die Ernährung wieder ausgeglichen werden. In jedem Fall sollte der Zustand des „unten voll – oben leer" geübt werden. Die starke Verwurzelung in der Erde gibt dem Wind einen „Anker" und lässt ihn nicht frei nach oben fliegen.

Hitze und Feuer

Feuer stellt eine Extremform der Hitze dar, welche auf verschiedenste Arten entstehen kann. Oft entsteht es durch Zusammenspiel mehrerer pathogener Faktoren, manchmal auch einfach durch Emotionen.

• Wind-Hitze-Invasion: Siehe oben unter Wind.

• Leberfeuer: Dies macht sich durch massiv gerötete Augen, Schwindel, bitteren Mundgeschmack, starke Kopfschmerzen oder Wutausbrüche bemerkbar.

• Herzfeuer: Dies führt zu starken Erregungszuständen, Schlafstörungen, Hitzegefühl und Rötung im Gesicht, Zungen- und Mundschleimhautgeschwüren, sowie ebenfalls bitterem Mundgeschmack.

• Magenfeuer: Magenfeuer führt zu Mundgeruch, Mundschleimhautentzündungen und Zahnfleischproblemen, brennenden Magenschmerzen und Sodbrennen, sowie ständigem Hunger- und Leeregefühl.

Die Therapie

Hitze muss gekühlt oder geklärt werden, Feuer gelöscht. Im Qigong sollte man auf jeden Fall durch den Mund ausatmen. Ausnahmsweise kann man dies auch betonen, ähnlich einem Ventil, über das heiße Luft ausgelassen wird. Kühlende Nahrungsmittel sind ein Muss.

Feuchtigkeit/Nässe/Schleim

Auch wenn Feuchtigkeit von Außen beispielsweise durch Leben in einer sehr feuchten Umgebung in den Körper eindringen kann, so ist es doch meist eine geschwächte Milz, die der Feuchtigkeit den Weg ebnet. Feuchtigkeit kann sich in Milz und Magen, im Dickdarm, in der Lunge und im Herz als Schleim, aber auch diffus im Körper z. B. im Unterbauch ansammeln. Schleim kann sich als Tumor, gut- oder bösartiger Natur manifestieren. Schleim in den Meridianen und Kollateralen zeigt sich in Form von Parästhesien, Lähmungen und anderen neurologischen Erkrankungen.

Auf psychischer Ebene hindert uns der Schleim, die Dinge klar sehen zu können. Wir sind dann „benebelt", was sich als Konzentrationsschwierigkeiten, Verwirrung oder einfach dem Gefühl, hinter einer Nebelwand zu leben, zeigen kann.

• Nässe in Milz und Magen: Dies führt zu Völlegefühl und Schmerzen im Oberbauch, Appetitmangel, Übelkeit und Schweregefühl, oft auch der Stirn. Die Nässe kann sich hierbei auch mit Hitze oder Kälte im Magen verbinden.

• Nässe im Dickdarm: Dies kommt meist als Nässe-Hitze im Dickdarm vor und führt zu stinkenden Durchfällen und Blähungen mit Schleim, Eiter, einem brennenden Gefühl und oft auch Bauchschmerzen.

• Nässe in Leber und Gallenblase: Dieses Syndrom kommt meist als Nässe-Hitze in Leber und Gallenblase vor und führt zu Völle- und Druckgefühl unter dem Rippenbogen, Gelbsucht, erhöhter Temperatur und bitterem Mundgeschmack.

• Nässe in der Harnblase: Dies macht vor allem als Nässe-Hitze in Form einer Blasenentzündung Beschwerden.

• Schleim in der Lunge: Dies führt zu schleimigem Husten mit Auswurf, bei gelbem Schleim spricht man von Schleim-Hitze, bei weißem Schleim von Schleim-Kälte.

• Schleim vernebelt die Öffnungen des Herzens: Dies führt zu schweren mentalen und emotionalen Störungen. Dies reicht von schwerer Depression bis zu Aphasien, Lethargien, Somnolenz oder Koma. Hier unterscheidet man eine Schleim-Kälte-Form von einer Schleim-Hitze-Form, welche noch mit starker Erregung, Aggression, Schreien oder Manie einhergeht.

Die Therapie

Neben der adäquaten Ernährung ist eine Stärkung des Erdelementes von entscheidender Bedeutung. Weiter muss immer auch auf eine ausreichende Qi-Zirkulation geachtet werden, um die Feuchtigkeit und den Schleim abzutransportieren. Daher müssen in der Praxis sehr statische Übungen, die auf eine starke Zentrierung des Körpers zielen, mit sehr dynamischen Übungen abgewechselt werden.

Trockenheit

Diese Krankheitsbilder sind unter dem Punkt Flüssigkeitsmangel (s. S. 254) beschrieben.
• Trockenheit in der Lunge
• Trockenheit im Dickdarm

Die Therapie

Neben ausreichender Flüssigkeitszufuhr sollten auch der Dreifache Erwärmer, also die Organe Lunge, Milz und Niere gestärkt werden. Wer Trockenheit in der Lunge oder im Dickdarm hat, darf ruhig zu Omas warmem Glas Milch mit Honig greifen.

Manchmal kann es vorkommen, dass Flüssigkeiten im Körper nicht ordentlich verteilt werden, sodass es Bereiche der Trockenheit und Bereiche der Feuchtigkeit gibt. Hier muss Qi sehr stark in Zirkulation gebracht werden.

Kälte

• Wind-Kälte-Invasion: Siehe unter Wind, Seite 254.
• Kälte im Leber-Meridian (Shan Qi): Dies entspricht einer Invasion von Kälte entlang des Lebermeridians am Bein und kann zu Leistenhernien und Schmerzen im Genitalbereich und Unterbauch führen.
• Kälte im Dünndarm: Dieses Syndrom ist dem Milz-Yang-Mangel sehr ähnlich, geht nur meist mit Bauchschmerzen einher.
• Kälte im Dickdarm: Dies geht mit dumpfen Bauchschmerzen und Durchfall mit starker Erschöpfung nach dem Stuhlgang einher. Weiter besteht meist ein starkes Kältegefühl im Bauch, welches sich durch lokale Wärme bessert.

Die Therapie

Kälte muss vertrieben und gewärmt werden. Dies bedeutet, dass unser Yang gestützt werden muss. Dies wurde bereits weiter oben beschrieben.

Kombinierte Krankheitsmuster

Da wir alle das demokratische Anrecht auf mehr als nur eine Erkrankung haben, kommen in der Praxis eigentlich fast immer kombinierte Krankheitsmuster vor. Hier gibt es natürlich eine fast unbegrenzte Vielzahl an Möglichkeiten. Ich möchte hier nur einen kleinen Vorgeschmack geben.

• Leber-Qi attackiert die Milz: Hierbei schlägt das meist stagnierte Qi der Leber auf die Milz, sprich auf die Verdauung. Folgen sind Durchfall und Blähungen, vor allem bei emotionalem Stress oder Frustration.

• Leber-Qi attackiert den Magen: Hier schlägt sich der Ärger der Leber auf den Magen. Folgen sind Gastritis oder Magengeschwüre durch Stress.

• Milz-Qi- und Herz-Blut-Mangel: Dies ist eine sehr häufige Kombination, die gerne bei Frauen durch zu viele Diäten auftritt.

• Nieren-Wasser kühlt Herz-Feuer nicht: Normalerweise müsste das Feuer des Herzens absinken, um das Wasser der Niere zu wärmen und zu verdampfen. Das Wasser der Niere hingegen sollte aufsteigen, um das Feuer des Herzens zu kühlen. Wenn dies verhindert ist, so kann Herz-Feuer ohne Kontrolle nach oben (z. B. in den Kopf) steigen. Dies kann zu starker Unruhe und Ähnlichem führen. Auch in der westlichen Medizin ist es nicht unbekannt, dass fast alle niereninsuffizienten Patienten auch an einer koronaren Herzerkrankung leiden. Interessanterweise gibt es auch Untersuchungen, die darauf hindeuten, dass das bei Angst vermehrt ausgeschüttetes Interleukin 6 mit einem erhöhten Herzinfarktrisiko einhergeht.

Diese Liste an Krankheitsmustern erhebt keinen Anspruch auf Vollständigkeit. Sie sollte Ihnen nur einen Überblick über die wichtigsten Syndrome verschaffen. Bei Unklarheiten und Zweifel wenden Sie sich bitte nochmals an besagten TCM-Guru.

Psychologie der Traditionellen Chinesischen Medizin

Körper und Psyche bilden einen immerwährenden Kreislauf. Interessanterweise kennt die TCM eigentlich keine psychosomatische Medizin. Sie geht viel mehr von einem somatopsychischen Modell aus. Die Tibetische Medizin hingegen vertritt die Meinung, dass fast alle Krankheiten durch Geistesgift entstehen. Konkret sieht sie die Ursache allen Leids in den „sieben Emotionen" Freude, Wut, Trauer, Genuss, Liebe, Hass und Verlangen und den „sechs Begierden" durch unsere Augen, Ohren, Nase, Zunge, unseren Körper und Geist.

Auch wenn ich den Verliebten unter Ihnen die Illusion nicht rauben möchte, in der TCM sind Emotionen nichts Anderes als das subjektive Empfinden der Bewegung des Qi.

Emotionen bewirken einerseits bestimmte Qi-Bewegungen, andererseits lösen bestimmte Qi-Bewegungen bestimmte Emotionen aus. Kapitel 39 aus dem Su Wen lehrt uns:

Es gibt weder eine körperliche Erkrankung, die nicht auch psychische Auswirkung hat, noch gibt es eine psychische Erkrankung, die keine körperlichen Auswirkungen hat.

- Angst lässt Qi sinken.
- Wut lässt Qi aufsteigen.
- Aufregung zerstreut Qi.
- Grübeln lässt Qi stagnieren und verbraucht es.
- Trauer hält Qi im Inneren gefangen.

Dies können wir uns therapeutisch zu Nutze machen, indem wir gewisse Aspekte während des Qigong-Übens vermehrt betonen (siehe Kasten).

- Gegen Angst und Depression: Himmelstor öffnen und den Kopf nach oben ziehen.
- Gegen Wut, Ärger und Zorn: Erdetor öffnen und tief in der Erde wurzeln.
- Gegen Trauer: Qi nach außen schicken und den Körper öffnen.
- Gegen Stress, Zeitdruck und Aufregung: Qi im Inneren sammeln.
- Gegen Grübeln: Das Dritte Auge öffnen und den „Wuji-Zustand" üben.

Auch Blut und Körperflüssigkeiten als „flüssige Darstellung unseres Ichs" sind sehr wichtig für die Besänftigung und Kühlung vieler Emotionen. Die Extrameridiane spielen in der Behandlung von mentalen Problemen ebenso eine große Rolle. Auch der Schleim sollte als pathogener Faktor nicht unterschätzt werden.

Nichtsdestotrotz:

Die „Psychologie" in der TCM ist sehr eng mit dem Konzept der Fünf Elemente verbunden. Das heißt, dass sich auch unsere Emotionen im Verlauf der Fünf Wandlungsphasen verändern. Und das ist gut so.

Auch dies können wir uns während des Qigong-Übens zunutze machen, indem wir versuchen, das der Emotion nach der Theorie der Fünf Wandlungsphasen zugeordnete Organ zu stärken und vor allem zu regulieren. Dies wird wirksamer, wenn wir die einzelnen Übungen mit der richtigen Einstellung üben, d.h. mit der dem Element zugehörigen Eigenschaft.

Grundsätzlich wirken alle Qigong-Übungen für alle Organe vorbeugend und heilend, jedoch können wir mit bestimmten Qigong-Übungen gezielter gewisse Organe (und deren zugehörigen Emotionen) beeinflussen als mit anderen.

Hierbei sollte nicht vergessen werden, dass jede Emotion einer Wandlungsphase auch in anderen Wandlungsphasen vorkommen kann, allerdings mit einer etwas anderen Schattierung. Die Emotion der Angst beispielsweise entspricht im Wasserelement eher einer sehr tiefgreifenden, existenziellen Form von Angst. Die Angst des Holzelementes wäre eher die Angst, dominiert zu werden. Die Angst des Feuerelementes wäre eher die Angst vor Intimität, die Angst des Erdeelementes entspräche der Angst nicht mehr versorgt zu werden, die Angst des Metalls wäre die Angst, nicht genügend Respekt zu erhalten.

Die „Fünf Shen"

Die Psychologie der TCM ist eng mit der Theorie der „Fünf Shen" verbunden. Der Begriff „Shen" wird meist als „Geist", „Seele" oder „Geisteswesen" übersetzt und umfasst unser gesamtes Bewusstsein, Unterbewusstsein und Unbewusstsein. Rein äußerlich zeigt sich der „Shen" in der Stärke unserer Präsenz, unserer Ausstrahlung und Wirkung auf andere. Obwohl vor allem unser Herz als Kaiserorgan für unseren Geist hauptverantwortlich ist, besitzen auch alle anderen Zang-Organe für sie typische, geistige Eigenschaften, sprich Seelen.

Hun – die ätherische Seele der Leber

Unser Hun wird auch als „Wanderseele" bezeichnet und ist im Leberblut gespeichert. Hier werden alle Eindrücke, Erlebnisse und Erfahrungen (und zwar wirklich alle!), welche wir im gesamten Leben (aber auch in etwaigen vorigen Leben oder in Leben unserer Vorfahren) gesammelt haben, akkumuliert. Deswegen wird Hun manchmal auch als unser „Speicherbewusstsein" angesehen. Hun wird genau wie Po zum Unterbewusstsein gerechnet und wird unentwegt von allen Sinnesorganen genährt. Deswegen ist Hun für unser instinktives und intuitives Handeln nach gewissen vorprogrammierten Mustern unserer „karmischen" Erinnerung verantwortlich. Seine Aufgabe ist es somit, unsere Wahrnehmung anhand unserer Erinnerungen und Gefühle zu differenzieren.

Hun ist eng mit der Vergangenheit verbunden und tritt in der Pubertät an die Oberfläche. Viele Neurosen und Psychosen sind durch Störungen des Huns bedingt. Aber auch Träume sind Ausdruck unseres Huns. Positive Gedanken und Beten (vor allem vor dem Schlafengehen) sind neben ethischem Verhalten ausgezeichnete Mittel, um Hun mit positiven Eindrücken zu füllen. Auch das Öffnen des Dritten Auges, um die Dinge wieder so zu sehen, wie sie tatsächlich sind, stellt eine hervorragende Übung für unseren Hun dar.

Shen – der Geist des Herzens

So wie das Herz der Kaiser des Körpers ist, so ist auch der Shen des Herzens der Herrscher über die anderen Seelen. Seine Aufgabe ist es, die anderen vier Seelen mit einander in Einklang zu bringen, was natürlich für unsere geistige Gesundheit äußerst wichtig ist. Der Shen des Herzens liegt im Herzblut verankert und ist für Konzentration, Klarheit, Präsenz, aber auch Schlaf und Ruhe verantwortlich. Er entspricht unserem Bewusstsein, aber auch unserer Spiritualität. Viele psychische und mentale Erkrankungen basieren letztendlich auf einer Störung des Shen.

Yi – die Gedankenkraft der Milz

Unser Yi entspricht unserem Intellekt, unserer Ratio, der Fähigkeit, Informationen und Eindrücke zu ordnen und zu integrieren. Man könnte dies mit einem „geistigen Verdauungsapparat" vergleichen, dessen Aufgabe es ist, Gedanken und Konzepte mit Hilfe des logischen Verstandes zielgerecht zu erkennen, zu ordnen, zu klassifizieren und letztendlich natürlich zu „verdauen". Yi ist eng mit der Gegenwart verbunden und auch für das Meditieren essenziell. Im Schock oder während massiver psychischer oder körperlicher Belastung wird Yi ausgeschaltet, sodass Hun und Po die weitere Kontrolle übernehmen. Unser alltägliches Grübeln hingegen stellt ein klassisches Beispiel für eine Störung im Bereich des Yi dar.

Po – die animalische Seele der Lunge

Unser Po ist für die Aufrechterhaltung aller physiologischen, körperlichen Funktionen zuständig. Er gibt wie ein Architekt die Befehle zum Essen, Trinken, Atmen und wird bei Geburt mit dem ersten Atemzug aktiviert. Nicht umsonst wird das Atmen manchmal als das „Pulsieren des Po" bezeichnet. Er hält unsere Form aufrecht und verleiht uns den (Lebens)Instinkt, (unbewusst) Gefahren aus dem Weg zu gehen und am Leben zu bleiben. Der Po ist es, der uns sagt, „nicht in dieses Flugzeug einzusteigen". Er gibt uns auch ein Gefühl für unsere eigenen Grenzen und vergleicht diese mit der Stärke unserer Basis.

Er ist somit eng mit unserem Immunsystem verknüpft. Ganz gleich wie Hun wird auch Po zum Unterbewusstsein gerechnet. Ein zu starker Po führt zu vermehrtem Egoismus, ein zu schwacher Po hingegen zu märtyrerhafter Selbstaufopferung.

Der Po steht somit vor allem mit der Zukunft in Verbindung. Viele Erkrankungen, die durch Somatisierung von emotionalen Störungen entstanden sind, basieren auf einem Po-Problem. Eine wunderbare Möglichkeit, um Po (vor allem in Kindern) zu festigen, ist Kampfkunst. Vor allem auch die äußeren, etwas härteren Stile wirken hier besonders gut.

Zhi – die Willenskraft der Nieren

Unsere Willenskraft Zhi entspringt unseren Nieren. Zhi ist verantwortlich dafür, dass wir „wie ein Fels in der Brandung" stehen können, sie verleiht uns die Fähigkeit, furchtlos die Führung zu übernehmen. Zhi hilft uns aber auch, unserem Lebensweg treu bleiben zu können, sie gibt uns Kraft, Ausdauer und Beharrlichkeit, Dinge umsetzen und zu Ende bringen zu können. Das englische Wort „power" beschreibt wunderbar diese Eigenschaft.

Die Aufgabe des Zhi ist es, unser Lebenspotenzial zu verwirklichen. Zhi verleiht uns Charisma und Selbstwertgefühl. Eine Schwäche des Zhi macht sich oft als starke Schüchternheit bemerkbar.

Zwei Beispiele

An diesen beiden Beispielen können Sie vielleicht erkennen, dass man mit Hilfe der Theorie der Fünf Wandlungsphasen Emotionen auf mannigfaltigste Art und Weise analysieren und behandeln kann.

Beispiel Angst

Angst ist jene Emotion, welche die Niere schädigt. Umgekehrt führt auch eine energetisch schwache Niere zu vermehrter Ängstlichkeit. Angst wiederum führt dazu, dass Qi nach unten sinkt, umgekehrt löst Qi, welches vermehrt nach unten sinkt, das Gefühl der Ängstlichkeit aus. Dies ist in Redewendungen wie „sich vor Angst in die Hosen machen", „mir ist das Herz in die Hose gerutscht", „das geht mir an die Nieren" verdeutlicht.

Eine Therapie von Angst oder Schüchternheit wäre somit, das Qi anzuheben und die Nieren zu stärken. Die heilende Emotion wäre die Weisheit. Die Weisheit über das Leben, die es einem erlaubt, mutig zu handeln. Die TCM-Spezialisten unter Ihnen haben sicher nicht vergessen, dass man sich des Kontrollzyklus der Fünf Elemente bedienen kann. Hiernach kontrolliert nämlich das Erdeelement das Wasserelement. Dies heißt, dass auch die Geborgenheit, Gemütlichkeit, Zentriertheit, Eigenschaften, die dem Erdeelement zugeschrieben werden, zur Behandlung eingesetzt werden können.

Weiter verkrampfen sich bei Angst oft die unteren Rückenmuskeln (ähnlich einer Katze), weshalb eine Stärkung der Wirbelsäule und des Rückens wichtig wäre, um wieder mehr „Rückendeckung" zu haben.

Es ist allgemeine Lehrmeinung, dass Angst die Basis für viele andere negative Emotionen, wie beispielsweise Zorn oder Eifersucht darstellt.

Beispiel Zorn

Der Zorn oder die Wut werden in der TCM der Leber beziehungsweise dem Holzelement zugeschrieben. Wut führt zu einem Aufsteigen des Qi. Auch hier gibt es Redewendungen aus dem Volksmund: „Ist dir eine Laus über die Leber gelaufen?", „Mir kommt die Galle hoch!", um nur zwei zu nennen.

Auch die Frustration als unterschwellige Wut zählt zum Element Holz und lässt Qi stagnieren. Auch hier kann man über den Kontrollzyklus behandeln. Ruhige, tiefe Atmung, wie wir sie im Qigong üben, kann diese Emotionen kontrollieren, da Metall das Holzelement kontrolliert. Versuchen Sie doch einfach, wirklich böse zu sein, nachdem Sie zehn Mal tief ein und ausgeatmet haben! Die Vorstellung fest mit der Erde verwurzelt zu sein bringt Qi weiter hinunter, wodurch es noch schwieriger wird, wütend zu sein. Wer es dann noch immer ist, hat wahrscheinlich allen Grund dazu.

Wie könnte man somit ein zorniges Kind „behandeln"? Sicher nicht, indem man ihm Angst macht. Angst ist nämlich dem Wasserelement zugeschrieben und würde nach dem Entstehungszyklus nur die Emotion der Wut weiter fördern. Auch hier lässt sich das Metallelement einsetzen. Das Kind also zum nächsten Yoga-Kurs mitschleppen? Vielleicht. Ein trauriges Märchen könnte aber möglicherweise bereits ausreichen, um über die Emotion des Metallelementes das Holzelement zu kontrollieren.

Ein bekannter Zen-Meister wanderte über den Kräutermarkt. Ein Mann erkannte ihn und fragte:„Meister, ich habe von Eurer unendlichen Weisheit gehört, könnt Ihr mir nicht hier auf dieses Blatt Papier ein Rezept gegen das Altern aufschreiben?"

Ohne zu zögern schrieb der alte Meister drei Worte auf den Zettel: Bitte nicht ärgern!

„Das ist alles?" fragte der Mann ein wenig entrüstet.

Der Meister nahm noch einmal den Zettel in die Hand und schrieb nun zweimal hintereinander, groß und deutlich: BITTE NICHT ÄRGERN. BITTE NICHT ÄRGERN.

„Wie bitte?" erwiderte der mittlerweile schon verärgerte Mann mit hochrotem Kopf. „Ich erkenne darin nichts an Weisheit oder Verstand."

Der Meister nahm abermals den Zettel in die Hand und schrieb mit ruhiger Hand: BITTE NICHT ÄRGERN. BITTE NICHT ÄRGERN. BITTE NICHT ÄRGERN.

Diagnostik der Traditionellen Chinesischen Medizin

Es gibt in der chinesischen Medizin vier offizielle, klassische diagnostische Methoden:

1. Inspektion
2. Hören und Riechen
3. Befragung
4. Tasten

So wie die DNA einer jeden Zelle den Bauplan für den gesamten Menschen enthält, so kann auch jeder einzelne Teilaspekt eines Menschen uns Hinweise auf seinen Gesamtzustand geben. Vor allem die Puls- und die Zungendiagnostik spielen in der Praxis eine entscheidende Rolle. Ich möchte Ihnen auch hierzu einen kleinen Einblick geben und Ihnen einige auch als Anfänger leicht zu erkennende Merkmale vorstellen.

Die Zungendiagnostik

Anhand der Zunge können wir Rückschlüsse auf den Zustand der inneren Organe ziehen. Hierbei repräsentiert die Zungenspitze das Herz, knapp dahinter befindet sich die Lunge, dahinter wiederum Milz und Magen und an der Zungenwurzel die Niere. Die Leber zeigt sich an den Zungenrändern.

Es werden Zungenkörper und Zungenbelag beurteilt.

Der Zungenkörper

• Form des Zungenkörpers: Ein geschwollener Zungenkörper mit Zahneindrücken deutet auf eine Fülle, meist im Sinne einer Feuchtigkeitsansammlung durch eine Milz-Qi-Schwäche hin. Ein dünner Zungenkörper gibt Hinweis auf eine Leere von Yin, Blut oder Flüssigkeiten. Furchen im Zungenkörper sind meist Zeichen eines Yin-Mangels.

• Die Farbe des Zungenkörpers: Ein blasser Zungenkörper deutet auf Qi-, Blut-, Yangmangel oder Kälte hin, ein roter Körper auf Hitze oder Yin-Mangel. Violette Verfärbungen (vor allem punktförmige) sind Zeichen der Blutstagnation oder Blutstase.

Der Zungenbelag

• Die Qualität des Zungenbelages: Ein dicker Zungenbelag spricht für eine Fülle, meist eines pathogenen Faktors, bzw. für eine Erkrankung im Körperinneren. Ein dünner Belag deutet eher auf eine Erkrankung im Äußeren hin. Ein sehr schlüpfriger oder klebriger Belag ist ein Zeichen von Feuchtigkeit und Schleim, ein trockener Belag von Flüssigkeitsmangel. Ein käsiger Belag entsteht häufig durch Nahrungsstagnation, während ein geschälter Belag durch Magen-Yin Mangel entsteht. Eine völlig blanke Zungenoberfläche ist meist Zeichen eines erschöpften Magen-Qi.

• Die Farbe des Zungenbelages: Ein weißer Belag entsteht durch Kälte, ein gelber Belag durch Hitze im Körper. Ein grauschwarzer, feuchter Belag hat als Ursache meist extreme Kälte, ein grauschwarzer, trockener Belag hingegen extreme Hitze.

Eine gesunde Zunge ist rosarot und hat einen ganz leichten, nicht abschälbaren Belag.

Die Pulsdiagnostik

Hierbei wird der Puls am Handgelenk an beiden Seiten getastet und versucht, die feinen Impulse des Körpers herauszulesen. Beurteilt werden Geschwindigkeit, Stärke, Amplitude, Tiefe, Rhythmus und noch viele andere Qualitäten.

Auch hierbei sind die inneren Organe an verschiedenen Taststellen des Pulses zu finden. Es werden in etwa 28 Pulsbilder unterschieden, an mindestens sechs verschiedenen Positionen des Radialispulses getastet und in zwei bis drei Tiefen beurteilt. Dass dies nicht hier zu erlernen ist, wird jedem klar sein. Dennoch:

• Ein schneller Puls deutet auf Hitze im Körper.

• Ein langsamer Puls deutet auf Kälte im Körper.

• Ein sehr dünner, schwacher Puls deutet auf eine Leere.

• Ein sehr voller, kräftiger Puls deutet auf eine Fülle.

• Bei einem Qi-Mangel ist der Puls dünn und vor allem schwach.

• Bei einem Blut-Mangel ist der Puls dünn und leer.

• Bei einem Yang-Mangel ist der Puls tief und etwas gespannt.

• Bei einem Yin-Mangel ist der Puls dünn und eher schnell.

• Bei einer Qi-Stagnation ist der Puls saitenförmig.

• Bei einer Blutstagnation ist der Puls rau.

Bei der Diagnosestellung versucht ein TCM-Arzt all diese Faktoren zu berücksichtigen, um eine möglichst exakte, individuelle Therapie erstellen zu können. Eine kleine Hilfestellung in der Diagnosefindung bietet uns die so genannte Ba-Gang-Diagnostik. Die folgenden Leitkriterien können uns helfen, auch in schwierigen Fällen eine brauchbare Diagnose zu finden. Hierbei wird systematisch vorgegangen:

1. Frage: Ist die Erkrankung außen oder innen?

   Wenn die Erkrankung außen ist:

2. Frage: Handelt es sich um Hitze oder Kälte?

3. Frage: Handelt es sich um Fülle oder Mangel?

   Wenn die Erkrankung allerdings innen ist:

2. Frage: Handelt es sich um Fülle oder Mangel?

3. Frage: Handelt es sich um Hitze oder Kälte?

   Zusammenfassend kann noch die Frage gestellt werden:

   Ist die Erkrankung Yin oder Yang?

Durch Beantwortung dieser Fragen ist schon der erste Schritt in Richtung Diagnose vollbracht. Es folgen also nur mehr ein paar hundert weitere…

Therapie der Traditionellen Chinesischen Medizin

„Kaltes sollst du erhitzen,
Heißes sollst du kühlen,
Fiebriges sollst du erfrischen,
Kühles sollst du erwärmen,
Zerstreutes sollst du sammeln,
Zusammengeballtes sollst du zerstreuen,
Trockenes sollst du befeuchten,
Feuchtes sollst du trocknen,
Akutes sollst du beruhigen,
Verhärtetes sollst du auflösen,
Zerbrechliches sollst du festigen,
Schwaches sollst du tonisieren,
Übermächtiges sollst du ausleiten.
…Jede Krankheit nach ihrer Art…
…und es herrschte Klarheit
und Ruhe…"

Huang Di Neijing, Kapitel 74.

Die acht klassischen Therapieprinzipien

1. Han Fa – Schwitzen induzieren.

2. Qing Fa – Hitze klären.

3. Tu Fa – Erbrechen induzieren.

4. Xia Fa – Nach unten abführen.
5. He Fa – Harmonisieren.
6. Wen Fa – Erwärmen.
7. Bu Fa – Tonisieren.
8. Xiao Fa – Stauungen auflösen.

Die fünf klassischen Therapiemethoden

Hierzu verwendet der TCM-Arzt die „Fünf Säulen der Traditionellen Chinesischen Medizin":
1. Pharmakologie (Kräuterheilkunde)
2. Akupunktur (Regulation des Energiehaushaltes mittels dünner Nadeln)
3. Tuina (Massage- und Manipulationstechniken)
4. Diätetik (Ernährungslehre)
5. Die Bewegungsformen (Qigong und Taiji Quan)

Je nach Krankheitsbild wählt der chinesische Arzt die am besten geeignete Therapieform oder Kombination. Seltsamerweise ist vor allem die Akupunktur im Westen am bekanntesten, während in China 80 Prozent der Therapien eigentlich mit Kräutern durchgeführt werden. Hierzu wählt der chinesische Arzt aus etwa 5000 in China erhältlichen Kräutern die für den Patienten passenden und versucht die Kräuterrezeptur so genau wie möglich an den gegenwärtigen Zustand des Klienten anzupassen und im Laufe der Therapie zu verändern.

In der Akupunktur wird mittels dünner Nadeln, die an verschiedenen Stellen des Körpers gesetzt werden, der Qi-Fluss in den Meridianen reguliert und in weiterer Folge Organe und Substanzen des Körpers harmonisiert.

Dasselbe Prinzip gilt auch für die Tuinatherapie, mit dem Unterschied, dass der Therapeut hierbei nicht „bewaffnet" ist, sondern nur mit seinen bloßen Händen (und anderen Körperteilen) arbeitet.

Diätetik und Bewegungsformen dienen vor allem der Prävention und liegen somit auch in der Hand und Eigenverantwortung des Patienten.

Alles Weitere ist bitte im dickeren Buch nachzulesen…
…und es gibt immer ein dickeres Buch!

8. Ein Bericht

Die goldene Mitte

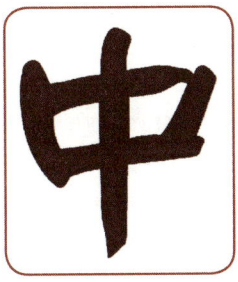

Die guten Gedanken nicht festhalten.
Die schlechten Gedanken nicht festhalten.
In diesem Zustand verweile.

Bodhidharma

Wie schon im Landesnamen „Zhongguo" – „das Land der Mitte" unschwer zu erkennen ist, war die Mitte in der chinesischen Kultur immer schon von großer Bedeutung. Und was für ein ganzes Land gilt, kann auch für uns einzelne nicht verkehrt sein. Auch wir sollten unsere Mitte suchen, finden und pflegen.

„Die goldene Mitte" stellt allerdings keine statische Mitte dar, sondern viel eher ein Suchen der Harmonie von Teil und Gegenteil. Wie die Natur sowohl Regen als auch Sonnenschein braucht, so benötigen auch wir gleichfalls Ruhe und Aktivität.

Auch emotional gesehen sollten wir Menschen nicht statisch und gefühllos werden, sondern gute, wie auch schlechte Zeiten akzeptieren. Gefühle sind gut und wichtig. Problematisch sind einzig und allein Gefühle, die zu plötzlich auftreten, zu stark oder zu schwach sind, oder über eine sehr lange Zeit anhalten, wenn wir zu sehr an ihnen haften. Zurückgehaltene und unterdrückte Gefühle führen immer zu einem Stau von Qi im Körper. Emotionen sollten daher fließen können! Dadurch verhindern wir, dass wir Sklaven unserer eigenen Gefühle werden. Noch dazu sind das, was wir heutzutage als Gefühle bezeichnen, leider oft nur Gedanken über Gefühle statt Gefühle selbst. Oft verstecken wir unsere Gefühle hinter einem Wall von Gedanken und glauben, dass dieser das eigentliche Gefühl sei. Selbst ein Gefühl wie Liebe ist bei vielen leider nur mehr ein Denken an Liebe. Diesen Wall an Gedanken gilt es zu durchbrechen, auch wenn es manchmal etwas schmerzhaft sein kann, sich unseren wahren Gefühlen zu stellen. Letztendlich ist dies der Weg zu Glück und vor allem Freiheit.

Ein Mensch, der in der Mitte lebt, kann sich durchaus auch sinnlichen Genüssen hingeben. Er haftet jedoch nicht an ihnen, sodass er jederzeit wieder zu seiner Mitte zurückkehren kann, ohne dass sein Geist noch befangen bleibt. Auch akzeptiert er, dass es manchmal schlechtere Zeiten gibt. Trotzdem ist er voller Lebensfreude, aber nicht genusssüchtig. Er ist frei.

Wer in seiner eigenen Mitte zentriert ist, empfindet beispielsweise „Stress" einfach als „Action" oder „Abenteuer" und gerät dadurch nicht so schnell aus dem Gleichgewicht. Wie im Auge des Taifuns ist es auch in unserer Mitte ganz ruhig.

Unser Körper sollte beweglich bleiben und wie Wasser fließen können, unser Geist stark und ruhig wie ein Berg.

Weisheit und Erleuchtung sind nur schwer durch reine Meditation zu erreichen. Viel schwerer aber noch durch ein unreflektiertes Leben. Deswegen lebt der wahre Meister. Er lebt mit allen Höhen und Tiefen. Und er meditiert. Deswegen ist er weise.

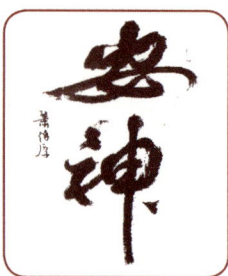

Das Zeichen An Shen – ein friedvoller Geist

Ein kleiner Einblick in das Land der Mitte

In diesem Kapitel möchte ich Ihnen einige meiner ganz persönlichen Erfahrungen im „Land der Mitte" schildern und mich zu dem einen oder anderen (Irr-) Glauben äußern.

Chinesische Weisheit

Warum kommen alle schlauen Sprüche und Theorien aus China? Sind die Chinesen so schlau und wir so dumm? Wohl eher nicht. In Wahrheit kennt sich kaum ein Chinese mit den Theorien über Yin und Yang und dergleichen so genau aus. Außerdem gibt es auch viele schlaue Sprüche aus dem Westen, jedoch ist meist alles, was aus der Ferne kommt, viel interessanter. Dies gilt sowohl im Westen, wie auch im Osten.

Qigong

Ist jeder Chinese ein erleuchteter Qigongmeister? Auch dies wohl eher nicht. Ich habe nirgendwo hektischere Leute gesehen als in China. Auf einem Bahnhof in China ist es mir passiert, dass ich sogar auf den drei Metern beim Warten auf mein Handgepäck, welches gerade in einer Röntgenmaschine durchleuchtet wurde, von mindestens drei Chinesen, welche ihr Handgepäck nach mir auf das Förderband gelegt hatten, überholt wurde.

Gerade in China wird Qigong leider oft in Verbindung mit spektakulären, fast übermenschlichen Kräften gebracht. Hierzu fällt mir eine amüsante Werbung eines Sportsenders ein, der sich anpreist, auch Sportevents aus fremden Ländern zu übertragen. In dem Werbespot sieht man einen Chinesen, der sich mit einem Kampfschrei gerade vor einem großen chinesischen Publikum inmitten eines Waldes selbst motiviert und sozusagen sein Qi aktiviert. Einige Meter entfernt sieht man einige Kollegen, die gerade einen riesigen Mammutbaum fällen, der dann auf den chinesischen "Sportler" fällt. Man sieht den Hauptakteur des Werbespots noch, wie er entschlossen dasteht, um diesen riesigen Baum aufzufangen, um dann im nächsten Augenblick völlig platt unter dem Baum begraben zu liegen.

Ein Schüler lernte schon seit vielen Jahren bei seinem Meister, doch war er nie zufrieden. Eines Tages bat der Schüler seinen Meister um Erlaubnis, bei einem anderen Lehrer zu lernen. Es gäbe da einen berühmten Qigongmeister in den Bergen, der ganz unglaubliche Dinge vollbringen könne. Mit einem Lächeln auf den Lippen willigte sein Meister ein.

Zehn Jahre später kam der Schüler wieder zurück in das Dorf und besuchte umgehend seinen alten Lehrer. "Meister, Meister, ich muss dir unbedingt zeigen, was ich in den zehn Jahren gelernt habe! Komm mit zum Fluss!" Gemeinsam gingen beide zum Fluss hinunter und der alte Lehrer beobachtete seinen damaligen Schüler, wie er zu Fuß über das Wasser bis an das andere Ufer ging. Der Meister ging hierauf zum Bootsmann, gab ihm zwei Mao (chinesische Cent) und ließ sich von diesem an das andere Ufer zu seinem Schüler bringen. Diesem entgegnete er lächelnd: "Das, wofür du zehn Jahre hart trainiert hast, habe ich mir gerade um zwei Mao erkauft."

Tatsache ist, dass die meisten Chinesen eigentlich überhaupt keine Ahnung haben, was Qigong überhaupt ist. Dies ist leider ein völliger Irrglauben des Westens. Genauso könnte man behaupten, dass jeder Brasilianer ein begabter Fußballer sei, oder jeder Österreicher Mozart hört, Ziehharmonika spielt und "schuhplatteln" kann. Auf den Philippinen beispielsweise sprachen mich unzählige Freunde und Verwandte immer wieder darauf an, ob Österreich wie in "Sound of Music" sei, und waren immer zutiefst bestürzt, dass ich überhaupt keine Ahnung hatte, was "Sound of Music" denn überhaupt sei.

Bei meinen China-Aufenthalten verwunderte mich immer die Tatsache, dass selbst viele Studenten der Traditionellen Chinesischen Medizin keine Ahnung haben, wo man denn Qigong erlernen könnte, einige unter ihnen hatten sogar Angst davor. Qigong wäre irgendwo zwischen Schwachsinn und Wahnsinn, man könnte verrückt werden, und sowieso ist das ganze etwas ungeheuer, und "cool" natürlich ebenso nicht. Auch ist es zur Zeit aus gesellschaftlichen und politischen Gründen nicht so leicht, Qigong in China zu erlernen. Nur sehr wenige, ganz bestimmte Übungen sind offiziell erlaubt. Mein Meister musste mich immer heimlich hinter zugezogenen Vorhängen unterrichten, da es „zu gefährlich" war, in der Öffentlichkeit zu üben.

Bei uns im Westen wird Qigong mittlerweile schon an jeder Ecke gelehrt, jede zweite Kuh wird schon akupunktiert, selbst der in den Alpen gefundene Ötzi scheint nach Meinung einiger Wissenschaftler bereits akupunktiert worden zu sein.

Kurz gesagt, man muss nicht nach China fliegen, um Qigong oder auch Chinesische Medizin auf hohem Niveau zu lernen. Und schon gar nicht muss man Chinese sein. Heutzutage muss man wirklich keiner bestimmten Nationalität mehr angehören, um in irgendetwas Traditionsreichem gut zu sein. Ich denke hier nur an perfekt jodelnde Japaner.

Lehrer versus Meister

Der Meister wird auftauchen, wenn der Schüler bereit ist.

Muss ein Qigonglehrer auch ein Qigongmeister sein? Ab wann ist man denn überhaupt Meister und wer bestimmt überhaupt, ab wann man Meister ist? Traditionell war dies die Aufgabe des eigenen Lehrers, der, wie kann es anders sein, ein Meister war. Und wer hat den ersten Meister zum Meister erkoren?

Ich erinnere mich hier noch gut, als ich bei einem China-Aufenthalt in der Szechuan-Provinz mit einer Studentengruppe, die sich gerade auf die Regionalmeisterschaften vorbereitete, Taiji Quan trainieren durfte. Auch ich hatte Taiji Quan bis dahin nur als eine sehr entspannte, ruhige, wirklich nette Art der Bewegungsmeditation kennengelernt. Schon während des ersten Trainings merkte ich sofort den Ernst und Eifer, mit dem die Studenten herangingen. Es war weit entfernt von jedem Training, das ich jemals im Westen erfahren hatte. Was die Studenten dort betrieben, war eigentlich Hochleistungssport. Noch nie hatte ich so geschwitzt, noch nie hatte ich so einen Ganzkörpermuskelkater! Und natürlich waren die Chinesen gut! Sehr, sehr, sehr gut sogar! Da wurde mir bewusst, dass im Westen immer zuerst alles analysiert, durchdacht und zehn Mal hinterfragt werden muss, bevor wir vielleicht einmal ein bisschen üben. In China wird überhaupt nicht hinterfragt, sondern einfach trainiert, und zwar jeden Tag, stundenlang, ohne wenn und aber. Nehmen Sie sich also in Acht, wenn ein Lehrer „nach traditioneller chinesischer Trainingsmethode" lehrt. Dies bedeutet nämlich nichts anderes als „Üben bis zum Umfallen". Während wir Westler am liebsten sofort alle geheimsten Techniken und energetischen Wunderübungen erlernen wollen, beginnt ein klassisches Kung-Fu-Training in China ganz pragmatisch mit 500 Liegestütz und 1000 Sit-Ups. Das Ideal liegt meiner Meinung nach wie so oft irgendwo in der Mitte, eben in der Synthese aus Ost und West. Wenn man in China in einem TCM-Krankenhaus arbeitet, merkt man sehr schnell, dass die Chinesen auch dies schon längst erkannt haben. Kein Arzt der chinesischen

Medizin scheut sich heutzutage davor, einen Röntgen-, Ultraschall-, oder Laborbefund zur Hilfe zu nehmen. Auch verschreibt ein Arzt für chinesische Medizin von Zeit zu Zeit einfach einmal ein „westliches" Präparat. Warum? Schlicht und einfach, weil es hilft. Nur weil etwas in der chinesischen Medizin nicht eingeschlossen ist, heißt dies noch lange nicht, dass es auch ausgeschlossen ist. Pragmatismus wurde in China seit jeher hoch gehalten.

Ernährung

Essen alle Chinesen nach den Fünf Elementen? Und wieder mal ein: Wohl eher nicht. Aber: Die meisten Chinesen sind sich darüber bewusst, dass Essen auch Medizin ist und dass man gewisse Speisen für gewisse Erkrankungen einsetzen kann. Chinesische Diätetik (und auch Feng Shui) ist daher weniger moderne Wissenschaft, als viel mehr Volkswissen.

Allerdings hat die Modernisierung auch vor China nicht Halt gemacht. In Peking beispielsweise gab es vor einigen Jahren noch ca. drei McDonalds, mittlerweile gibt es über 50! Die Schulkinder bekommen teilweise sogar Essensgutscheine von McDonalds von ihrer Schule ausgehändigt! Auch habe ich nirgendwo eine so große Milch- und Joghurt-Abteilung in einem Supermarkt gesehen wie in China. In Peking musste ich immer in den „Foreigner-Shop" gehen, um Sojamilch zu kaufen.

Kann auch ich Qigong-Meister werden?

Wohl eher vielleicht. Die Meisterschaft in Qigong zu erreichen ist nichts Unmögliches.

Auch wenn wir nicht aus einer „Qigongfamilie" stammen?

Im Gegenteil! Wenn man Biografien großer Qigong-Meister liest, merkt man schnell, dass fast alle angefangen haben, weil sie schwach und krank waren und eben kein Qi hatten.

Und nur die wenigsten von ihnen war Sohn oder Tochter vom Meister soundso in der 278ten Generation und haben schon im Mutterleib die 8 Brokatübungen vollführt.

Wirkliche Meister sind vor allem auch gute Schüler, ihr Leben lang! Genau so sind Weise nicht deswegen weise, weil sie so viel wissen, sondern weil sie noch immer lernen.

Wer also viel Qi, sprich eine gute Grundkonstitution besitzt und meine, er könne vor seiner „Lebens-Praxis" ein Schild „Wegen Reichtums geschlossen" anbringen, könnte unter Umständen dieses schon bald gegen „Wegen Armut geöffnet" austauschen müssen.

Wäre es außerdem nicht sehr schade, wenn wir schon nach wenigen Jahren alles erlernt hätten?

An dieser Stelle sollten wir uns vielleicht fragen, was denn überhaupt die Kriterien sind, um „Meister" zu werden. Gibt es denn überhaupt solche? Kann es denn überhaupt den perfekten Meister geben? Wohl eher nicht. Sehr häufig tendieren wir dazu, den Lehrer zu idealisieren, ihn als unfehlbar zu sehen. Und ab wann ist ein Lehrer nicht mehr einfach nur mehr Lehrer, sondern Meister? Wie man Lehrer wird, ist noch relativ leicht zu verstehen. Im

Prinzip wird eigentlich jeder, der sich mit Leib und Seele irgendeiner Kunst verschrieben hat, früher oder später einmal Lehrer. Und gerade um in einer Kunst wirklich gut werden zu wollen, muss man sie letztendlich auch selbst lehren, denn kaum woanders lernt man soviel wie beim Versuch, das eigene Wissen an andere weiterzugeben. Ich glaube, dass es an dieser Stelle wichtig ist zu verstehen, dass kein Lehrer unfehlbar sein kann. Auch wenn er im Unterricht noch so souverän wirken mag, so ist und bleibt er doch immer Mensch. Er bleibt ein Mensch und somit unvollkommen. Und das ist gut so. Ein Lehrer versucht immer nur, das weiterzugeben, was er selbst gelernt und erfahren hat. Ein guter Lehrer lässt seine Schüler schneller und weiter voranschreiten, als er es selbst getan hat. Wenn seine Schüler letztendlich sogar besser werden als er selbst, so hat er seinen Beitrag geleistet, dass seine Kunst weiterwachsen kann. Gerade dieser Punkt wird leider viel zu oft von so genannten „Meistern" unterschätzt. Und wenn der Meister im echten Leben einmal nicht perfekt und meisterhaft sein sollte, so lässt ihn das kein schlechter Lehrer sein, sondern zeugt nur von seiner Menschlichkeit und beweist uns, dass wir niemals aufhören weiterzulernen.

> Tradition ist nicht die Anbetung der Asche, sondern die Weitergabe des Feuers.

Allein oder immer mit Lehrer üben?

Brauche ich die ganze Zeit einen Lehrer oder reicht es, wenn ich selbst daheim übe? Man benötigt beides. Einen erfahrenen Lehrer und Zeit allein zum Üben. Spätestens dann, wenn wir das Gefühl haben, uns nicht mehr durch eigenständiges Üben zu verbessern, ist dies ein klares Zeichen, dass neuer Input von Außen nötig ist.

Brauche ich einen Lehrer oder viele?

Und muss ich unbedingt vom „Großmeister" lernen oder reicht der „Kleinlehrling"? Auf beide Fragen wieder dieselbe Antwort. Wenn wir das Gefühl haben, uns durch das Training mit dem derzeitigen Lehrer nicht mehr zu verbessern, so kann auch hier die Zeit gekommen sein, uns dankbar zu verabschieden und bei jemandem anderen weiterzulernen. Da der mangelnde Lernerfolg allerdings nur in den selteneren Fällen auf einen insuffizienten Lehrer, sondern viel öfter auf das eigene Nichtüben zurückzuführen ist, sollte so eine Entscheidung nicht allzu leichtfertig getroffen werden.

Nichtsdestotrotz kann es sein, dass wir für verschiedene Entwicklungsschritte manchmal verschiedene Lehrer benötigen. Hier geht es allerdings nicht um das Erlernen möglichst vieler Formen und Techniken, sondern um das Kennenlernen verschiedener Aspekte und Möglichkeiten des Übens. Es muss hier übrigens wirklich nicht immer gleich der „Großmeister" sein. Besser ein lehrwilliger „Kleinmeister" als ein schweigsamer „Superguru", der all sein Wissen und Können mit ins Grab nehmen möchte.

Eine weitere Frage, die dieses Thema unweigerlich aufwirft, ist die Schwierigkeit, Fortschritt und Können in einer Kunst wie Qigong zu messen. Hierzu vielleicht eine bekannte Geschichte aus dem, wie könnte es wohl anders sein, fernen China:

Es ging vor langer, langer Zeit ein machtvoller Herrscher zu einem berühmten Maler, um von ihm ein Bild von zwei Vögeln anfertigen zu lassen. Der Maler erklärte dem Herrscher, dass die Fertigstellung des Bildes ein Jahr dauern würde. Damit einverstanden kehrte der Herrscher wieder nach Hause zurück und erschien exakt ein Jahr später wieder im Haus des Malers. Der Künstler bat ihn zu einer Schale Tee, breitete Papier, Tusche und Pinsel auf dem Tisch aus und malte innerhalb weniger Minuten ein wunderschönes Bild, das selbst die Erwartungen des Herrschers noch weit übertraf. Zutiefst erfreut, jedoch verwundert fragte der Herrscher: „Ich bin sehr erfreut über die Schönheit des Bildes, doch verrate mir bitte, warum du mich ein Jahr warten hast lassen, wenn du das Bild soeben in wenigen Minuten makellos malen konntest?" Der Maler führte darauf den Herrscher in einen Nebenraum, wo er hunderte und aberhunderte Bilder fand. Und auf jedem Bild war nichts anderes zu sehen, als zwei Vögel.

Der Maler hatte somit ein ganzes Jahr nur damit verbracht, zu üben, wie er ein Bild zweier Vögel malt, um es dann dem Herrscher in absoluter Perfektion in wenigen Minuten vorführen zu können. Auch im Qigong wie auch in jeder anderen Kunst stecken hinter scheinbar einfachen Bewegungen oder Techniken oft Jahre an Übung und Training.

Versuchen Sie daher im Unterricht auch jedes noch so kleine Detail des Lehrers nachzuahmen. Gerade in den Details verbergen sich die vielen Jahre an Erfahrung und Können. Sie sind somit Abkürzungen, die Ihnen möglicherweise viele Jahre Training ersparen können. Gerade in der Kampfkunst ist es äußerst beeindruckend, wie alte Meister Stärke durch Finesse und Geschwindigkeit durch Timing ersetzt haben. Also, aufstehen! Weiterüben!

Selbst nach neuesten Meldungen ist bis jetzt noch kein Meister vom Himmel gefallen. Auch nicht in China. Was zählt, sind nicht die Jahre, sondern die Anzahl der Stunden!

Kann man Qigong aus Büchern lernen?

Hier gilt wieder: Wohl eher nur bedingt.

Man kann Qigong aus mehreren Gründen nicht nur aus Büchern lernen. Einerseits ist es völlig unmöglich, Bewegungsabläufe detailgenau darzustellen, andererseits ist eine unabdingbare Kontrolle und Korrektur völlig unmöglich.

Weiters fehlt auch das „Qi" des Lehrers und der Gruppe. Dieses Qi gibt uns einerseits die Motivation, weiter zu üben und die Sache ernst zu nehmen, andererseits spüren wir die

Übungen meist viel besser, wenn wir sie synchron in einer Gruppe üben. Wer schon einmal einen Qigongkurs besucht hat und ein wenig sensibel für solche Dinge ist, wird bemerkt haben, wie diffus und verschieden die „Schwingungen" der einzelnen Teilnehmer am Anfang der Stunde und wie harmonisch und gleichschwingend sie am Ende der Stunde sind. Hier sagt man auch, dass das „Karma" zwischen Lehrer und Schüler sehr wichtig ist. Nicht jeder Schüler passt zu jedem Lehrer und nicht jeder Lehrer passt zu jedem Schüler. In alten Zeiten hatte ein Lehrer immer nur einen Schüler. Deswegen musste das „Karma" zwischen den beiden natürlich hundertprozentig harmonieren. Durch diesen Brauch sind natürlich viele Qigongstile ausgestorben oder verloren gegangen.

Wer nicht in die Fußstapfen anderer tritt, wird den Weg zur Weisheit niemals finden.

Wenn ich allerdings nicht an den Nutzen von Büchern glauben würde, dann hätte ich diese Zeilen wohl nie geschrieben. Bücher stellen meiner Meinung nach eine sehr gute Ergänzung zu dem persönlichen Training mit einem Lehrer dar und können uns neue Impulse für die Übungspraxis geben. Wir können uns in Büchern informieren und sowohl Inspiration als auch neue Motivation tanken. Und auch wenn es im Qigong nichts Wichtigeres als die Praxis gibt, so gibt es meiner Meinung nach auch nichts Praktischeres als eine gute Theorie.

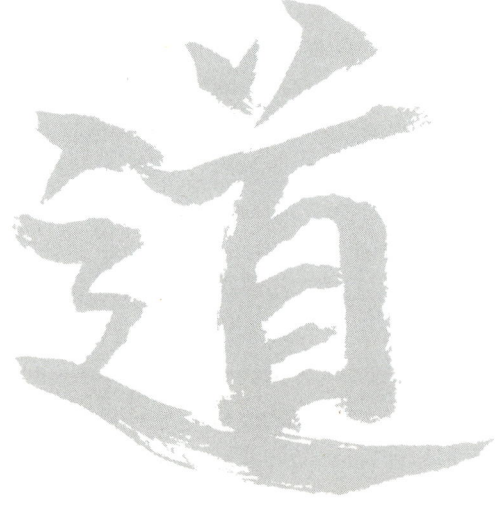

9. Der Weg

Nachwort: Wenn sich der Nebel lichtet

Ich habe mich in diesem Buch bemüht, Ihnen einen kleinen Einblick in die Welt der fernöstlichen Heil- und Lebenskunst zu geben.

Trotzdem möchte ich es letztendlich natürlich Ihnen überlassen, welche Ratschläge Sie befolgen möchten und welche nicht. Generell muss bei allen Gesundheitsratschlägen immer ein Kompromiss zwischen absoluter Korrektheit auf der einen und Praktikabilität auf der anderen Seite eingegangen werden. Auch wenn allgemein gehaltene Ratschläge niemals zu 100 Prozent für jeden förderlich sind, so hilft es noch viel weniger, zu sagen, wie fürchterlich komplex und kompliziert alles ist, und dass man mindestens viele Jahrzehnte Erfahrung benötige, um überhaupt irgendeine Aussage treffen zu können.

Sehen Sie die Vorschläge vielleicht mehr als ein Spiel, einen Versuch, eventuell als eine Herausforderung, keinesfalls aber als ein „Muss" oder „Soll". Fühlen Sie in sich hinein und versuchen Sie herauszufinden, was gut für Sie ist. Und dann: Vertrauen Sie! Vertrauen Sie auf Ihre innere Stimme, jene Stimme, die tief aus ihrem Inneren an die Oberfläche drängt und Ihnen den Weg deutet.

Ich hoffe, dass ich den einen oder anderen Anstoß geben konnte, sich mit sich selbst und dem, was uns umgibt, auseinander zu setzen. Ich kann Ihnen mein Wort geben, dass es sich in jedem Fall lohnen wird.

Und wenn sich der eine oder andere von Ihnen an der Bushaltestelle oder vor der Kinokasse lächelnd im Qigong-Stand ertappt, sehe ich meine Aufgabe als mehr als erfüllt an.

An dieser Stelle möchte ich noch einmal einen wichtigen Aspekt von Krankheit erwähnen: Ähnlich wie die Tibetische Medizin Krankheit nicht als Feind, sondern als eine Möglichkeit sieht, sich weiter zu entwickeln, trägt auch das chinesische Zeichen für „Krise" eine sehr tiefgründige Bedeutung, nämlich „Gefahr und Chance"!

Krankheiten sind Warnschilder, die jedes Mal größer werden, wenn man sie übersieht. Ganz ähnlich verhalten sich auch all die Probleme und Lebensthemen, mit denen wir tagtäglich kämpfen. Sie werden so lange immer und immer wieder aufs Neue in unser Leben treten, bis wir die Lektion verstanden haben und wir eine „Schulklasse" aufsteigen dürfen.

Und meist sind es gerade solche Lebenskrisen, die uns als Entwicklungshilfe dienen und aus uns eine tiefe, reiche Persönlichkeit machen.

Das Leben ist ein hervorragender Lehrmeister.

Denn was nützten alle Weisheiten, wenn wir das Leben meiden? Spirituelles Leben bleibt immer nur Theorie und Spekulation, wenn wir die Wirklichkeit meiden. Selbst Schopenhauer sagte bereits: „Zuerst leben, dann philosophieren."

Und, falls wir es schon vergessen haben: Das Leben ist kein Notfall! Viele Probleme werden in einem Jahr völlig unwichtig sein. Kümmern wir uns daher um die wirklich wichtigen Dinge! Genießen wir das Leben!

Über „Glück und Unglück" schrieb der Daoist Liezi folgende Geschichte:

Ein alter Bauer besaß nur ein einziges Pferd. Eines Tages lief es ihm davon, weswegen seine Nachbarn vorbeikamen, um ihr Bedauern kundzutun, doch der alte Mann sagte nur: „Ist es ein Unglück? Man weiß es nicht." Am nächsten Tag kam das Pferd zurück, und mit ihm noch eine Schar weiterer Pferde, die sich ihm angeschlossen hatten. Auch dieses Mal kamen die Nachbarn, nur jetzt, um ihn zu beglückwünschen. Der alte Mann sprach nur: „Ist es ein Glück? Man weiß es nicht." Am nächsten Tag versuchte dessen Sohn eines der Pferde zu reiten, stürzte dabei vom Pferd und brach sich ein Bein. Natürlich kamen auch hier wieder die Nachbarn, um dem alten Bauern ihr Beileid auszudrücken. Wie könne er denn jemals ohne die Hilfe seines Sohnes auskommen? Auch hier war die Antwort des alten Mannes nur: „Ist es ein Unglück? Man weiß es nicht." Am nächsten Tag kam die Armee in das Dorf und rekrutierte alle jungen Männer für den Krieg. Nur der Sohn des alten Mannes durfte zu Hause bleiben, da er verletzt war.

Verlieren Sie daher in den guten Zeiten nicht Ihren Verstand und in den schlechten nicht Ihr Herz!

Kümmern wir uns um die wohl mysteriöseste Form von Qi:

Die Liebe. Je mehr wir davon hergeben, desto stärker wird sie in uns.

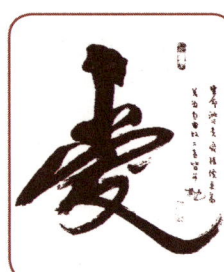

„Ai" – die Liebe

Zu guter Letzt möchte ich mich noch einmal direkt an Sie, die Leser, wenden.

Hier möchte ich noch einmal betonen, dass der Weg zur Erkenntnis bei weitem nicht so lang ist, wie wir oft glauben. Auch wenn „Erleuchtung" ohne jegliche Form der Meditation wohl eher einer Mount-Everest-Besteigung ohne Training und Sauerstoff gleicht, so muss sie doch keinesfalls während des Übens geschehen. Und schon gar nicht lässt sie sich herbeizwingen. Vielmehr ist „Erleuchtung" bei richtiger Lebensweise überall und zu jeder Zeit vorhanden und möglich!

Vielleicht haben Sie schon einmal diese ganz speziellen, kurzen Momente im Leben gespürt, in denen Sie in einem Meer voller Glückseligkeit schwimmen. Es sind Momente, in denen die Welt doch in Ordnung erscheint, Sekunden, in denen einfach alles, ähnlich einem Puzzle, zusammenpasst, in denen sich alle Spannungen und Sorgen völlig auflösen. Es sind Augenblicke voller Frieden und Zufriedenheit, in denen wir uns bewusst werden, dass all die Dinge, die uns in der Vergangenheit widerfahren sind, notwendig waren, um uns zu genau der Person zu machen, die wir heute sind. Augenblicke in denen uns klar wird, dass alle Zufälle in unserem Leben eigentlich Führungen waren, um uns auf dem uns bestimmten Lebensweg zu halten. Minuten, in denen wir erkennen, dass wir alle gleich sind, dass wir alle die gleichen Sorgen, Ängste und Gefühle haben, dass wir alle einen göttlichen Funken in uns tragen. Minuten, in denen wir voller Mitgefühl und Sympathie für alle Menschen sind, in denen es keine Trennung zwischen dir und mir gibt, in denen wir alle eins sind.

Es sind Momente voller Wahrheit, Wachheit und tiefer Einsicht in die Natur der Dinge und in das Leben selbst. Es sind Momente, in denen wir uns der Schönheit unserer Existenz bewusst werden, Sekunden voller wunderbarer Magie und Göttlichkeit.

Oft gibt es keinen konkreten Anlass für diese kurzen Augenblicke, es kann ein schöner Ort sein, an dem man sich gerade befindet, es kann ein Lied sein, das einen zutiefst ergreift, ein Geruch...

Solche Momente voller Glück und Einsicht in unser eigenes Leben kommen meist aus heiterem Himmel, wir versuchen sie noch festzuhalten, doch genauso schnell, wie sie auftauchen, verschwinden sie dann wieder im Nebel unserer Gedanken.

Solche Momente wünsche ich Ihnen aus ganzem Herzen!

Christopher Po Minar

08. August 2008

> Wenn sich der Nebel lichtet, offenbart sich der Augenblick. Nur in ihm liegt das wahre Leben, funkelnd und voller Magie…

> Ein Meister steckt in jedem von uns. Wir müssen ihn nur wahrnehmen, ihm zuhören und vertrauen.

Anhang

Forschungsstudien zur Wirkung von Qi

Studienergebnisse zum physikalischen Nachweis von Qi

• Das elektromagnetische Feld um den Menschen wurde in zahlreichen Versuchen gemessen, wobei sich herausstellte, dass dieses bei gesunden und glücklichen Menschen stärker war als bei kranken und unglücklichen.

• Von 1983 bis 1995 fand in Kansas das so genannte „Copper Wall Project" statt. In mit Kupfer isolierten Räumen wurde das elektromagnetische Feld von Qigong Praktizierenden und Energieheilern gemessen. Manche der Probanden konnten hier nach Willen elektrische Wellen erzeugen, die 10.000 Mal stärker als jene im EKG und 100.000 Mal stärker als jene im EEG waren. Bei der Analyse oszillierte dieses elektrische Feld zwischen Füßen und Kopf und hatte seinen Ursprung im Unterbauch. Während der Behandlung von Patienten schwang das elektrische Feld des Behandelten synchron mit dem des Heilers, nur mit einer niedrigeren Amplitude.

• Gu und Lin hingegen konnten bereits 1978 nachweisen, dass die Intensität der Infrarot-Abstrahlung bei nach Außen abgegebenem Qi um 80% anstieg. In einem anderen Versuch mit einem weiteren Qigongheiler eines anderen Qigongstiles hingegen blieb die Amplitude der Infrarot-Abstrahlung gleich, jedoch die Frequenz änderte sich.

• Lin et al. von der Shanghai Academy of Chinese Medicine konnte den gesamten Prozess des Qiflusses durch den Arm eines Qigongmeisters mit einem AGA-Thermogramm aufzeichnen.

• Gu und Zhao vom selben Institut konnten einen Partikelfluss aus der Hand eines Qigongmeisters auf mehreren (Germanium) Mikro-Druck-Detektoren in bis zu zwei Metern Entfernung nachweisen.

• Eine Arbeitsgruppe um Wu und Xu von der Beijing Medical University untersuchte den Punkt Laogong (Perikard 8) in der Mitte der Handfläche bei Qigong-Praktizierenden in einem speziellen magnetismusfreien Labor. Von 32 Tests mit 20 Qigong-Praktikern zeigten 21 Tests signifikante magnetische Signale (65,7%).

• Hou vom Chinese Institute of Space Medical Engineering hingegen fand signifikant höhere infrasonare Geräuschpegel an Akupunkturpunkten von Qigongpraktikern, sobald diese ihre Aufmerksamkeit dorthin lenkten. In einer Kontrollgruppe von Nicht-Qigong-Praktikern war dies nicht der Fall.

• Auch der Hautwiderstand an Akupunkturpunkten ist im Allgemeinen niedriger als in der Umgebung. In Studien konnten Qigong-Praktizierende während ihrer Trainingseinheit den Hautwiderstand noch weiter absenken.

Auch Mikrovibrationen, die durch sehr feine Muskelfasern unter der Haut entstehen, wurden durch Konzentration auf diesen Bereich erhöht.

In der beobachteten Region stieg auch die Durchblutung und die lokalen Nerven wurden aktiviert.

• In Japan fand man heraus, dass gewisse Abweichungen des elektrischen Hautwiderstandes an bestimmten Stellen des Körpers statistisch mit gewissen Erkrankungen innerer Organe einhergehen.

• Willentlich ausgestrahltes Qi verringerte in einem Versuch auch die Strahlungsmenge einer radioaktiven Substanz und konnte die Anzeige von Geigerzählern verändern.

• Weiter hinterließ Qi Lichtspuren auf einer Fotoplatte, obwohl der Qigong-Praktizierende von dieser durch schwarzes Papier getrennt war.

Studienergebnisse zum biologischen Nachweis von Qi

Feng et al. am Chinese Immunology Research Center in Peking führte 20 Mal das Experiment durch, HeLa-Zellen durch Qi-Gong-Meister mittels Leiten von Qi durch ihre Hände behandeln zu lassen. Nach 20-minütiger Behandlung betrug die Überlebensrate der Zellen 69,3% von der Überlebensrate der Kontrollgruppe.

In einem zweiten Experiment wurden Zellkulturen eines SGC-7901 Adenokarzinom des Magens eine Stunde von einem Qigongmeister behandelt. Der Versuch wurde 41 Mal wiederholt. Die Überlebensrate der Krebszellen betrug hier im Durchschnitt 74,9% der Überlebensrate der Kontrollgruppe.

Zu diesem Thema gibt es auch einen sehr interessanten Versuch, welcher von der Arbeitsgruppe um Kevin Chen, PhD in Amerika durchgeführt wurde:

Hierbei wurden eine normale epitheliale Zelllinie der Brustdrüse und vier Brustkrebszelllinien (BC-123, BC-125, BC-HT-20, BC-T47D) auf jeweils vier Nährböden gezüchtet (einer für die Qi-Behandlung, einer für eine Scheinbehandlung durch einen Laien, eine Kontrolle im Inkubator, eine Kontrolle bei Raumtemperatur).

In diesem Versuch behandelte Herr Binhui He, ein sehr berühmter Qigongmeister aus China, die Zellkulturen für zehn Minuten aus einer Entfernung von etwa 30 bis 40 Zentimeter. Weiter fand eine Scheinbehandlung durch einen Laien statt, welcher die Bewegungen des Qigongmeisters imitierte. Eine Zelllinie wurde für dieselbe Zeit bei Raumtemperatur gelagert, eine andere blieb im Inkubator. Im Anschluss wurden alle Zelllinien für 16 Stunden inkubiert, danach Total-RNA extrahiert und eine quantitative RT-PCR durchgeführt, um die Menge an beta–PPT-1, einem Gen, welches mit dem Wachstum von Brustkrebs in enger Verbindung steht, zu bestimmen. Während im ersten Durchgang in den vier Zelllinien (BC-123, BC-125, BC-HT-20, BC-T47D) in der Qigong-Gruppe 66, 50, 48 und 60 Moleküle beta

PPT-1 pro Mykrogramm Total-RNA gemessen wurden, waren die Werte in der Inkubator-Gruppe 85, 65, 104 und 54, in der Raumtemperatur-Gruppe 80, 68, 98 und 55, in der Schein-Qigonggruppe 78, 68, 88 und 64.

Während also die Ergebnisse in den drei Kontrollgruppen keine signifikanten Unterschiede ergaben, zeigte sich ein eindeutiger Abwärtstrend der beta-PPT-1-Expression jener Brust-krebszelllinien (mit Ausnahme der BC-T47D Zelllinie), welche mit Qi behandelt worden waren. Auch in einem anschließenden zweiten Versuch ergaben sich ähnliche Ergebnisse.

Studienergebnisse zum Nachweis von Qi am lebenden Organismus

In einem Versuch der Arbeitsgruppe um Kevin Chen, PhD wurde die Wirkung von externem Qi auf das Tumorwachstum eines malignen Lymphoms in Mäusen untersucht.

90 Mäuse wurden mit 2 x 104 Lymphomzellen in den retroorbitalen Sinus injiziert und in drei Gruppen aufgeteilt: eine Qigong-Gruppe, eine Schein-Qigong-Gruppe eines imitierenden Laiens und eine Kontrollgruppe.

Meister Binhui He behandelte die erste Gruppe an Mäusen jeden zweiten Tag für zehn Minuten, insgesamt fünf Mal. Die erste Behandlung fand am Tag vor der Injektion statt. Ein Drittel der jeweiligen Mäuse wurde am neunten Tag nach der Injektion geopfert, ein weiteres Drittel am elften Tag, das letzte Drittel am 36ten Tag. Das Tumorwachstum wurde beurteilt, indem man jeweils zwei zervikale, axilläre, brachiale, inguinale und mesenterische Lymphknoten entnahm und deren Gewicht, sowie das der Milz als Prozentsatz am Körpergewicht beurteilte.

Während sich in der Qigong-Gruppe am neunten Tag für die Lymphknoten ein Ergebnis von 1,10 und für die Milz von 1,53 ergab, waren die Werte der Kontrollgruppe 1,39 und 1,72. Das Ergebnis der Schein-Qigong-Gruppe war 1,36 und 1,79, jeweils angegeben als Prozentsatz am Körpergewicht. Am elften Tag waren die Ergebnisse für die Qigong-Gruppe 1,90 (Lymphknoten) und 2,40 (Milz), die der Kontrollgruppe 2,44 und 3,31, die der Schein-Qigong-Gruppe 2,20 und 2,69. Wie aus diesen Werten ersichtlich ist, war das Tumorwachstum in der Gruppe der Mäuse, welche mit Qi behandelt wurden, also geringer als in beiden Kontrollgruppen, teilweise tatsächlich statistisch signifikant, teilweise nur geringfügig.

Einige Monate später wurde der Versuch wiederholt. Hierbei wurden 60 Mäuse untersucht, die Mäuse wurden jedoch vier Stunden nach der ersten Qigong Behandlung mit Lymphom-zellen injiziert, die Qigong-Behandlung fand diesmal jeden Tag für zehn Minuten statt. Die Hälfte der Mäuse wurden am zehnten Tag geopfert, die zweite Hälfte am dreizehnten Tag. Auch hier war das Tumorwachstum in der mit Qi behandelten Gruppe von Mäusen geringer, allerdings nicht mehr statistisch signifikant.

Studienergebnisse bei der Behandlung von Krebspatienten

• Sun und Zhao am Guang An Men Hospital in Peking führten eine Studie an 123 Krebspatienten durch, wovon 70 im Stadium 3 und 53 im Stadium 4 ihrer Erkrankung waren.

30 Patienten wurden mit gewöhnlicher Pharmakotherapie behandelt, 97 erhielten ebenso medikamentöse Therapie, trainierten aber jeden Tag zwei Stunden Qigong über mehr als drei Monate.

In der Qigong-Gruppe berichteten 82% über Kraftsteigerung, 63% über mehr Appetit, 33% waren frei von Stuhlunregelmäßigkeiten. In der Kontrollgruppe waren die Anteile 10%, 10% und 6%. 50,5% der Qigong-Gruppe nahmen drei Kilogramm oder mehr zu, während dies in der Kontrollgruppe nur 13,3% taten. Weiter stieg auch die mittlere Phagocytoserate der Macrophagen um 35% an, in der Kontrollgruppe sank sie um 7,8%.

• Zheng et al. am Shanghai Qigong Institute verglich die Langzeitüberlebensrate von Krebspatienten im Spätstadium. Die Fünfjahres-Überlebensrate für Lungenkrebspatienten betrug in der Qigong-Gruppe 17% im Vergleich zu 7% in der Kontrollgruppe. Bei Magenkrebs betrugen die Fünfjahres-Überlebensraten in der Qigong-Gruppe 23%, in der Kontrollgruppe 12%.

Im Westen durchgeführte Studien zum Thema Krebs und Qigong

Natürlich gibt es zu diesem Thema auch Studien, welche primär im Westen durchgeführt wurden. Eine der wohl umfangreichsten Studien wurde von Speca M., Carlson L. et al. durchgeführt.

Hier testete man den Nutzen einer standardisierten Meditationsmethode aus der Gruppe der so genannten Mind-Body-Therapies (MBTs), welche „Mindfullnessbased stress reduction" (MBSR) genannt wurde.

Nach dem National Institute of Health werden „Mind-Body-Therapies" als „Interventionen" definiert, „welche eine Vielzahl an Techniken verwenden, die dazu dienen, die Fähigkeit der Psyche zur Beeinflussung von Körperfunktionen und Symptomen zu unterstützen". Im Prinzip handelte es sich hierbei um eine Kombination aus dem Wahrnehmen von Sensationen, einer sitzenden Meditation, einem geistigen Körperscan, sowie bewussten Bewegungen (hier eher aus dem Hatha Yoga).

Speca et al. führte an 90 onkologischen Patienten eine Studie über MBSR durch. Patienten wurden randomisiert in eine siebenwöchige MBSR-Gruppe und eine Warteliste-Kontrollgruppe aufgeteilt. In der MBSR-Gruppe kam es zu 65% Verminderung von Gemütsstörungen (P < .001) nach dem „Profile of Mood States" (POMS) und 31% Verminderung von Stress-symptomen nach den „Symptoms of Stress Inventory" (SOSI). In der Kontrollgruppe waren es lediglich 12% (POMS) und 11% (SOSI).

Dass allerdings nur Übung den wahren Meister macht, zeigte folgende Erkenntnis: Bester Parameter für die Verbesserung von Gemütsstörungen war die durchschnittliche Meditationszeit, bester Parameter für die Verbesserung von Stresssymptomen war die Anzahl an Übungseinheiten.

Carlson et al. evaluierte die Ergebnisse beider Gruppen sechs Monate später, nachdem mittlerweile auch die Kontrollgruppe den Kurs für MBSR absolviert hatte.

Die so genannte Total Mood Disturbance (TMD) nach POMS zeigte eine signifikante Reduktion (t = 5.04, P < .001). Auch in folgenden POMS-Subscales fanden sich signifikante Verbesserungen: Wut (t = 6.24, P < .001), Ängstlichkeit (t = 6.19, P < .001), Depression (t = 5.52, P < .001), Verwirrung (t = 4.14, P < .001), Müdigkeit (t = 2.38, P < .05).

Auch im SOSI-Totalscore zeigte sich eine signifikante Reduktion an Stresssymptomen (t = 3.63, P < .001). Die signifikanten SOSI-Subscales-Veränderungen waren unter anderem: emotionale Erregbarkeit (t = 5.62, P < .001), Muskelspannung (t = 4.02, P < .001), gastrointestinale Störungen (t = 2.57, P < .012).

Was für eine Überraschung: Auch hier waren die Anzahl an Übungsminuten daheim direkt proportional mit dem Maß an Verbesserung. Interessanterweise konnten die größten Verbesserungen gerade bei den Patienten erreicht werden, welche die initial ausgeprägtesten Gemütsstörungen hatten.

Dasselbe Team um Carlson et al. untersuchte auch immunologische und neuroendokrine Veränderungen durch MBSR an 49 Mamma- und 10 Prostatakarzinompatienten.

Hierbei fanden sich signifikante Änderungen in der Produktion von gamma-Interferon (t = 2.18, P < .01) und Interleukin 4 (t = −3.84, P < .001) durch T-Zellen, sowie von Interleukin 10 (t = 2.22, P < .05) durch natürliche Killerzellen. Es fanden sich allerdings keine signifikanten Veränderungen der Lymphozytenspiegel, als auch keine signifikanten Hormonveränderungen. (Der Melatoninspiegel war allerdings nach der Meditation üblicherweise höher als vorher.)

Nichtsdestotrotz bleibt noch unklar, welche klinische Relevanz dies auf den Krankheitsverlauf hat. Zwei randomisierte Studien, die versuchten, eine Verbindung von Immunparametern mit Krankheitsverlauf nachzuweisen, scheiterten. Resultate von vier anderen Studien hingegen konnten diese Ergebnisse wiederum nicht nachvollziehen.

Der Autor

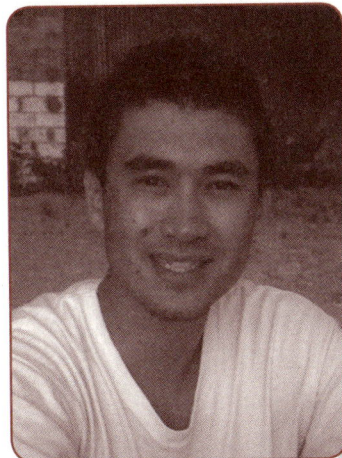

Dr. Christopher Po Minar

Geboren in Wien, chinesisch-philippinisch-österreichischer Abstammung, wuchs er in einer Welt zwischen fernöstlicher Tradition und europäischer Moderne auf. Schon früh erkannte er seine Begeisterung für chinesische Heil- und Kampfkunst und studierte seit seiner Jugend viele Jahre bei angesehenen Meistern aus Ost und West.

Nach zahlreichen Studienaufenthalten in China entwickelte er die Methode des Ba He Fa und verknüpfte so klassisches Qigong mit den Prinzipien der Traditionellen Chinesischen Medizin.

Dr. Christopher Po Minar lebt mit seiner Familie in Wien und ist beruflich als Arzt für Allgemeinmedizin, als auch für Traditionelle Chinesische Medizin tätig.

Er ist Gründer und ärztlicher Leiter des Anshen Institutes für Traditionelle Chinesische Medizin und Heilkunst und vermittelt auf klare, eindrucksvolle und humorvolle Art und Weise die Kunst des Qigong auf höchstem Niveau.

„Qi", das letzte Geheimnis des Universums…

Anschaulich, mitreißend und humorvoll lehrt Dr. Christopher Po Minar, wie diese geheime Kraft uns beeinflusst und wie wir sie uns zunutze machen können. Begleiten Sie ihn auf seiner Reise zu verborgenen Schätzen der chinesischen Kultur und Tradition und werfen Sie mit ihm einen Blick in die Welt des Qigong und der Traditionellen Chinesischen Medizin. Lernen auch Sie, das Leben mit fernöstlicher Heil- und Lebenskunst zu meistern und begeben Sie sich lächelnd auf den Weg, den Weg des Meisters…

Register

Impressum

© 2009 by Südwest Verlag, einem Unternehmen der Verlagsgruppe Random House GmbH, 81637 München.

Hinweis
Die Ratschläge/Informationen in diesem Buch sind vom Autor und Verlag sorgfältig erwogen und geprüft, dennoch kann eine Garantie nicht übernommen werden. Eine Haftung des Autors bzw. des Verlags und seiner Beauftragten für Personen-, Sach- und Vermögensschäden ist ausgeschlossen.

Bildnachweis
Alle Bilder stammen von Dr. med. univ. Christopher Po Minar, Klosterneuburg

Projektleitung
Sabine Gnan, Dr. Harald Kämmerer

Layout und Gesamtproducing
Jürgen Kiermeier, JKK grafikkreativkonzeption, München

Redaktion
Marion Ónodi, München

Umschlaggestaltung und Konzeption
R.M.E Eschlbeck / Kreuzer / Botzenhardt

Druck und Verarbeitung
Tešínská tiskárna, a.s, Ceský Tešín

Printed in the Czech Republic

Gedruckt auf chlor- und säurearmem Papier

ISBN 978-3-517-08476-3

9817 2635 4453 6271

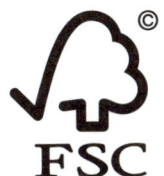

FSC

Mix
Produktgruppe aus vorbildlich bewirtschafteten Wäldern, kontrollierten Herkünften und Recyclingholz oder -fasern

Zert.-Nr. SGS-COC-004278
www.fsc.org
© 1996 Forest Stewardship Council

Verlagsgruppe Random House FSC-DEU-0100
Das für dieses Buch verwendete
FSC-zertifizierte Papier *Munken Print*
liefert Arctic Paper Munkedals AB, Schweden.